U0121330

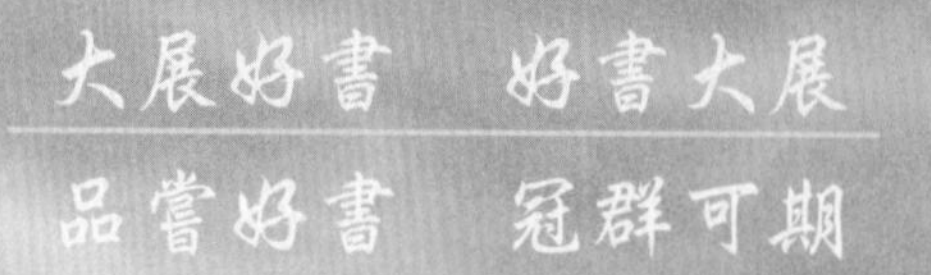
大展好書　好書大展
品嘗好書　冠群可期

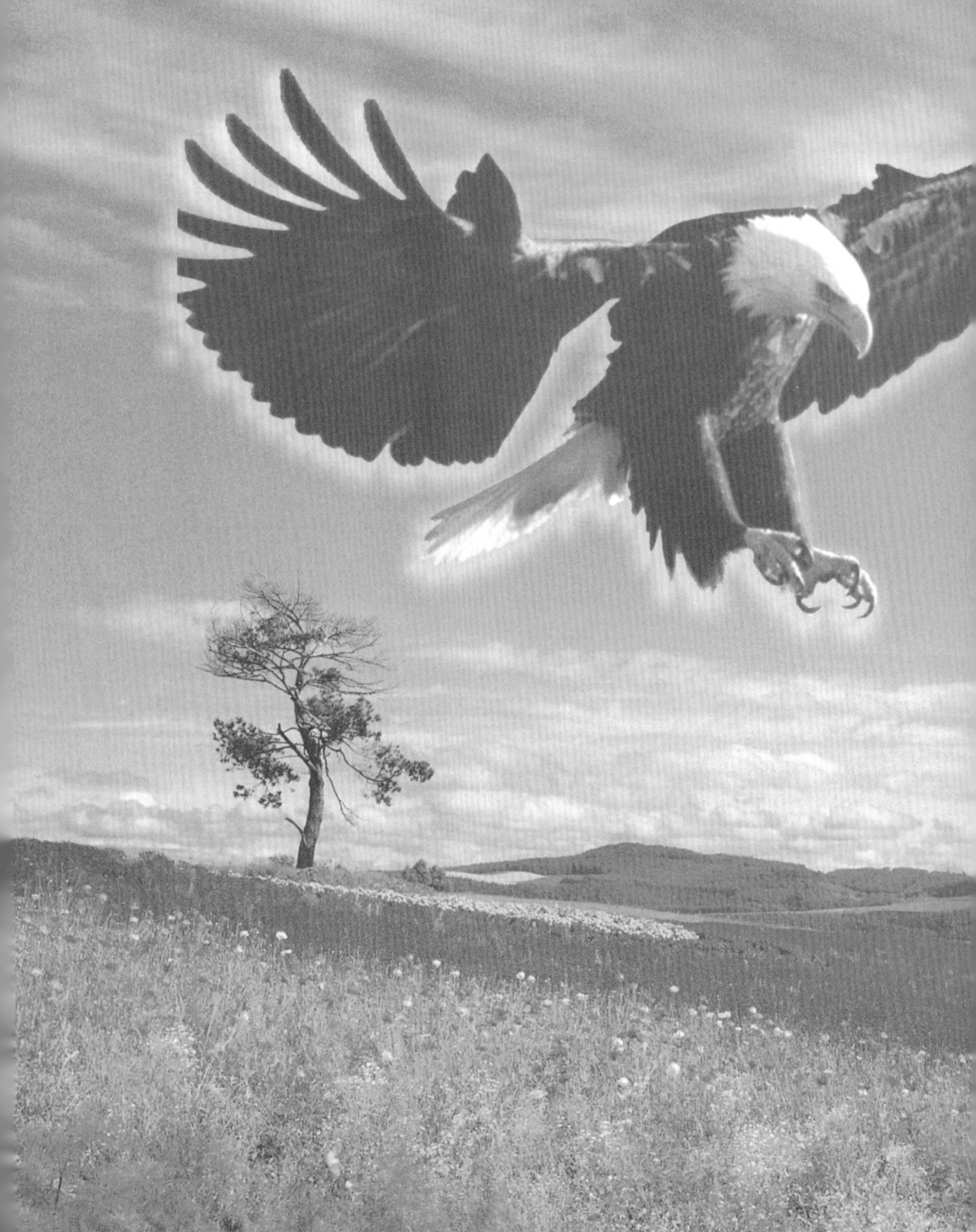

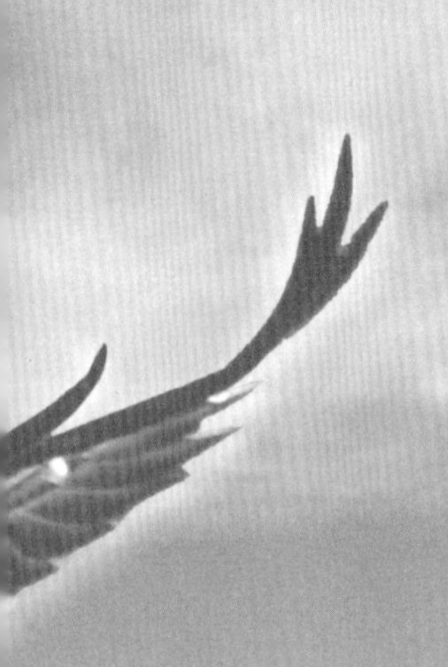

大展好書　好書大展

品嘗好書　冠群可期

編 委 會

主　　編　任玉衡

副 主 編　李方祥

執行主編　任　偉

編　　委　（按姓氏筆畫排序）

史和福　任　偉

任玉衡　李方祥

周海強　賈國慶

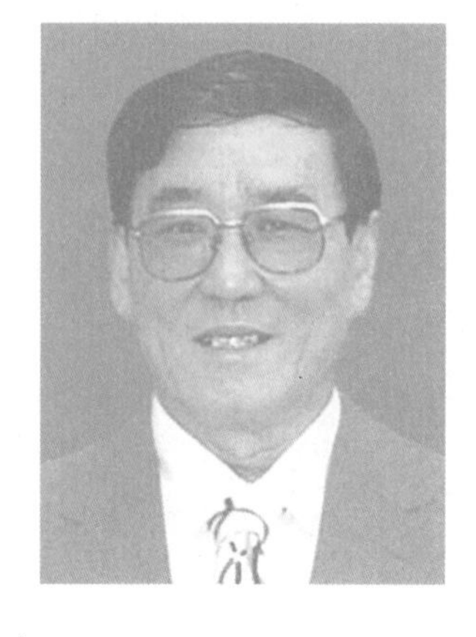

主編簡介

任玉衡，生於 1936 年 11 月，遼寧鐵嶺人。畢業於大連醫科大學。任職於國家體育總局體育科學研究所研究員、碩士研究生導師，科研所第一屆學術委員會副主任，中國傳統醫學手法研究會副理事長，中國排球協會科學委員會副主任，中國運動醫學學位評審委員會委員，中國康復協會第一、二屆理事，中國康復醫學會頸椎專業委員會委員，第一屆脊髓損傷研究會委員，中國運動醫學會第二、三屆委員，北京市中醫藥學會正骨按摩專業學會理事，北京市崇文區醫藥學會理事，日本整體學會特別會員，山東省體育科研專家咨詢委員會委員。曾任中國田徑隊、體操隊、舉重隊、足球隊、排球隊、國際象棋隊等 13 個隊，中國體育代表團、中國傷殘人體育代表團、中國舞劇團的保健醫生。1982～1984 年受國家體委委派赴日本名古屋創辦第一家中國整體研究所，任醫務總監。1984 年創辦國家體委科研所住院部（紅星醫院骨科），1987 年創辦石景山醫院運動醫學中心。先後赴日本、新加坡、馬來西亞、前蘇聯、俄羅斯、蒙古、也門、香港、澳門、臺灣等地講學和舉辦培訓班。並在第一屆中國傳統運動醫學國際班和第

一、二、三屆世界太極修煉大會任教。擅長運動創傷的防治，在脊柱、脊髓、膝關節、髕骨區域、足部損傷及疲勞性骨折的非手術治療和康復醫療專業方面積累了豐富經驗。研制成功「新傷揉藥」。「損傷速效止痛氣霧劑」京衛藥準字（85）第378號等藥，在治療軟組織損傷及骨折脫位上收到較好的療效，曾獲自調便攜式頸部牽引器發明專利（85103602），多功能脊柱牽引整復機和頸部氣動牽引器實用新型專利（87200104、92231376）。

參加了《中國醫學百科全書・運動醫學卷》《太極拳靜坐氣功　保健按摩》《實用脊柱病學》《運動解剖學　運動醫學大詞典》《中國優秀運動員運動創傷流行病學研究》等書的編寫。發表《凍結肩的手法治療和運動處方》《20～40歲頸椎病患者的短潛伏期體感誘發電位》《頸脊髓損傷的非手術療法》《中國優秀運動員的運動創傷流行病學研究》等120餘篇論文，其中《髕骨張腱附麗區及其慢性損傷初步研究》1978年獲國家科學大會科技成果獎，《自體懸吊重力牽引治療頸部急慢性損傷的研究》1986年獲國家體委科學技術進步四等獎、《脊髓型頸椎病的非手術療法》1988年獲國家體委科學技術進步二等獎。1992年開始享受國務院頒發的政府特殊津貼。1999年、2003年分別獲國家體育總局頒發的「體育科技榮譽獎」「中華人民共和國體育工作貢獻獎章」。2004年第28屆奧運會被聘爲中國體育代表團醫務組專家。2008年第29屆奧運會，被聘爲中國國家隊醫療專家。

前　言

《運動創傷診療康復手冊》是任玉衡教授和國家體育總局體育科學研究所、整體研究住院部（紅星醫院骨科）、石景山醫院運動醫學中心、國家體育總局運動醫學研究所體育醫院的同事們，在40餘年臨床、科研、教學和在國家隊實踐的基礎上寫成的，是幾代人長期實踐的結晶。

本書簡明介紹了常見、多發運動創傷疾病200餘種和各種疾病的產生機理、診斷要點、治療原則、訓練及康復安排，並從中西醫結合的角度介紹了治療的具體方法。本書內容力求全、新、精，深入淺出，基礎理論與實踐經驗相結合，並適當配有插圖，更加直觀，可供外科、骨科、針灸醫師，特別是運動隊醫師，以及教練員、運動員和體育愛好者學習參考。願本書能成爲引玉之磚，並爲北京2008年奧運會和日益興旺的全民健身運動作出應有的貢獻。

本書在編寫過程中得到許多專家教授的指導、支持和幫助；繆進昌、李文新等爲本書繪圖，付出了辛勤心血，謹在此一併表示衷心感謝。

因作者水平有限，本書雖幾經刪改，但在內容的深度、廣度以及選材上仍存在不足，懇請讀者提出寶貴意見，以便再版時得以充實提高。

目 錄

治療運動創傷的基本手法
Fundamental Manipulation of Sports Injury Treatment

顱 面
Cranium and Face

脊 柱
Spine

骨盆
Pelvis

下 肢
Lower Extremity

上肢
Upper Extremity

治療運動創傷的基本手法

Fundamental Manipulation of Sports Injury Treatment

手法醫療簡史

Brief History of Manual Treatment

按摩也叫推拿，即手療法，是人類進化中的最古老的一種自然療法。

中國的按摩醫學已有數千年的歷史，是中華醫學的寶貴遺產，應發揚光大。

人類最早的醫療保健方法是自然療法，早在先秦時代《素問・異法方宜論》說：「中央者，其地平也濕，天地所以生萬物也眾，其民食雜而不勞，故其病多痿厥寒熱，其治宜導引按蹺，故導引按蹺者，亦從中央出也。」可見當時治療已採用導引按蹺諸法。

秦漢時代，我國第一部按摩專著《黃帝岐伯按摩十卷》問世。《黃帝內經》共 36 卷，163 篇，其中《素問》有 9 篇論述按摩手法。《靈樞》中有 5 篇論及按摩「聚則筋結可散也」。按摩可使筋結散開，血脈流通。「蓋按其經絡，則鬱閑之氣可通，摩其壅」。

漢代設立太醫署（相當於今天的醫學院校），按摩科的學習是師徒傳授。漢代著名醫學家華佗開創了五禽戲，為氣功、體療開闢了廣闊的天地，是最早的康復醫學。

晉代的《抱朴子・內篇・遐覽》中記載《按摩經導引經十卷》，但遺憾的是已失傳。

隋朝巢元方所著《諸病源候論》中記載每卷之末都有導引按摩之法，自我按摩由此問世。透過按摩可治療、預防疾病，可調解機體陰陽平衡，調合氣血，提高抗病能力。同時按摩時塗上草藥膏，由皮膚滲透吸收進一步發揮藥效，稱之為膏摩。如丹參膏、烏頭膏、野葛膏等。

唐代按摩已發展到一個高潮，設有按摩科，並把按摩醫生分為按摩博士、按摩師、按摩士。

藺道者著《仙授理傷續斷秘方》（公元 841 年）是中國第一部創傷學，他主張正確的骨折復位，用襯墊夾板固定至骨折癒合。

孫思邈著《千金要方》中記載，小兒雖無病，早起常以膏摩囟上及手足心，甚辟寒風，這是預防風寒最早的記載，是中國預防醫學的開始。

元朝著名醫家危亦林著《世醫得效方》（公元 1338 年至元三年）記載背脊骨折法，凡挫脊骨，不可用手整頓，須先用軟繩從腳吊起，墜下身直其骨，使其自然歸窩，未直則未歸窩，須要墜下待其骨直歸窩，然後用大桑皮一片放在背皮上，折樹皮三片安在桑皮上用軟物纏夾定，莫令屈，用藥治之。同時將踝關節骨折脫位分為內收和外展兩類，並按骨突出的特點復位固定。對肘關節脫位治療，主張復位後不予固定，而應時常活動。髖關節是杵臼關節，脫位後可分前、後脫位兩種，使手法復位的理論有了新的提高。

明朝龔雲林撰《小兒推拿秘旨》又名《小兒推拿方脈活嬰秘旨全書》。周于蕃氏將按摩手法歸納為按、摩、推、拿、揉、運、搓、搖八法，稱為按摩基本手法。並著有《小兒推拿秘訣》系統論述按摩的治療方法。

著名醫家王肯堂撰《證治準繩》（公元 1602 年明萬曆三十年）記載：頸骨肩胛脇肋傷，凡高處跌墜頸骨摔進者，用手巾一條，繩一條，繫在枋上垂下來，以手兜縛頦下，繫於後腦，殺縛接繩頭，卻以瓦罌一筒五六寸高，看捺入深淺，斟酌高低，令患人端立坐於其罌上，令伸腳坐定，醫者用手製捺平正，說話令人不知覺，以腳一踢，踢去罌子，如在左用手左邊輟出，如在右用手右邊輟出，卻以接骨膏，定痛膏敷貼。

薛已著《正體類要》記載，首次提出「正體」一詞。

清代吳謙等編《醫宗金鑒》將歷代文獻作了全面歸納、整理、總結，其中《正骨心法要旨》中首次提出「正骨」一詞，將歷代的正骨手法歸納為：摸、接、端、提、推、拿、按、摩，稱正骨八法。

新中國成立後，醫療衛生事業突飛猛進地發展，全國各地建立了中醫藥大學和中醫院，並設立了按摩、推拿科、骨傷科等。改變了只靠師傳口授和祖傳的教學方式，促進了專科人才系統快速地發展。改革開放後，隨著國際交流發展，手法治療專科也走出國門，1982 年國家體委體育科學研究所與日本友人在名古屋創立中國整體研究所，開始用中醫手法為日本人民治療頸、肩、腰、腿痛。目前，世界許多大城市都設有中國傳統醫學的手法治療診所，中醫手法治療已越來越受到世界人民普遍信賴和贊揚。

常用的治療運動創傷的基本手法有如下幾種：

採用按摩治療運動創傷時要做到診斷正確，部位準確，力度透達，剛柔並濟，治療劑量恰到好處，這樣才能取得好的治療效果。

一、摸法（Feeling）

摸法是用指端、指腹、全指、掌根、全手掌面、肘關節或用足尖、足跟、足在人體體表由淺入深、由輕至重，仔細地摸動，找出病痛位置或損傷的真實跡象。摸法的作用是：

1. 用於判斷疲勞或損傷的中心部位、位置的深淺、範圍的大小、損傷的性質，是急性損傷還是慢性損傷、骨折、脫位等。

2. 根據疲勞損傷的程度和局部變化選用適當的治療方法。

3. 根據治療後局部組織的改變和患者的感覺變化以及治療的反應判斷療效。

二、揉法（Kneading）

揉法有環形揉法（也稱定點揉法）和螺旋形揉法（也稱進行式揉法）兩種。揉法的作用是：

1. 鬆軟皮膚、肌肉，增強肌肉、韌帶的柔韌和彈性。

2. 加速血液和淋巴回流，促進皮膚、肌肉、韌帶和關節的新陳代謝。

3. 散淤血，解痙攣，鬆軟筋膜、肌肉、肌腱的硬結及粘連。

4. 解除疲勞，解除肌肉、肌腱、韌帶的酸痛。

5. 揉腹部，可調節胃腸蠕動，有健胃通便，排氣之效。如因痙攣而引起的腹痛，揉腹有止痛作用。

三、推法（Pushing）

術者用拇指、掌根、拳、肘著實在所醫治的部位上，做有節律的推動，此即推法。推法的作用是：

1. 鬆軟皮膚、肌肉、韌帶、關節。

2. 解除肌肉、肌腱的僵硬，消除硬結，推開粘連的組織。

3. 消除局部疲勞，祛酸止痛。

4. 刺激局部，解除麻木。

5. 推法有整形復位，骨折對合之效。

6. 全身推可以解熱、鎮靜。

採用推法時應注意：

1. 根據患者體質的強弱，傷病的性質、程度和受傷部位的大小及患者對此手法的適應情況，決定選用哪一種推法，其用力應由小逐漸加大，以無不良反應為度。

2. 推時應柔中有剛。節律 1 分鐘 40～80 次。

3. 術者的皮膚與患者的皮膚盡量減少移動和摩擦，防止施術後患者皮膚刺癢、疼痛或造成擦傷。

四、搓法（Twisting）

術者以拇指或掌根、全手、肘、足在所醫治部位的皮膚表面上搓動，此即搓法。搓法的作用是：

1. 鬆皮膚，活軟肌肉，有理筋和順筋之效。

2. 順汗毛傾斜方向搓，有活血、順氣、散熱、消炎和止痛之效。

3. 逆汗毛傾斜方向搓有發熱、興奮組織、解除疲勞之效。

4. 祛風散寒。

採用搓法時應注意：

1. 採用搓法時，先在醫治的皮膚上塗油或藥酒、按摩乳，以增加潤滑，防止擦傷皮膚。

2. 術者手及腕上忌戴戒指、手錶，指甲不應太長，防止損傷患者皮膚。

3. 目的在祛風散寒時，搓的頻率越快效果越好。

五、捏法（Pinching）

術者用拇指與食指或拇指和其他四指取對掌位，將被捏部位捏在兩指之間，重複捏動，此即捏法。捏法的作用是：

1. 虎口應含住被捏部位，用力要均勻。

2. 操作時應全手用力，相對部位用力應相等，勿有輕有重，特別是指端忌過度用力，以免捏傷軟組織。

六、壓法（Pressing）

術者用指甲、指端、指腹、指、掌根、全手、拳、前臂、肘、膝、小腿或足等著實在所醫治的部位上，適當用力垂直向下壓，稍停後再起，重複操作，此即壓法。壓法的作用是：

1. 壓軟僵硬肌肉，去除硬結，解除局部疲勞和痙攣。

2. 增強肌肉、肌腱和韌帶的彈性。

3. 舒筋活血，祛風寒，促進新陳代謝。

4. 解除深部肌肉腫脹，散淤。

5. 有整形復位之效。

採用壓法時應注意：

1. 用力方向是垂直的。

2. 壓時以有酸痛感覺為度，用力應由小逐漸加大，勿過大過猛。

七、掐法（Awaking）

用指甲、指端重複掐在所醫治的部位，此即掐法。掐法的作用是：

1. 消炎、解毒、消腫、止痛。
2. 活血、散淤。
3. 整形、復位。

採用掐法應注意：

1. 指甲勿過長，防止對皮膚造成損傷。
2. 用力勿過大過猛，患者稍有痛感即可。

八、刮法（Scratching）

術者用拇指指甲、指端、硬幣或其他刮具著實在所醫治的部位上刮動，此即刮法。刮法的作用是：

1. 刮骨茬、骨裂可生新加速癒合。
2. 刮骨面，可清除骨面積塊。
3. 刮肌肉、肌腱、韌帶、肌膜等損傷部位，可消炎、止痛、消腫和去除積塊，加速癒合。
4. 刮皮膚祛食火、痰聚。
5. 解除風寒、祛疲勞、通順氣血。

採用刮法應注意：

1. 術者拇指指端或指甲著實患處面積大小由損傷面積而定，勿刮正常組織。
2. 用力應勻速勻力，忌忽輕忽重、忽快忽慢。
3. 多為順汗毛方向刮或橫刮，很少用逆行刮。
4. 用硬幣或刮具時，其邊緣必須光滑。

九、彈法（Plucking）

術者以拇指、中指或肘尖適當用力將肌肉、肌腱彈開，使其離開原位置，待肌肉、肌腱自行恢復原位置後，再重複以上動作，如彈琴弦，此即彈法。彈法作用是：

1. 活軟肌肉、韌帶，消除疲勞，解除痙攣。
2. 順筋、理筋，增強肌肉、韌帶的彈性。
3. 活血、止痛。

採用彈法時要注意：

1. 指甲勿損傷患者的皮膚。
2. 手法應迅速，否則患者難忍受。

十、撥法（Yanking）

術者用手指指端、指甲或肘尖著實在所醫治部位，用力達到所需要的深度後，根據病變情況向一定的方向撥動，使被撥的組織離開原位置，此即撥法。

撥法的作用是：解除痙攣、止痛、復位。

十一、擊法（Hacking）

術者用實拳、空拳、五指等在所醫治部位上做左、右交替叩擊、切擊或拍擊，此即擊法。擊法的作用是：

1. 鬆軟皮膚、肌肉、肌腱，解除疲勞。
2. 安神、鎮痛、順氣、活血。

採用擊法時應注意：

用力應由輕到重再到輕，不宜過大過猛，否則易擊傷患處。

十二、牽法（Pulling）

助手將被牽部位一端固定，術者手握遠端，向離心方向持續牽引或瞬時突然用力牽拉，此即牽法。牽法的作用是：

1. 舒筋活絡、解痙止痛、鬆解粘連。
2. 理順筋骨、通利關節、整形復位。

採用牽法時應注意：

1. 用力應適度（寧小勿大，必要時可重複操作），以嚴防拉傷組織。
2. 兩人以上施術時，操作要輕巧、準確、協調，防止誤傷。

十三、抖法（Trembling）

術者用指、掌或全手著實在被抖動的部位，適當用力抖動，此即抖法。抖法的作用是：

1. 興奮神經和肌肉。
2. 舒筋活血、解痙止痛。

採用抖法時應注意：

頻率要高，一般每分鐘應在 120 次以上。

十四、搖法（Circumducting）

術者握住或夾住患者肢體遠端，適當用力搖轉、搖抖或搓搖肢體，此即搖法。搖法的作用是：

1. 鬆軟肌肉、關節，增強肌肉、關節彈性。
2. 增大關節的活動度，提高關節靈活性並能分離粘連。

3. 對關節錯位有整形復位之效。

採用搖法時應注意：

1. 用力不能過大過猛，應由小至大，由輕至重，逐漸搖轉，否則會損傷軟組織，對老年人和兒童更應特別注意。

2. 對骨折、關節脫位、膝關節半月板損傷、三角軟骨損傷的患者嚴禁使用搖法。

十五、定點運穴法（Ironing）

取損傷的最痛點為穴，按疼痛部位的大小、形狀和性質選用不同的手法進行治療，此為定點運穴法。此法有活血化淤、消腫止痛、祛風濕的作用。

1. 定點運穴掐法：

術者一拇指呈刮法手勢，用拇指指尖掐在疼點上，待疼痛減輕後繼續逐層加力，向深部掐 1～2 層，待疼痛明顯減輕或消失後，徐徐抬手，用毛巾蓋好，休息 3～5 分鐘。重複操作 1～2 次。

2. 定點運穴指壓法：

手法與指壓法相同，重複上述操作 2～3 次。

3. 定點運穴拳壓法：

術者單手握實拳，用食指或中指第一指關節背部按壓最疼點，另一手按用力方向不同，固定前手。重複上述操作 2～3 次。

4. 定點運穴肘壓法：

術者肘關節盡力屈曲，用肘尖著實在所醫治部位上按壓。重複上述操作 2～3 次。

5. 定點運穴小腿壓法：

患者取側臥位，患腿外側著床，自然伸直，另一膝關節屈曲近直角，平放在軟墊上。術者以脛骨粗隆壓在患側的股動脈上，適當用力，將股動脈部分或全部阻斷（患者感到舒適無痛），停止不動 1～2 分鐘，待患者感到足麻、熱或涼後徐徐抬起，用毛巾蓋好休息 3～5 分鐘。重複操作 1～2 次。

6. 定點運穴足壓法：

只是以足來進行按壓，操作過程與定點運穴小腿壓法相同。

7. 定點運穴腹式壓法：

術者將左手食中指指端著實在所取穴位上，右手掌壓在左手食中指指端的背面適當加壓，雙手逐漸向下，如有不適或疼痛時停止不動 1～2 分鐘，待患者感到足心麻、熱或涼，再徐徐抬手，蓋好休息至異常感覺消失。如此重複操作 1～2 次。定點運穴腹式壓法是治療內科、婦科疾患的基本手法，尤其是用以治療痛風、風濕、類風濕、痛經等症，療效顯著。

十六、拍打法（Beating—Pounding）

用鋼絲、棉花、膠布等材料做成的保健拍對身體部分或全身進行拍打，此即拍打法。拍打時一般按各部位組織結構的特點、功能實施拍打——有點打法、線打法和面打法，打時須注意輕重有別，頻率和節奏亦有不同。亦可按經絡走向拍打，重點拍打有酸痛部位。

拍打的作用是：

1. 活血化淤、消腫止痛。
2. 祛風散寒、疏通氣血和經絡。
3. 強筋健骨、防止萎縮和脫鈣。
4. 消除疲勞、增進健康。

採用拍打法時應注意：

1. 拍打時應由輕到重再到輕。
2. 拍打眼、耳時勿有痛感，防止誤傷。
3. 拍打頭部時應取臥位，使頭頸固定，防止頭暈。
4. 拍打腰部腎區和會陰部勿有痛感，防止誤傷。

顱　面

Cranium and Face

擊　醉
Punch Drunkenness

因頭頸部經常受擊，被「擊倒」和擊昏，導致腦組織小出血點和軟化反覆積累，形成廣泛的腦內小疤痕，最後造成的腦病稱為「擊醉」。多見於職業拳擊運動員。

【診斷要點】

1. 慢性病史；進行性發展，常伴有頭頸部反覆外傷史或揮鞭樣損傷史。

2. 自覺走路蹣跚不穩，動作遲緩，懼怕比賽，行走困難，手足震顫，不自主地點頭，智力和記憶力減退，言語不清等，出現典型的帕金森氏徵候群。

3. 檢查：神經症狀與精神症狀。

4. CT、MRI 顯示：腦組織內有小出血、軟化灶和疤痕組織。

【治療方法】

1. 自調便攜式頸部牽引療法：凡併發頸部損傷者，每天早、晚分別牽引 3 次，牽引力在 30～40 公斤，牽引時間 3～5 分鐘。另法：被動或主動練習頸部前屈、後伸、左右側屈，各方向練習 100～200 次，可分組進行。

2. 服用活血化淤藥物：通心絡膠囊每次 0.76～1.52 克，每日 3 次，口服。

3. 單唾液酸四己糖神經節苷脂 100 毫克加 100～250 毫

升生理鹽水靜滴，每日 1 次，10 天一療程。

4. 體外反搏，每日 1 次，每次 40～60 分鐘。

【訓練安排與康復】

輕者參加正常訓練，加強訓練和比賽醫務監督，增加腦部的血供，如倒立、頭低足高位等。

擊　昏
Knock Down

下顎受擊，耳後震盪刺激小腦，前庭器官遭到破壞，平衡功能失調，引起左右搖擺，然後刺激傳至腦幹，破壞了直立狀態的協調動作，結果導致昏倒。同時迷走神經中樞受刺激，影響心臟調節，使心率減慢，引起整個心血管系統功能紊亂。

【診斷要點】

1. 在拳擊現場被擊昏。

2. 自覺被擊昏，倒地，醒後出現逆忘或一時性逆忘。能隨著神志的恢復逐漸記憶起受傷的情況。

3. 檢查：意識喪失，脈搏減弱，呼吸淺表，肌張力降低，腱反射減弱。

4. 顳部、鼻部受擊出現擊昏現象是腦震盪的結果；左右季肋部受擊，內臟受刺激引起劇烈疼痛而出現的擊昏，是因為腹腔太陽神經叢受擊的結果。後者屬於反射性，心跳減慢，甚至暫時停跳。

【治療方法】

1. 發生被擊昏時應立即仰臥休息，並將頭側轉防止口腔分泌物吸入氣管。

2. 給患者嗅氨水，指壓人中、中衝、內關、百會，亦可針刺或電針上述穴位。

3. 給患者飲少量酒類。

4. 注射強心劑。

5. 若有「逆忘」出現時，應停止比賽，休息 2～4 週。

【訓練安排與康復】

增強頸部的肌肉力量訓練，防止頸部損傷，保護腦部。

下頜骨骨折
Fracture of the Mandible

下頜骨骨折多由直接暴力造成，常見於摔跤、柔道、拳擊、散打等項目的運動員。臨床上分為齒弓內骨折（齒槽骨折、下頜體骨折），下頜聯合及下頜前部骨折、齒弓後骨折（下頜角骨折、下頜體骨折、髁狀突骨折、喙狀突骨折）兩類。患病率為 0.15%。

【診斷要點】

1. 有明顯外傷史。

2. 自覺張嘴、咬合受限，咀嚼困難，伴疼痛，不能咬合。

3. 檢查：可以觀察上下頜的咬合情況作為診斷的依據。

4. X 光顯示：位於下頜骨上有透明的骨折線。

【治療方法】

1. 用繃帶將下頜固定，但需注意繃帶不向後方擠壓下頜，以免加重畸形。四頭帶包紮、三角巾十字包紮（太陽穴十字交叉）。

2. 新鮮骨折必須早期正確復位，同時給以堅強的固定。常用固定方法為：有齒者可用齒間或頦間結紮固定，無齒者用切開復位內固定。

顱底陷入症與扁平顱底

Basilar Invagination and Platybasia

枕骨大孔區的顱骨向顱腔內凹陷，並有枕骨大孔變窄的先天性畸形。

【診斷要點】

1. 患者常於 20～30 歲開始出現症狀。

2. 頸神經受損，頸枕部疼痛，呈放射性，局部有壓痛，頸活動受限，時有強迫頭位， 手指發麻。

3. 延髓和脊髓頸段受損；可有錐體束徵，損害部位以下感覺減退或有括約肌功能障礙。

4. 第 9、10、11、12 對顱神經受損，出現吞嚥困難，講話不清。

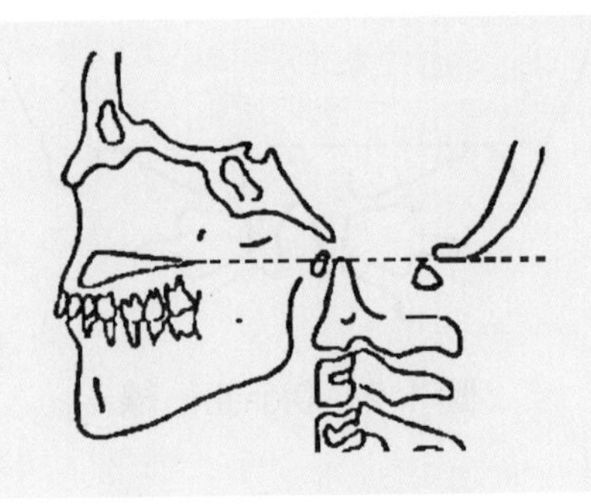

圖 1–1　McGregor 線

5. 小腦受損，眼球震顫、意向性震顫、共濟失調等。

6. 患者的外貌特徵是頸項短粗，後髮際低，顱型偏扁。

7. 頭顱 X 光顯示：枕骨大孔區的顱骨畸形，測量腭枕線、Chamberlain 線，自硬腭後緣至枕骨大孔後唇內緣之間連線，齒突高於此線為顱底陷入症。

8. McGregor 線：自硬腭後緣至枕骨大孔後緣最低點的連線（圖 1–1）。正常齒突尖端在此線之下。正常值：男 0.7 ± 3.0 毫米；女 1.6 ± 2.2 毫米。

9. 克氏（Klaus）高指數：耳蝸位 X 光顯示，由鞍結節至枕內粗隆連線，正常時齒突尖端至此線距離為 40～41 毫米，扁平顱底為 30～36 毫米，顱底陷入症則小於 30 毫米。

10. 顱底角：A 線為鼻根至蝶鞍中心的連線，B 線為蝶鞍中心點至枕骨大孔前緣的連線，A 線和 B 線之夾角稱顱底角。正常顱底角為 125°～145°，如超過 145°為扁平顱底。

11. Digastric 線：齒突尖端至左右乳突切跡連線的距離（圖 1–2）。正常值：男 – 8.7 ± 3.6 毫米；女 – 9.2 ± 3.5

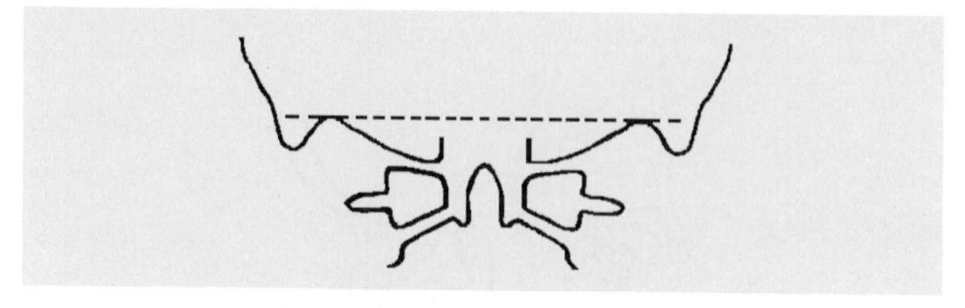

圖 1-2　Digastric 線

毫米。

【治療方法】

參見脊神經根型頸椎病（94 頁）。

小腦扁桃體疝
Heriniation

小腦扁桃體（疝）脫垂又稱 Arnold-Chiari 畸形，是小腦、延髓和第四腦室通過枕骨大孔不同程度地疝入上部頸椎管內所致的先天畸形。本病於 1894 年由 Arnold 首次報導。正常小腦扁桃體下緣高於枕骨大孔連線 1 毫米以上，低於此線 3 毫米以上為異常。1895 年，Chiari 將之分為三型：

I 型為小腦扁桃體、延髓及小腦下葉之不同部分向下疝入椎管，不超過 5 毫米，呈三角形或楔形，延髓亦示下移，而第四腦室和小腦半球並不低於枕骨大孔水平。

II 型為小腦蚓部和附近腦橋、延髓及第四腦室疝入椎管，第四腦室形態狹長，小腦扁桃體呈長條狀或蚓狀；由於小腦扁桃體下疝，枕大池受壓變窄，伴有頸髓變短、神經根向上成角以及脊髓空洞症等畸形。

III 型最重，表現為整個小腦脫垂，伴有脊髓空洞症、頸部脊柱及脊髓脊膜膨出。

Chiari I 型畸形多見於成人，是中胚層發育異常引起後顱凹骨性容積狹小和其他有關結構異常，導致腦組織的正常分布受限。II、III 型多見於小兒，並與腦、脊髓的異常密切相關，故被認為源於神經上皮的發育異常。

【診斷要點】

1. 無明顯外傷史，乃慢性發病。
2. 自覺頭頸肩部疼痛、噁心、嘔吐。
3. X 光片顯示：有脊柱裂等骨骼畸形。
4. 脊髓造影：脊髓造影對確診有很大價值。可顯示小腦扁桃體向下突出、疝入上頸部椎管內形成分葉狀充盈缺損。若為雙側性者，充盈缺損呈雙葉狀，形成雙側性弓形壓跡，由垂直的中央柱在其間將之分開。兩側可不對稱，或為一側性。充盈缺損的下極一般位於 C2 或 C3 水平，嚴重者可延伸至第五頸椎或第六頸椎水平。
5. CT 檢查：能清晰地顯示小腦扁桃體疝的形態、疝突出程度及有無合並脊髓空洞症等其他異常徵象。
6. MRI 檢查：能清晰顯示小腦、延髓、橋腦、第四腦室等疝入情況及是否合併脊髓空洞症等，以確定分型。並可觀察是否合併腦積水。

【治療方法】

參見脊神經根型頸椎病（94 頁）。

Spine

游離齒突小骨
Os Odontoideum

游離齒突小骨是因齒突骨折或骺板損傷，軟組織、齒突血管損傷，翼狀韌帶收縮將齒突尖拉向顱側，骨折移位不癒合，甚至缺血壞死、吸收造成的。寰樞椎不穩和遺傳、感染也可造成游離齒突小骨（圖 2-1）。游離齒突小骨依形態分為三種類型：圓形、圓錐形、鈍齒形。

【診斷要點】

1. 有外傷或遺傳、感染史。

2. 自覺頭暈、頭痛、失眠、嗜睡，疲勞時加重，休息後好轉，有時伴有交感型或椎動脈型頸椎病症狀。

3. 檢查：觸診在枕寰間有明顯凹陷，頭頸前屈時明顯，後伸時減輕或消失。其他檢查類似椎動脈或交感型頸椎病。

4. X 光顯示：頭頸前屈、中立、後伸、耳蝸位片，寰

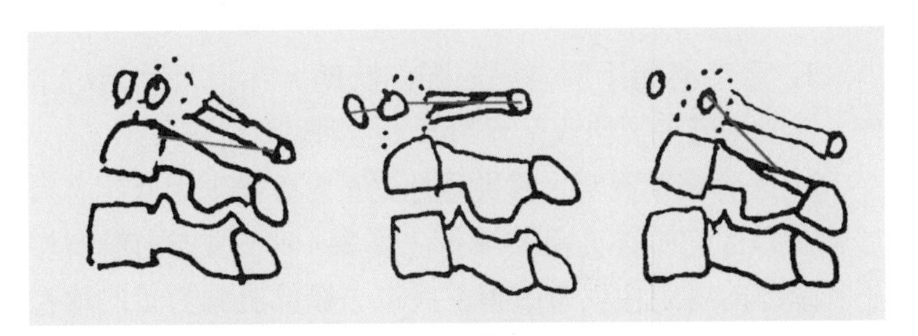

圖 2-1　游離齒突小骨　　圖 2-2　寰齒尖小骨前脫位　　圖 2-3　寰齒尖小骨後脫位

齒呈前或後脫位或寰椎脫位（圖 2-2，圖 2-3）。

5. CT、MRI 顯示：同 X 光像。

【治療方法】

1. 以自調便攜式頸部牽引器固定頸椎，患者將牽引器帶好後充氣至頭最大後伸時，牽引器上面與下頜面似接非接狀態即可。

2. 每日頸部肌肉練習：將前述牽引器充氣至一定高度（患者可耐受的高度）後，患者主動前屈、後伸、左右側屈頭頸，每個方向練習每組 30～50 次，每日練習 3～6 組。

3. 睡眠時以長圓柱形枕頭枕在頸部，後枕部與床面離開，用頭的重量牽引頸部。

4. 手法治療：患者枕後（風池、風府穴）、胸鎖乳突肌、頸後諸肌如有壓痛、僵硬、痙攣時可選用壓法、掐法、彈撥法等放鬆肌肉。

5. 天氣變化時，應注意頸部保暖或熱敷。

【訓練安排與康復】

1. 患者必須了解自己的頸部狀態，在日常生活、工作、活動中時刻要自我保護頸部，否則恐有危險。

2. 因骨結構異常，其穩定性比正常人差，因此，必須加強頭頸部的肌肉力量的練習（圖 2-4），肌肉力量增加了，頸部的穩定性就會改善。所以，頸部肌肉力量的練習比治療更重要。這樣的練習每天都要進行，並應注意循序漸進。

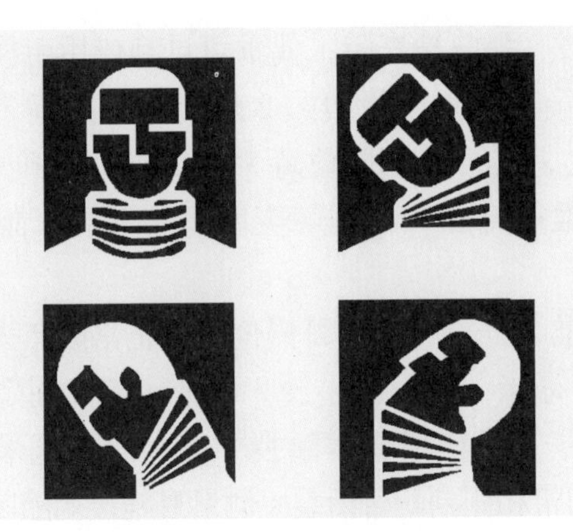

圖 2-4　頸部肌肉練習

寰椎前脫位
Anterior Dislocation of the Atlas

由頸部屈曲型損傷引起——因寰椎橫韌帶斷裂，齒突後方失去阻擋，寰椎向前移位而齒突相對向後移位造成。患病率為 0.06%，常見於中國式摔跤（5.26%）、射箭（0.9%）、柔道（0.89%）、體操（0.37%）等項目的運動員。

【診斷要點】

1. 有明顯的頸部過屈型損傷史。

2. 自覺受傷後頭暈、頭痛、頸痛、噁心、嘔吐、胸悶、四肢無力或串麻。

3. 檢查：頭部因重力作用，頭傾向前方，頸椎各方向活動均受限。張口檢查時，偶爾可見到或用手摸到寰椎前結節。頸後、枕骨下緣與頸 2 棘突間有凹陷，低頭位明顯，後仰位減輕。一側脫位時，頭多轉向健側，且向患側傾斜。寰椎後結節和樞椎棘突處可有壓痛，說話帶有鼻音。

4. 寰椎 X 光側位像（耳蝸位）：正常成年人寰齒間隙應小於 2.5 毫米，兒童應小於 3 毫米。如此間隙寬度達到 3～5 毫米，為寰椎橫韌帶斷裂；如大於 5 毫米，為橫韌帶、翼狀韌帶和側副韌帶斷裂。測量寰椎後結節前緣至齒狀突後緣垂直距離（C2 椎管前後徑），比較前屈側位像與中立、後伸側位像，該距離之差大於 1 毫米為寰椎脫位；差值在 0.5～2.5 毫米為寰椎橫韌帶部分斷裂或斷裂；大於 25 毫米為橫韌帶、翼狀韌帶、側副韌帶損傷或斷裂（圖 2–5）。

【治療方法】

1. 選用三根限制帶，將自調便攜式頸部牽引器後部固

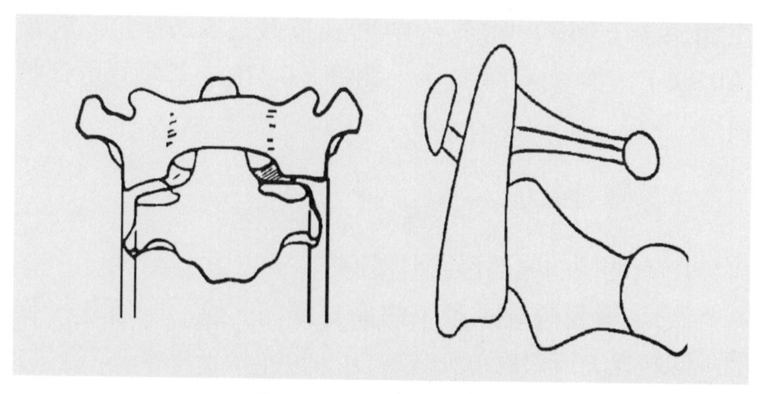

圖 2–5　寰椎前脫位

定，迫使頭頸部後伸 15°～20°再固定，時間不應少於 24 週。固定後拍頸前屈位的寰椎側位 X 光片，寰齒間隙應在正常範圍內。

2. 每日進行頭頸部後伸活動，總數為 400～500 次，勿前屈，可分組進行。

3. 反覆脫位者，應行頸椎 1–3 融合術、鋼絲固定術或植骨融合術。

4. Fielding 法，鋼絲經寰椎後弓樞椎之椎板深面與植骨塊捆綁。McGrow 法，將寰椎後結節及樞椎棘突上部包括鄰近兩部分椎板鑿成粗糙面，用不銹鋼絲絆先從寰椎後孔穿過，以鋼絲絆兜住樞椎棘突；將取下的髂骨修成大小合適的植骨塊，緊貼粗糙面上，將植骨塊用鋼絲牢固捆綁。Brooks 法，寰樞之間大塊植骨，用 6 根雙股鋼絲固定。

5. 寰樞椎後路融合術有多種內固定方法，傳統的 Brooks 和 Gallie 等鋼絲結紮法簡單有效。Apofix 椎板鈎固定技術，自體髂骨植骨術（美國 Sofamor–Danek 公司）操作簡單，內固定穩固、可靠、安全係數大，但價格昂貴。

【訓練安排與康復】

1. 停止訓練。可在牽引固定下做一般活動，防止體質下降。

2. 平時訓練時，應增加頸部肌肉力量練習。可採用自調便攜式頸部牽引器進行各種抗阻活動的頸部練習。

從圖 2–6 寰樞椎不穩圖解可見：

左旋脫位，左側側塊上、下關節面基本對稱，右側側塊上、下關節面向中心移位。

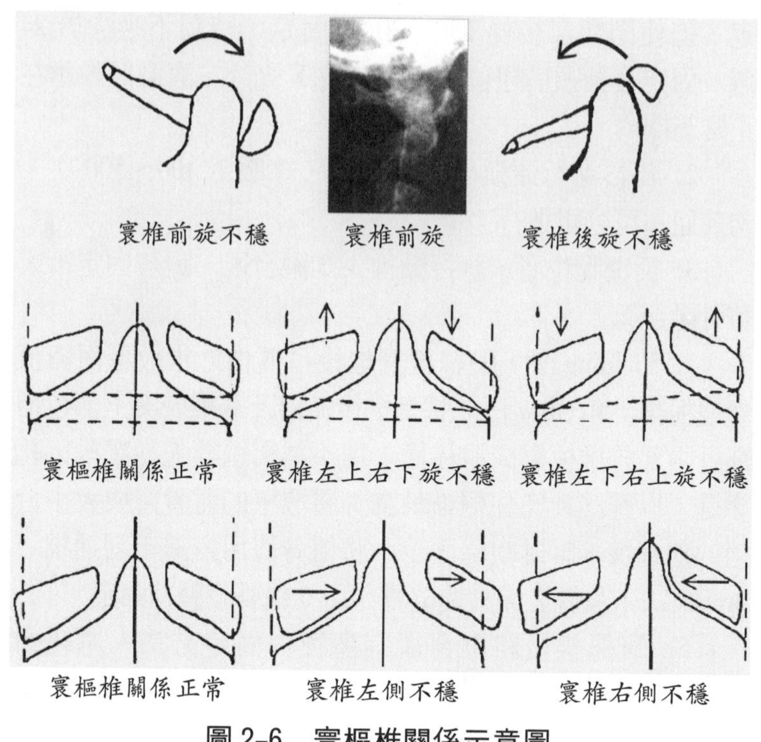

圖 2-6　寰樞椎關係示意圖

右旋脫位，右側側塊上、下關節面基本對稱，左側側塊上、下關節面向中心移位。後結節偏右。

寰椎骨折

Jefferson Fracture

一般係因患者直立時，重物由高處落下擊於頭頂部；或因由高處墜落，頭頂垂直衝擊地面所致。本病造成脊髓損傷的為數不多，常見於跳水、體操、柔道、武術等項目的運動員。

【診斷要點】

1. 有明顯外傷史。

2. 自覺外傷後枕部劇痛，多伴有頸部自發性疼痛；常用雙手托住頭部，避免活動，活動時疼痛加重。

3. 檢查：枕頸交界處壓痛，頸肌痙攣，頭部活動受限，尤以旋轉活動受限更明顯。寰枕部畸形、血腫、叩擊痛等。當 C2 神經（枕大神經）受累時，患者枕部有放射痛至太陽穴。

4. X 光檢查：寰椎裂開骨折無移位時，需拍攝下頜顱頂位像（Hertz 氏攝影法）方能看清楚；有移位時在頸椎開口位片上可見寰椎下側塊向外脫位，側位片可見骨折線或脫位，見圖 2–7（1）。

5. CT 掃描、MRI 檢查：可見骨折線，見圖 2–7（2）、（3）。

【治療方法】

1. 自調便攜式頸部牽引器長時間牽引和固定 3～6 個月，氣囊充壓保持在 0.006～0.01MPa 之間。固定時應讓患者頭盡力後伸，最大限度張開口時，下頜與氣囊上層似有接觸。氣囊的充氣壓力保持在前述水平。必須採用 3 根限制帶，迫使頭頸後伸 15°～20°。夜間或日常臥床時背上部墊枕，迫使頭頸部後伸，後頭部似接觸床面，或稍有距離。

2. 自體懸吊重力牽引法：每 8 小時牽引一次，牽引重

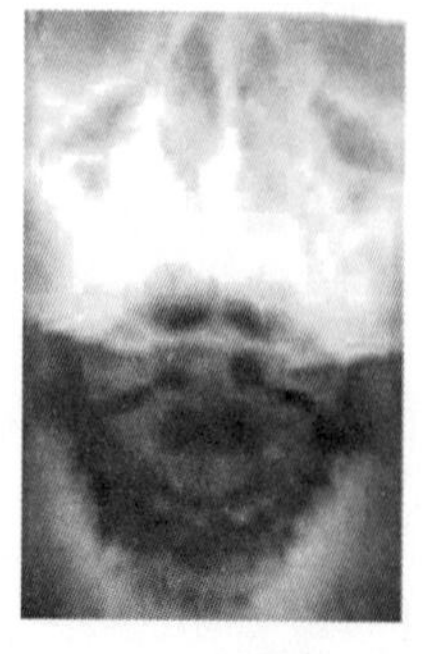

（1）X 線顯示

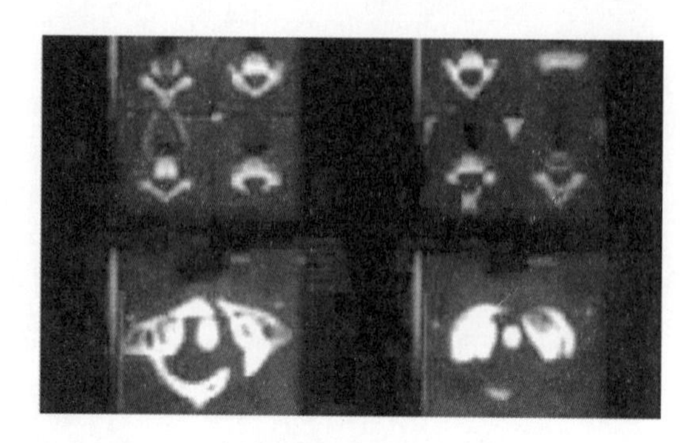

（2）MRI 顯示

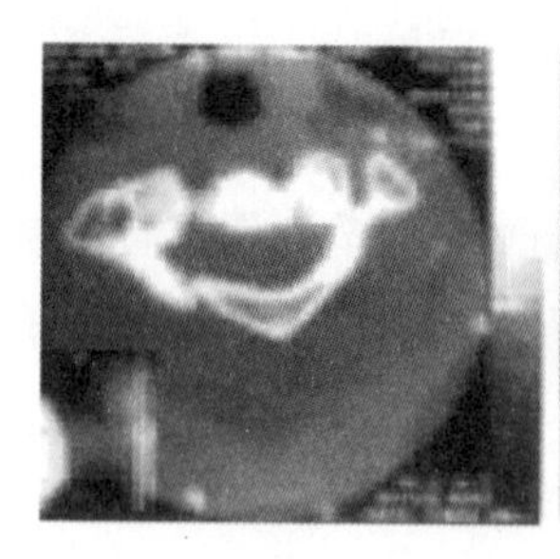

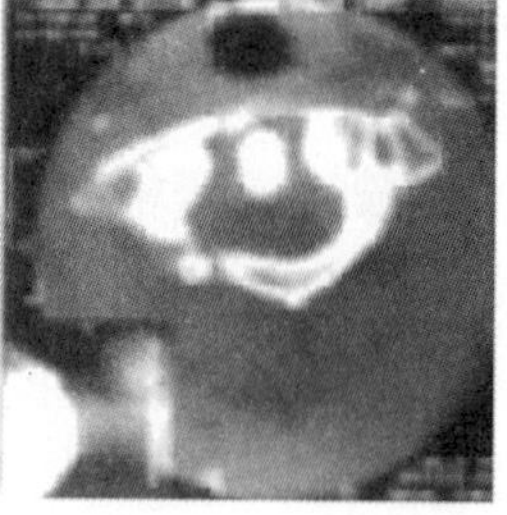

（3）CT 顯示

圖 2-7 寰椎裂開骨折

量由 1 / 2 體重開始，逐漸至全體重；牽引時間由 30 秒開始，逐漸延長至 1.5～2 分鐘。

3. 早期活動頸部：活動受限和活動有疼痛的動作，早期可從幾次開始，每隔 30～60 分鐘活動一次，每日活動總數在 400～500 次為度。

4. 損傷速效止痛劑：塗患處，每日 4～6 次。

【訓練安排與康復】

1. 停止訓練，可在固定下做一般活動，方法同治療

3。

2. 平時訓練時增加頸部肌肉力量練習，可用自調便攜式頸部牽引器進行頸部各種抗阻動作練習。

樞椎椎弓骨折
Hangman's Fracture

樞椎椎弓骨折多因從高處墜落、車禍等外傷所致。

【診斷要點】

1. 具有從高處墜落或車禍的外傷史。

2. 自覺頸痛、頸部活動受限或不能活動。

3. 檢查：C2、C3 棘突部壓痛，可伴有神經根刺激症狀或脊髓損傷，呈四肢不全癱瘓。

4. X 光片顯示：Eflendi 分型。

Ⅰ型，穩定骨折，骨折線可以涉及椎弓的任何部位，C2、C3 椎體間結構正常。

Ⅱ型，不穩定骨折，樞椎椎體屈曲或伸展成角或明顯向前滑脫，C2、C3 椎體間結構有損傷。

Ⅲ型，移位骨折，樞椎椎體向前移位，伴有屈曲，C2、C3 椎間關節脫位或絞鎖。

5. CT、MRI 檢查：表現同 X 光，並可顯示骨折移位與椎管和脊髓的關係和損傷程度。

6. 肌電圖：C4 以上支配區肌肉電流圖顯示失神經電位。

【治療方法】

1. 如伴有脊髓損傷首選甲基強的松龍沖擊療法：一次性給藥 30 毫克 / 公斤體重，15 分鐘內靜脈推完，休息 45 分鐘，然後按 54 毫克 / 公斤・小時計算，連續 23 小時內靜滴。

2. 枕頦雙環牽引法：牽引重量由 2～4 公斤開始，如 4～6 小時仍未復位，可增加 2 公斤牽引力，至復位止。復位後改成 2 公斤維持牽引。如需起床活動可於傷後 2 週改用自調便攜式頸部牽引器牽引固定 8 週。

3. 低頻脈沖磁療法：每晚連續使用 6～8 小時，連續 8 週。

4. 損傷速效止痛劑：每日塗患處 4～6 次，連續 8 週。

5. 中藥薰蒸法：整復後 24 小時開始，每日 1～2 次，每次 20 分鐘，連續 8 週。

【訓練安排與康復】

參見寰椎裂開骨折（56 頁）。

樞椎齒突骨折

Odontoid Process Fracture

多由頸部過屈型損傷引起。常見於自由式摔跤、自行車、體操、技巧等項目的運動員。患病率為 1.06%。

【診斷要點】

1. 有明顯的頸部過屈型損傷史。

2. 自覺上肢麻木或疼痛，亦可有枕部疼痛、頭痛、頭暈、噁心，亦可無任何症狀。伴有脊髓損傷時，可有肢體無力、癱瘓或感覺障礙；亦可因重要內臟及神經中樞受壓而迅速死亡。

3. 臨床 X 光檢查可見三種類型：齒突尖部撕脫骨折（圖 2–8①），不常見；齒突體部骨折（圖 2–8②），其中斜行骨折為翼狀韌帶牽拉引起；齒突基底部骨折（圖 2–8③），最常見。齒突在生長發育過程是一單獨成骨中心，至 3～5 歲開始與樞椎椎體融合，在成人齒突基底部仍留有融合痕跡，易引起骨折。

【治療方法】

原則是保護脊髓，防止再受損傷。快速復位須完善，減少繼發症；固定須穩妥，防止再脫位。

1. 齒突骨折無移位，採用自調便攜式頸部牽引器，施後伸位牽引器固定 3～6 個月。

2. 齒突骨折患者取仰臥位時，頸胸部須墊起 10 公分左右；取仰臥位時，後頭部須離開床面，頭頸呈後仰位（角度為 15°～20°）。

3. 起床活動時，必須用自調便攜式頸部牽引器，將頭頸固定在後仰位。

4. 自覺有症狀，檢查有陽性體徵或骨折移位已復位者，每日必須按 3～6 小時行床頭牽引或坐位牽引一次，牽

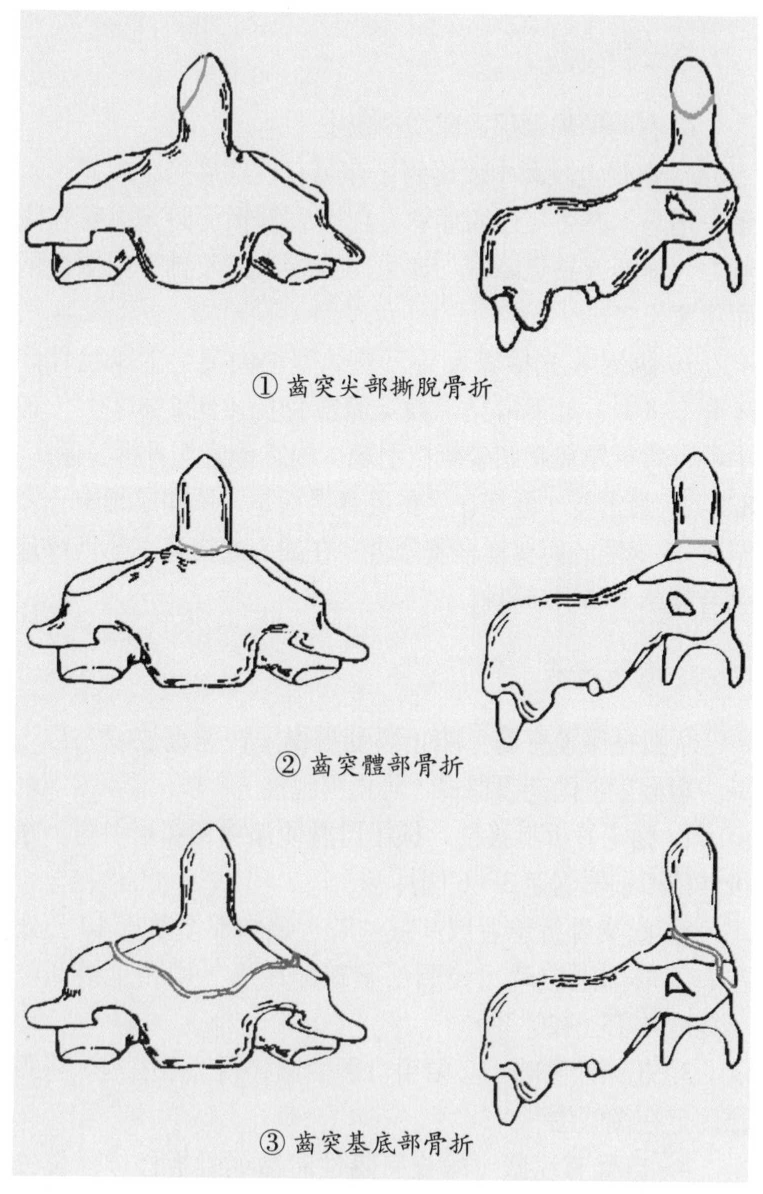

圖 2-8　樞椎齒突骨折分類

引重量為體重的 1 / 2～2 / 3，牽引時間從 30 秒開始，逐漸遞增至 1～2 分鐘。

5. 齒突骨折移位者，入院後首先施仰臥位牽引，牽引重量 1 / 2～2 / 3 體重，牽引時間 1～5 分鐘。此後每半小時增加 5 公斤牽引力，至復位為止。

6. 安排練習按損傷機制相反原則和以活動受限伴有疼痛的動作為主要內容進行：從單個動作開始，逐漸增加或分組進行，每日每個動作練習 100～200 次，可分組進行。

7. 牽引下手法整復：

（1）大重量枕頦雙環牽引快速整復法：患者取仰臥位，施 30～60 公斤牽引力，每次牽引 1～2 分鐘，兩次牽引間休息 3～5 分鐘。復查頸椎畸形是否糾正，並應於床邊攝寰樞椎側位 X 光像予以證實。

（2）大重量枕頦雙環牽引手法快速整復：體位和牽引方向同前。屈曲型骨折脫位，術者雙手指向前推搬 C2 的棘突；過伸型骨折脫位，術者雙手指向前推搬第一頸椎後結節；旋轉型骨折脫位，患者取側臥位，健側在上面，頭向健側屈曲至最大角度，再向患側旋轉至最大角度，沿縱軸平行方向牽引，術者將偏歪棘突向相反方向一側推壓至畸形矯正。

（3）大重量枕頦雙環間斷牽引法：體位和牽引方法同前，自 20～30 公斤開始，逐漸增加牽引力，牽引時間 3～20 分鐘，每隔 2～8 小時牽引一次，至恢復正常。

【訓練安排與康復】

1. 停止訓練。早期按損傷機制相反原則和以活動受限或伴有疼痛的動作為主要內容進行練習。

2. 齒突骨折復位後，採用自調便攜式頸部牽引器固定，待患者起床無明顯疼痛時，即可下地活動。早期活動有利於早日康復。

3. 當頸椎縱軸壓迫試驗和叩擊試驗陰性者，應開始身體訓練，並應逐漸過渡到專項訓練。

第三至七頸椎屈曲型骨折脫位

Flexion Fracture Dislocation of CervicalⅢ－Ⅶ

因頸部過屈損傷和「揮鞭」損傷所致第三至七頸椎屈曲型骨折脫位（圖 2-9）。患病率為 0.06%。常見於馬術（2.27%）、潛水（1.6%）、水球（1.35%）、柔道（0.44%）等項目的運動員。

【診斷要點】

1. 具有明顯的頸部過屈或「揮鞭」動作損傷史。

2. 自覺頸、上肢麻木或疼痛，頸活動受限，亦可無任何症狀。若伴有脊髓損傷時，可出現肢體無力、肢體癱瘓或感覺障礙。

【治療方法】

遵守樞椎齒突骨折脫位原則。

【訓練安排與康復】

參見樞椎齒突骨折（60 頁）。

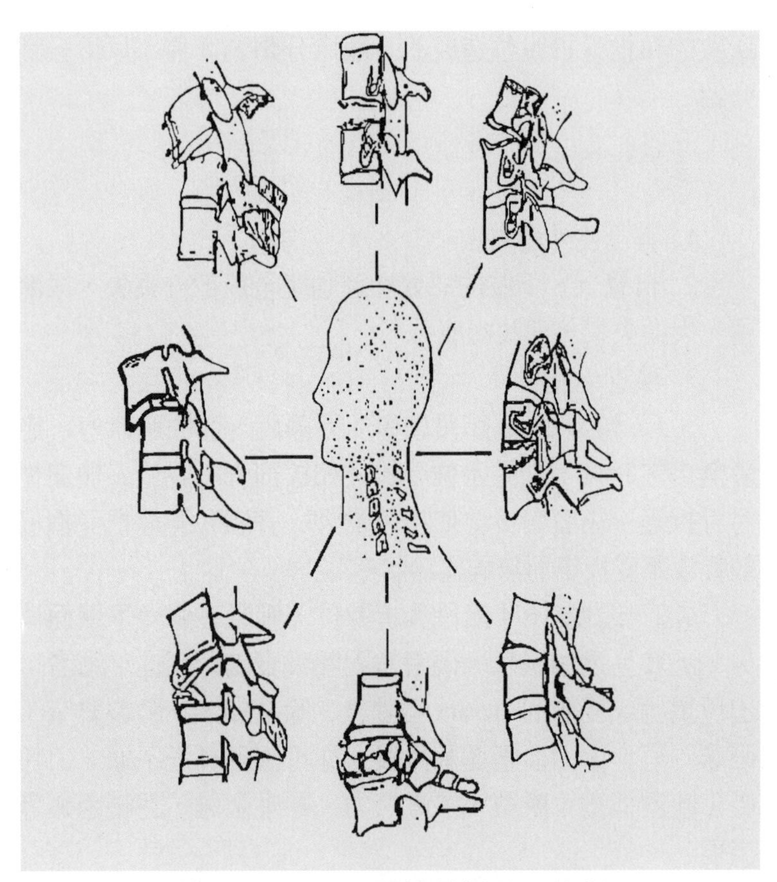

圖 2-9　C3 – C7 頸椎骨折脫位機制

脊髓損傷與脊柱骨折脫位

Spinal Cord Injury and Spine Fracture Dislocation

脊髓損傷與脊柱骨折脫位都是由直接暴力或間接暴力

所致的頸椎骨折脫位造成的。臨床分類為 8 種，以下分別介紹。

【診斷要點】

1. 有急性外傷史。

2. 自覺上、下肢的感覺和運動完全或部分喪失，尿瀦留、大便失禁、四肢癱瘓。

3. 檢查：

（1）頸髓 1～2 節段損傷，因膈肌、肋間肌麻痹，患者無自主呼吸。常見過伸受傷，如絞刑骨折脫位、雙側椎弓骨折等。後者骨折會使椎管變大，脊髓和神經根受損傷較輕或不受損傷而無神經症狀。

（2）頸髓 3～4 節段骨折脫位，感覺在鎖骨下平面消失，上肢呈連枷狀態，傷者常因呼吸衰竭而死亡。患者可出現單側或雙側的 Horner 徵陽性（瞳孔縮小，瞼裂變窄，眼球內陷）；因血管運動障礙，亦可出現鼻道不通，口呼吸，吐詞低微、斷續，咳嗽無力，呼吸困難，吞嚥困難等表現。

（3）頸髓 4～5 節段骨折脫位，前臂外側的感覺部分存在，其餘部分和第三肋間以下平面感覺消失。雙上肢完全無自主活動而放置在身體兩側，可做聳肩動作。

（4）頸髓 5～6 節段骨折脫位，前臂和手指均有感覺缺失現象，第二肋間以下感覺消失。肩外展 90°，肘輕度屈曲，置於頭附近。因腸脹氣影響呼吸機能。

（5）頸髓 6～7 節段骨折脫位，肋緣以上和上臂、前臂內側、手的尺側 3～5 指（有時亦有食指）感覺障礙。上肢屈曲放置於胸前，雙手呈半握拳狀。患者呈腹式呼吸。

（6）頸髓 7～8 節段骨折脫位，感覺障礙範圍包括 4～5 指、小魚際及前臂內側和上腹。患者單側或雙側 Horner 徵陽性，位置性低血壓。患者屈拇長肌、伸拇短肌、骨間肌、蚓狀肌、對掌肌、對指肌肌力減弱或喪失，外展拇短肌完全癱瘓，呈爪形手。

（7）胸髓 1～2 節段骨折脫位，因血管運動障礙，顏面、頭頸和上臂少汗或無汗，Horner 徵陽性；拇收肌、骨間肌、蚓狀肌部分癱瘓；拇展短、肋間肌及下肢癱瘓。

4. X 光、CT、MRI 顯示：頸椎骨折脫位性質、範圍、程度與頸椎脊髓、神經、血管、韌帶、關節、軟組織之間的正常形態與改變。

5. 短潛伏期體感誘發電位（SLSEP）顯示：上肢各神經變化同頸椎病脊髓型改變；雙下肢脛後神經 P40 峰間潛伏期延長或未引出。

6. 經顱多普勒 B 超顯示：確定頸部和椎基底動脈是否有缺血表現。

【治療方法】

1. 牽開過伸損傷：頸部置於屈曲位，施頸牽引或自調便攜式頸部氣動牽引器做前屈位頸部固定 8～12 週。睡眠時枕高枕頭。

2. 壓縮過伸損傷：將患者置於高壓氧倉內，在 ICU 監護下進行搶救。

（1）傷後 8 小時以內的患者於 45 分鐘內按 30 毫克 / 公斤體重靜脈滴注甲基強的松龍，稍停 15 分鐘後，繼續以

54 毫克 / 公斤體重計算靜脈點滴維持 23 小時滴完。

（2）傷後 8 小時以上患者，給予地塞米松 20～80 毫克加速尿每日 20 毫克，靜點，連續 3 日。

（3）靜脈滴注 20%甘露醇 250 毫升，並按每公斤體重加 0.4 毫克地塞米松，每日 2 次，3～7 日為一療程。

（4）單唾液酸四己糖神經節苷脂（GM1）加生理鹽水 80～100 毫升，每日給予 GM1 100 毫克靜點 10～30日。

3. ICU 下牽引整復：要求解剖對線、對位、固定穩定。

（1）瞬時間牽引：屈曲位損傷施後伸位牽引（俯臥位），後伸位損傷施屈曲位牽引（仰臥位）。牽引力以本人體重的 1 / 3、1 / 2、2 / 3、3 / 4 至體重，逐漸遞增，每種重量間斷牽引 3 次，至復位止。

（2）自調便攜式頸部氣動牽引法：將氣動牽引器固定在頸部周圍屈曲位損傷者，主動練習後伸活動，由幾次至幾百次，分組進行；後伸位損傷者，主動練習向前屈曲數次至數百次，分組進行。左右側屈和旋轉移位者以此類推。

（3）四頭帶和顱骨牽引：牽引重量由 5 公斤開始，每次 10～20 分鐘，如無不良反應，可每次加 5 公斤，逐漸增至復位止。

（4）頸踝對抗牽引：屈曲位損傷患者取俯臥位，後伸位損傷者取仰臥位牽引。牽引力由體重的 1 / 2、2 / 3 到全體重，逐漸增加。牽引時間由 30 秒至 2 分鐘，逐漸增加。每次治療間斷牽引 3 次，每日 3～6 組。

（5）坐位牽引：患者取坐位，牽引力由體重的 1 / 2、

2 / 3 到全體重，逐漸增加，牽引時間 30～90 秒。傷者、術者握住雙肩，向前擺上體 30～50 次為一組，間斷重複 3 組為一次治療，每日 3～6 次。

（6）立位牽引：患者站立於牽引機下，自行戴好牽引套後，術者旋轉手輪將患者逐漸吊起，牽引力由體重的 1 / 2、2 / 3 到全體重，牽引時間由 30 秒開始，每 2 週延長 30 秒至 1.5～2 分鐘，間斷牽引 3 次為一組，每日 3～6 組。

4. 手法治療：同頸椎病。

5. 中、低頻電療：目的是刺激骶神經和膀胱，將電極置於小腹和骶部，每次 20 分鐘，每日 2 次。

6. 熱水浴：水溫調至 39～42℃，水浴 20～30 分鐘，每日或隔日一次。

7. 薰蒸療法：患者仰臥在薰蒸床上，每次治療 20～30 分鐘，每日 1～2 次。

8. 氣壓促循環治療：每次 20～60 分鐘，每日 1～2 次。

9. 創傷速效止痛劑：塗患處，每日 4～6 次。

【訓練安排與康復】

1. 呼吸療法

（1）意氣功氣療法：意守丹田，採用腹式呼吸，呼吸要勻細綿長，開始時為 16～20 次 / 分，以後隨著適應能力的增強，呼吸次數逐漸減少。小腹部和手、足有熱感為佳。早晚各 1 次，每次 15～30 分鐘。

（2）朗讀、練聲、唱歌，每次連續練習 30 分鐘以上。咳嗽、深呼吸練習，每組 30～60 次，每日 3～6 組。

（3）水中呼吸療法：患者坐水中，水平面至肩上，口、鼻至水面下呼氣，出水面吸氣，反覆呼吸，每組 30～60 次，每日 5～10 組。組間休息片刻。

2. 自主仰臥位練習（注意每 2 小時翻身 1 次，以預防褥瘡）。

（1）頭頸部練習：六方位活動，重點練習有障礙或有疼痛的動作。各方位練習每組 10～30 次，每日 3～10 組。

（2）聳肩練習：每組 10～50 次，每日 3～10 組。

（3）三點支撐練習（上背部、雙肘部為支點）：患者取仰臥位。胸腹部盡力挺起，反覆練習。每組 10～50 次，每日 3～10 組。

（4）床上練習：患者被動屈膝屈髖 90°，雙足立在床上用力不動，靜止數秒至數分鐘，有時間就練習。

（5）上肢前上舉練習：上肢由床上移至胸上，再移至頭頂，然後恢復原位。每組 10～50 次，每日 3～5 組。

（6）上肢前平舉練習：上肢由屈曲位至前平舉，恢復原位置，每組 10～50 次，每日 3～10 組。

（7）五點支撐練習（上背部、雙肘、雙足為支點）：患者取仰臥位。背腰臀部盡全力挺起，背腰離開床面，反覆練習。每組 10～50 次，每日 3～10 組。

（8）手持物練習：患者從握住最輕物體開始，白天長時間拿住物體。

3. 護士、護工協助練習（俯臥位）

（1）頭頸部練習：六方位活動，重點練習有障礙或有疼痛的動作。各方位練習每組 10～30 次，每日 3～10 組。

（2）雙肘支撐：患者取俯臥位，術者幫助患者將雙肘關節屈曲 90°，支撐在床上，靜止不動數分鐘至 10 分鐘。同時可做頭頸部各方位的活動練習。

（3）肘固定支撐：患者取俯臥位，雙上肢安裝上肘關節伸直固定器，術者幫助患者做雙上肢支撐姿勢，靜止不動數分鐘至 10 分鐘，同時可做頭頸部練習。

（4）被動屈伸肘：患者取俯臥位，左右各一名助手。助手用足掌壓在患者手背上（五指伸直），一手握住肘關節，另一手托住腋窩，兩側同時屈伸肘關節。每組 30～50 次，每日 3～10 組。

（5）四肢支撐：雙上肢被動或主動支撐，雙下肢呈坐跪位（爬式）開始靜力性練習，逐漸前後擺動上半身。

（6）三肢支撐：在四肢支撐的基礎上，主動抬起一肢體，呈三肢支撐。

（7）對側支撐：在四肢支撐的姿勢下，主動抬起相對稱的一個上肢和下肢，呈兩點支撐。

（8）四肢支撐收挺腹練習：患者取四肢支撐，主動做收腹挺腹練習，每組 30～200 次，每日 3～10 組。

（9）四肢支撐前後擺動上體：記錄次數和練習時間。

（10）四肢支撐——胸膝位練習：記錄次數和練習時間。

（11）站立位單肢屈伸練習：每組 30～100 次，每日 2～10 組。

（12）被動爬：兩名助手分別在患者左右側，開始幫助患者向前或向後移動下肢，呈爬行或倒爬行，記錄距離和時間。

（13）爬行練習：每次爬行幾公尺至 1000 公尺，可分組進行。

（14）被動仰臥起坐練習：患者仰臥位，護工坐在患者雙下肢之間，用雙手分別握住患者上肢遠端，協助患者收腹由仰臥位至坐位，再由坐位恢復至仰臥位，如此反覆進行。每組 30～50 次，每日 3～6 組。

（15）搖擺機練習：每次 30 分鐘，早、晚各 1 次。

（16）拍打全身：每次 20～30 分鐘，早晚各 1 次。

（17）揉腹：每次 15～20 分鐘，早晚各 1 次。

（18）關節被動活動：壓指腕關節。患者肘關節支撐，術者將患者指、腕背伸，順時針和逆時針旋轉肘關節每組 30～50 次，每日 1～3 組。

4. 坐位練習

（1）習字：每日 400～800 字。

（2）吃飯：用布或膠帶將餐具固定在手掌面，自己練習吃飯。

（3）洗臉：先練習洗手，逐漸過渡到單手洗臉，再雙手洗臉。

（4）穿衣：用開襟衫做穿脫衣練習，每組 20～50 次，每日 1～2 組。

（5）操作電腦：用手指做打字或遊戲練習，每次練習 30～60 分鐘，可逐漸增加。

（6）翻身練習：用上肢和上身帶動下肢做翻身練習，每組 30～50 次，每日 1～3 組。

（7）床—輪椅、輪椅—便器、輪椅—浴盆練習：開始用看護幫助，逐漸過渡到自己操作。

（8）坐輪椅上身運動：在輪椅上盡力活動上肢、上半身、下肢多方向做練習。

（9）推輪椅練習：記錄距離和練習時間。

（10）輪椅洗澡：開始看護幫助，逐漸過渡到自己洗澡。

5. 功能練習

（1）騎自行車（先被動後主動）練習：雙足固定在自行車腳蹬上，開始被動推足，使腳蹬旋轉。每次 30～60 分鐘，每日 1～3 次。

（2）坐位——站位練習：患者坐在床邊或椅子上，雙手扶在物體上，助手托住臀部，患者反覆站立——坐下。每組 30～50 次，每日 3～9 組

（3）站立練習：每次幾分鐘至 60 分鐘，每日 1～3 次，並主動活動頭頸或上身。

（4）四輪站練習：開始雙上肢支撐站立，逐漸練習跳或走。每次幾分鐘至 60 分鐘，每日 1～3 次。

（5）站立位單肢屈伸練習：在站立練習時，同時進行被動或主動屈伸膝練習。每側 30～50 次，每日 3～10 組。

（6）被動蹲起練習：當被動站立無頭暈、眼花時開始練習蹲起。每組 30～100 次，每日 3～6 組。

（7）半臥走練習：患者上半身平臥在四輪車上，先由助手幫助牽足或推足走，後逐漸改為練習自己走。每日練習 3～10 次，記錄距離和時間。

（8）坐位走練習：患者在移動坐位上，向前後、左右移動，逐漸過渡到走，成為以走為主的活動。每日 3～10 次，記錄時間和距離。

（9）四輪直腿跳練習：患者雙膝伸直位固定，用雙上

肢撐扶手，練習跳。每日 3～10 次，記錄距離和時間。

（10）雙拐站立練習：在助手的保護下，開始用雙拐站立。每日 3～10 次，記錄時間。

（11）雙拐走練習：先練雙拐站立，站穩後，開始練習走。每次應盡全力走。每日 3～10 次，記錄距離和時間。

（12）單拐走練習：先練單拐站立，站穩後練習走。每次應盡全力走。每日 3～10 次，記錄距離和時間。

（13）手杖走練習：先練習站穩，再練走。每次盡全力走。每日 3～10 次，記錄距離和時間。

（14）變速走練習：開始由助手扶著練習，逐漸過渡到患者自己行走，最後練習變速走。每次 30～60 分鐘，每日 1～3 次。

脊髓休克
Spinal Shock

脊髓損傷平面以下脊髓失去高級中樞控制。

【診斷要點】

1. 有嚴重脊髓損傷史。

2. 自覺截癱或四肢癱瘓呈全癱瘓或四肢癱瘓狀態。肛門反射喪失，球海綿體反射多喪失，個別可存在。全身反應有低血壓，低體溫，心動過緩或過速，心排血量下降，呼吸困難等。

3. 檢查：患者的感覺、運動、反射全部消失，呈完全性截癱或四肢癱瘓狀態。病程長，恢復緩慢，最早開始恢復是球海綿體及肛門反射。

4. X 光、CT、MRI 顯示：正常。

【治療方法】

參見脊髓損傷與脊柱骨折脫位（67 頁）。

【訓練安排與康復】

參見脊髓損傷與脊柱骨折脫位（69 頁）。

脊髓震盪
Concussion of the Spinal Cord

病因、發病機制與腦震盪相同。脊髓細胞的分子受到劇烈震盪或因腦脊液傳導的震盪波而導致脊髓功能遭受暫時性功能抑制或出現紊亂。受傷後幾分鐘至 48 小時內，這種抑制或紊亂會自行消失。

【診斷要點】

1. 有明顯外傷史。

2. 自覺截癱或四肢癱瘓。

3. 檢查：患者感覺、運動、反射三者可消失，但有所保留，呈不完全癱瘓狀態。肛門反射、球海綿體反射存在。一般不超過 48 小時可恢復至正常水平。

4. X 光、CT、MRI 顯示：正常。

【治療方法】

參見脊髓損傷與脊柱骨折脫位（67 頁）。

【訓練安排與康復】

參見脊髓損傷與脊柱骨折脫位（69 頁）。

脊髓中央壓迫綜合徵
Spinal Cord Center Compression Syndrome

因頭頸部過伸或過屈損傷所致。頸椎骨折、脫位、黃韌帶折疊導致脊髓前角細胞受損害，髓中央有點狀出血或血腫，神經細胞缺血、軟化、壞死，膠質細胞生。其他病因還有脊髓空洞症、髓內腫瘤。

【診斷要點】

1. 有急性頭頸部外傷史。
2. 自覺頸部疼痛，四肢活動受限或癱瘓。
3. 檢查：受傷部位壓痛、腫脹、畸形、活動受限或癱瘓，上肢癱瘓重，下肢癱瘓輕，癱瘓肢體的粗觸覺、位置覺、振動覺均存在，而痛覺和溫覺在損傷平面以下感覺過敏或減退或消失。有的出現膀胱功能障礙。其恢復過程是下肢運動首先恢復，膀胱功能次之，最後為上肢運動，手指功能最慢。

（1）牽開過伸型（Distraction-ertension）損傷合併脊髓中央壓迫綜合徵。外力作用於頭面部，頭頸呈過度後伸，前縱韌帶和纖維環撕裂或頸椎體前上或下角有撕脫骨折。

X 光顯示，頸椎體前緣椎間隙增寬，呈開口狀，椎體前緣上、下角有撕脫，上椎體前移。CT、MRI 檢查，脊髓前或後受壓變細，斷裂。

（2）壓縮過伸型（Compression–Exetension）損傷合併脊髓中央壓迫綜合徵。外力作用於額面部，頭頸過伸受傷，擠壓脊髓同時脊柱後柱受力，頸椎椎弓、關節突骨折，棘突骨折，上椎體前脫位，下椎體後面擠壓脊髓。

X 光顯示：似屈曲位損傷，上椎體前脫位，下椎體後擠壓脊髓前面，對脊髓的傷也隨之減輕，患者表現為脊髓不全性損傷。脊髓後面可受關節突、椎板黃韌帶壓迫，但椎管腔反而擴大。

CT、MRI 顯示：椎體前脫位，脊髓前、後受壓，變細，椎弓、關節突、棘突骨折。

（3）屈曲型損傷合併脊髓中央壓迫綜合徵。外力作用於頭頂或後顱部，導致脊柱爆裂或屈曲型骨折脫位，關節突跳躍、棘間韌帶斷裂導致脊髓受壓。

X 光顯示：椎體爆裂骨折、壓縮骨折脫位，關節突跳躍、棘突間韌帶斷裂。

CT、MRI 顯示：椎體骨折脫位，脊髓前後受壓、變細、椎管狹窄。

4. 短潛伏期體感誘發電位（SLSEP）顯示：雙下肢脛後神經 P40 峰間潛伏期延長或未引出。

【治療方法】

參見脊髓損傷與脊柱骨折脫位（67 頁）。

【訓練安排與康復】

參見脊髓損傷與脊柱骨折脫位（69 頁）。

脊髓半側橫貫性損傷
Spinal Cord Half Traverse Injury

多因刺傷或脊髓半側壓迫晚期或腫瘤、硬脊膜下膿腫、結核或轉移癌症所引起。

【診斷要點】

1. 有急性外傷或與前述病因有關的病史。

2. 自覺頸部疼痛、傷側痙攣性癱瘓，對側痛覺、溫度覺喪失。

3. 檢查：頸部腫脹、壓痛，損傷側呈上運動神經元損害（痙攣性癱瘓），深反射亢進，並可引出病理反射。前角細胞受損，呈周圍性下運動神經元性癱瘓。後柱受損則同側觸覺及關節、肌肉覺、振動覺等深感覺障礙，對側在損傷平面以下 1～2 節段的痛、溫覺消失，但觸覺和運動功能存在。後根受累，則傷側出現節段性感覺消失。損傷節段上位受到刺激，則感覺消失區的上方有節段性感覺過敏，傷側上肢狀態同完全性脊髓損傷。胸 1～2 脊髓損傷，則傷側顏面、頭頸部可有血管運動失調徵象，少汗或無汗並出現 Horner 徵（瞳孔縮小，眼裂變窄和眼球內陷）。

4. 短潛伏期體感誘發電位（SLSEP）：單側或雙側下肢脛後神經 P40 峰間潛伏期延長或未引出。

【治療方法】

參見脊髓損傷與脊柱骨折脫位（67 頁）。

【訓練安排與康復】

參見脊髓損傷與脊柱骨折脫位（69 頁）。

脊髓前部綜合徵

Spinal Cord Foreside Syndrome（Chordoromy）

因頸椎體嚴重壓縮骨折、爆裂骨折、椎體骨折片向後移位，椎間盤突出或脫出，前縱韌帶鈣化，脊髓前角灰質炎，流行性乙型腦脊髓炎，脊髓前動脈受壓或壞死等原因均可導致脊髓前部綜合徵。

【診斷要點】

1. 有急性外傷史或傳染病史。

2. 自覺頸部疼痛、傷後立刻出現四肢癱瘓。

3. 檢查：頸部壓痛、腫脹、畸形，傷處水平以下痛、溫覺消失（因主要損傷錐體束和脊髓丘腦束，相當於脊髓前動脈供應區域），觸覺、位置覺、震動覺正常（處於脊髓後部的薄束楔束完全正常）。

4. X 光顯示：椎體嚴重壓縮骨折，後凸明顯爆裂骨折，椎體或骨塊向後移位壓迫脊髓。

5. CT、MRI 顯示：同 X 光所見，脊髓前方受壓。

6. 短潛伏期體感誘發電位（SLSEP）：雙側下肢脛後

神經 P40 峰間潛伏期延長或未引出。

【治療方法】

參見脊髓損傷與脊柱骨折脫位（67 頁）。

【訓練安排與康復】

參見脊髓損傷與脊柱骨折脫位（69 頁）。

脊髓後方損傷綜合徵
Spinal Cord Backside Injury Syndrome

因頸椎過伸位受傷者，係脊髓後部結構受到挫傷所致。脊髓的後角與脊神經的後根受累。

【診斷要點】

1. 有急性外傷史。

2. 自覺頸痛、感覺異常，有疼痛和燒灼感。

3. 檢查：頸部壓痛、腫脹、損傷節段平面以下對稱性的疼痛和燒灼感，（頸部、上肢、軀幹）上肢重於下肢的四肢癱瘓。

4. X 光顯示：損傷平面椎體前間隙增寬，椎管矢狀徑狹窄，椎體後緣骨贅、黃韌帶皺褶、肥厚。

5. CT、MRI 顯示：除前述外，可發現髓核突出，軟組織損傷，椎板骨折。

6. 短潛伏期體感誘發電位（SLSEP）：單側或雙側下肢脛後神經 P40 峰間潛伏期延長或未引出。

【治療方法】

參見脊髓損傷與脊柱骨折脫位（67 頁）。

【訓練安排與康復】

參見脊髓損傷與脊柱骨折脫位（69 頁）。

神經根損傷

Nerve Root Injury

因頸部側屈受外傷造成局限於 1～2 個脊髓節段的前角、前根、後角、後根的損傷，前根為運動的傳出根，後根為感覺的傳入根。

【診斷要點】

1. 有急性頭頸部側屈外傷史。
2. 自覺上肢局部疼痛或不會動。
3. 檢查：後角細胞受損，上肢局限性 1～2 節段神經根支配區感覺遲鈍或缺失，溫覺障礙伴有疼痛；因深感覺和部分觸覺繞過後角進入後索，故單純的後角病變深感覺和觸覺正常，稱分離性感覺障礙。後根細胞受損，呈同側節段性感覺障礙，伴有相應節段的劇烈放射性疼痛；由於神經根的重疊支配，一個節段神經根的病變可無感覺障礙，但可出現神經根性疼痛。當後根發生炎症時，可有相應節段支配皮膚上出現帶狀疱疹。

短潛伏期體感誘發電位（SLSEP）：上肢橈神經、尺神經、正中神經從鎖骨上窩至 C2、C5、C7 棘突上的峰間潛伏期延長。

【治療方法】

參見脊髓損傷與脊柱骨折脫位（67 頁）。

【訓練安排與康復】

參見脊髓損傷與脊柱骨折脫位（69 頁）。

延髓外側綜合徵
Wallenberg Syndrome

延髓外側綜合徵多由椎動脈最大的分支，即小腦後下動脈閉塞引起。

【診斷要點】

1. 既往有高血壓、高血脂症、糖尿病、冠心病、腦梗塞病史。

2. 自覺頭暈、眩暈、聲音嘶啞、進食水嗆咳、呃逆。

3. 檢查：同側肢體共濟失調、交叉性感覺障礙、同側 Homer 綜合徵、眼球陣顫、消化道出血、對側肢體中樞性輕偏癱。

4. MRI 檢查：

（1）單純延髓型（局灶型）：延髓背外側 T1 加權圖像上低信號，T2 加權圖像上高信號。

（2）延髓小腦型（擴展型）：延髓、小腦或繩狀體有明顯梗塞灶，T1 加權圖像上低信號和 T2 加權圖像上高信號。

（3）呼吸抑制型（危重型）：延髓梗塞後，病灶擴大或水腫影響延髓網狀結構中的呼吸中樞所致。

【治療方法】

按照急性缺血性腦血管病處置，配合抗炎、鼻飼及對症支持療法。

【訓練安排與康復】

參見脊髓損傷與脊柱骨折脫位（69 頁）。

頸椎後縱韌帶骨化症
Ossification of the Posterior Longitudinal Ligament

頸椎後縱韌帶發生骨化的病因不明。目前有人認為該病具有地域性，也有人認為該病可能是全身各關節周圍的韌帶骨化形式之一（即代謝異常學說），或認為係脊柱動靜力學的異常負荷所致，或認為係後縱韌帶外傷引起，或認為係椎間盤變性、突出、鈣化、骨化的結果，或認為係椎體後緣骨質增生，向後縱韌帶延伸而造成。

該症在日本的發病率為 1.7%～2%，中國發病率為 3.08%，其中男女比例為 2：1。

【診斷要點】

1. 病程為慢性進行性過程。

2. 自覺無明顯其他不適，一側或兩側四肢麻木，手指精巧活動受限，手不能持物，四肢乏力，行走困難，性功能及大小便障礙等。

3. 檢查：望診，患者的手或步態呈痙攣性癱瘓，行動困難。手、上肢、肩帶肌肉萎縮，四肢肌腱反射亢進，髕陣攣、踝陣攣陽性，彈、刮指、划跖、划外踝可呈陽性。

4. 影像顯示：頸椎側位 X 光片或斷層片、CT 掃描或磁共振（MRI）圖像呈後縱韌帶骨化陰影，均可作為確診依據。椎管橫斷面狹窄率 $< 30\%$時脊髓受壓不明顯；$> 40\%$受壓明顯。

5. 頸椎側位 X 光片及斷層攝影顯示：按照骨化形態分為四型，即局限型、間斷型、連續型和混合型。

局限型：骨化位於上一椎體後下角與下一椎體後上角之間，不累及椎間盤，呈三角形，見圖 2–10（1），臨床症狀較重。

間斷（分節）型：一個或多個椎體後方，椎間隙部位呈中斷現象，呈不連貫骨化，見圖 2–10（2），臨床症狀嚴重。

連續型：自高位椎體起，可見骨化連續幾個椎體後方，呈條索狀骨化，見圖 2–10（3），臨床症狀並不嚴重。

混合型：骨化陰影為連續型和間斷型兩種的結合，見圖 2–10（4），臨床上最多見，且症狀多數嚴重。

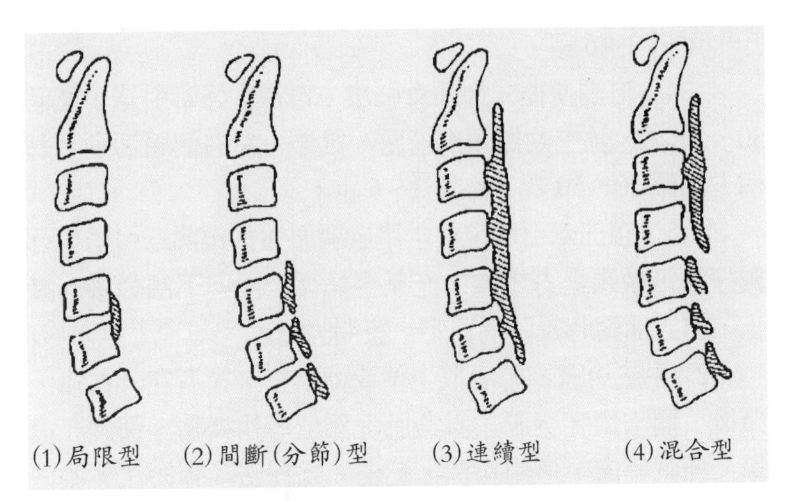

圖 2-10　頸椎側位骨化形態

6. 短潛伏期體感誘發電位（SLSEP）檢測：同脊髓型頸椎病。

【治療方法】

1. 牽引療法

（1）自體懸吊重力牽引法：患者站立於頸部牽引架下，自行戴好牽引套後，雙膝關節逐漸下蹲至雙足跟離開地面，而足尖仍著地止。牽引時間 1～15 分鐘。間斷牽引 3 次為一組，每日 3～6 組。

（2）坐位牽引法：患者取坐位，自行戴好牽引套後，牽引重量為 1 / 2～2 / 3 體重，牽引時間 30～90 秒，間斷牽引 3 次為一組，每日 3～6 組。

（3）臥位牽引法：患者取仰臥位，頸部枕 6～8 公分高的圓枕。牽引時間 10～30 分鐘，牽引重量 20～40 公斤，每日 3～6 組。

（4）自調便攜式頸部牽引法：自行戴好牽引器，充氣 30～50 次，並主動做頸部前屈、後伸、左右側屈活動，每個方向做 30～50 次，每日 3～6 組。

（5）頸部牽引固定法：用自調便攜式頸部牽引器自行戴好後，頭頸盡力後伸，充氣至氣囊上面與下頜似接非接止，白天活動時長時間固定，夜間去掉。

2. 手法治療：患者取坐位或俯臥位，術者在其枕後、頸後、側胸鎖乳突肌、斜角肌等部位尋找痛點、僵硬、痙攣、條索等處，選用掐法、壓法、揉捏法、彈撥法、刮法等，將前述壓痛點和陽性反應物鬆弛或散開，每日 1～2 次。

3. 低頻脈沖磁療法：每日睡前將磁電極安置在頸部，6～8 小時，每日 1 次。

4. 薰蒸療法：患者將後頸胸部安置在薰蒸床上，每日早晚薰蒸頸部 20～30 分鐘。

5. 空氣壓力治療法：患者穿好空氣壓力褲，仰臥在治療床上，每次治療 20～30 分鐘，每日 1～2 次。由空氣壓力的調節，將下半身血液擠壓至頭和上半身，經椎動脈至脊髓前動脈，增加脊髓血液循環，改善脊髓功能。

6. 針刺或電針療法：術者在患者頸部找準壓痛、僵硬、痙攣等處，皮膚常規消毒，直刺前述各點，每點提插十餘次或留針做電刺激 10～20 分鐘，每 2 日 1 次，15 次為一療程。

7. 踩法治療：患者取俯臥位，術者站立於患者雙下肢後面，反覆由下至上走動 20 分鐘；術者換位，踩肩、背部

10～20 分鐘。亦可教會患者的家屬操作。

8. 如出現脊髓壓迫症狀加重，應手術治療。

【訓練安排與康復】

1. 頸部體操練習：患者主動做頸部前屈、後仰、左右側屈、左右旋轉動作。每組 30～50 次，每日 3～6 組。

2. 頸部肌肉力量練習：同治療方法。

3. 俯臥撐練習：每組 10～50 次，每日 3～6 組。

4. 蹲起練習：患者上半身與地面垂直下蹲，臀部與足跟接觸後立刻站起。每組 20～50 次，每日 3～6 組。

5. 仰臥起坐或仰臥舉腿練習：患者取仰臥位至平坐位，雙手摸足尖，再恢復原位。或雙下肢舉起至 90°，再恢復原位。每組 10～50 次，每日 3～6 組。

6. 踝背伸練習：每組 30～50 次，每日 10～20 組。

7. 懸吊體操：在單槓、雙槓或肋木上懸吊，下半身前、後、左、右擺動或旋轉，懸吊累積時間 20 分鐘以上，每日 1～3 次。

頸椎棘間韌帶斷裂和棘突與項韌帶分離
Rupture of the Cervical Interspinal Ligament, and Separation of the Ligamentum Nuchae and Spinal Process

由枕外隆凸至第七頸椎棘突後端最為增厚的棘上韌帶，稱為項韌帶，不易損傷。因受巨大的暴力造成頸椎骨折脫位，常伴有棘間韌帶斷裂、棘突後端與項韌帶分離，重者脊髓損傷可導致肢體感覺運動障礙。患病率為0.09%。常見於現代五項（1.75%）、水球（1.35%）、藝術體操（1.1%）、擊劍（0.9%）、籃球（0.31%）等項目的運動員。

【診斷要點】

1. 有明顯外傷史。

2. 自覺頸痛、活動受限，單肢體癱或偏癱、交叉癱、高位截癱，感覺減退或消失。

3. 檢查：受傷棘突壓痛、腫脹。觸診時受損棘突間隙增寬。

4. CT 掃描、磁共振成像、X 光側位顯示：棘突間距離明顯增寬呈漏斗狀，可做確診唯一依據。

【治療方法】

早期快速整復、解剖對線、對位，採用自調便攜式頸部牽引器施過伸位固定 3～6 個月。

【訓練安排與康復】

1. 停止訓練，早期除頸部制動以外，上下肢應盡早進行屈伸功能練習。自幾次開始逐漸增加至 200～400 次，可分組進行。

2. 注意預防頭頸部再次外傷，學會自我保護頭頸部；萬一受傷，應盡可能減少損傷範圍和程度。

頸椎間盤突出症

Cervical Prolapsed Vertebral Disc

當頭頸部突然受到直接或間接暴力時，造成頸椎間纖維環部分破裂或破裂後髓核突出刺激或壓迫脊神經根或頸髓，進而引起感覺或運動障礙，嚴重者可呈高位截癱，大小便失禁等。患病率為 0.54%，常見於水球（2.27%）、柔道（2.22%）、自由式摔跤（2.12%）、手球（2.03%）、速滑（1.92%）、現代五項（1.75%）、賽艇（1.30%）、舉重（1.12%）等項目。

【診斷要點】

1. 有頭頸部外傷史或長期過度負荷史。

2. 自覺上臂、肩、頸、背部疼痛難忍，夜間加重，影響睡眠，嚴重者可呈部分肢體或四肢癱瘓，大小便失禁等，伴有感覺障礙。

3. 檢查：Cran Dall 和 Batsdorf 將脊髓受壓分為五類：

（1）脊髓橫貫性損害：大部分傳導束受累，如皮質脊髓束、脊髓丘腦束或後束損傷，出現痙攣性癱瘓或括約肌功能障礙。約 1 / 3 的患者可出現 Lhermitte 綜合徵：表現有椎體系和椎體外系的症狀和體徵。

（2）運動系統障礙：前角細胞皮質脊髓束不受累，表現為較輕的痙攣性癱瘓，沒有感覺障礙。

（3）脊髓中央綜合徵：運動和感覺障礙，主要在上肢以 Lher-mitte 綜合徵為特徵。

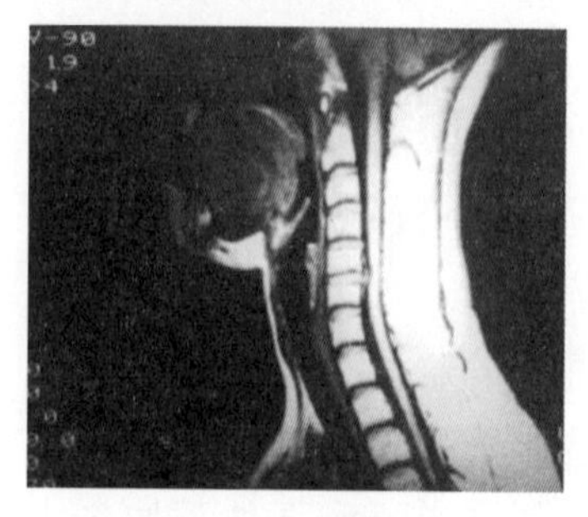
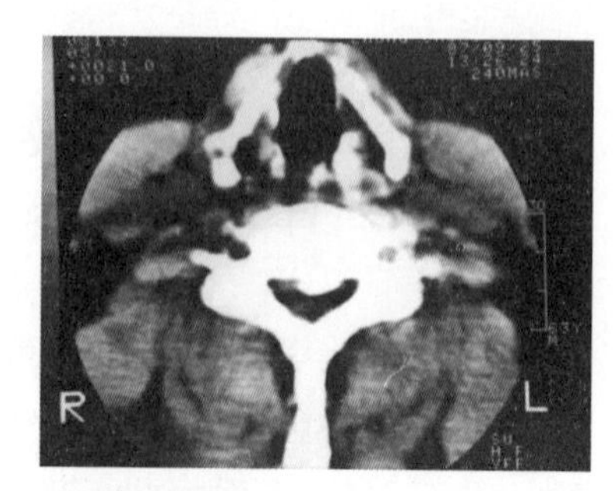

圖 2-11　C5－C6 椎間盤突出

（4）Brown-Sequard 綜合徵：同側運動障礙，對側感覺障礙。

（5）上肢痛並脊髓受壓：上肢是下運動神經元受損，下肢是上運動神經元受損症狀，根性痛為其特徵。

4. X 光顯示：椎間隙變窄，椎體前緣間隙≥後緣間隙，椎體後緣骨贅。

5. CT、MRI 顯示：椎體後緣有突出物，椎管狹窄，硬脊膜或脊髓受壓，黃韌帶肥厚，見圖 2-11。

6. 短潛伏期體感誘發電位（SLSEP）檢查：下肢的脛後神經 P40 峰潛伏期延長。

【治療方法】

1. 自調便攜式頸部牽引法：患者自行帶好牽引器，將泵開關順時針擰緊、充氣，開始牽引的第 1～2 週內，由 0.03～0.05Mpa（頸部拔伸力相當於 204～306 牛頓）開始，牽引時間 5～15 分鐘，每 4～6 小時牽引一次。充氣後還可進行被動或主動前屈、左右側屈活動。

2. 自體懸吊重力牽引法：患者站立於牽引機下，自行戴好枕頦雙環牽引器；醫者旋轉手輪，將患者逐漸吊起至雙足離開地面。牽引重量為患者自身體重的 93%。牽引時間 30 秒至 2 分鐘，間斷牽引 3 次為一次治療。每 4～6 小時治療一次。

3. 水療法：溫水 39℃，每日浸泡 20 分鐘以上，頭面部出微汗，避免出大汗（出汗過多消耗體力，自覺發軟）。

4. 手法治療

（1）頸、肩、背、上肢的壓痛、硬結、條索、腫脹、痙攣、萎縮等部位，多在胸鎖乳突肌、前斜角肌、中斜角肌、頸後肌、提肩胛肌、岡上肌、大小圓肌、菱形肌等處。選用揉、壓、掐、彈、撥等手法，於上述肌肉所在位置進行治療，手法可單一使用，也可組合起來使用，每次 15～20 分鐘，每日 1～2 次。

（2）踩法：下肢、腰背、肩帶等處，找準前述的陽性部位，選用揉、搓、抖、壓等足法進行治療，每次 15～20 分鐘，每日 1～2 次。

（3）拍打法：用保健拍拍打前述（1）、（2）所說的部位，每次 15～20 分鐘，早中晚各一次。

5. 物理療法：低、中頻電刺激，每日 1～2 次。

6. 手術治療：施頸後路椎板切除減壓術、頸前路椎間盤切除術、椎間植骨鈦鋼板固定術、頸前路椎體切除椎間植骨鈦鋼板固定術等。

【訓練安排與康復】

1. 手練習：習字、撿小物體（豆、米）、打字、電腦遊戲。

2. 上肢練習：俯臥撐、引體向上。

3. 下肢練習：坐、立練習，踝背屈練習，蹲起。每日累積次數 200～1000 次，可分組練習。

4. 軀幹練習：仰臥起坐、仰臥舉腿，每日 50～200 次，可分組進行。

頸　椎　病
Cervical Spondylosis

頸椎病又稱頸椎綜合症，它是由頸椎和頸椎間盤及其周圍的軟組織退行性改變所引起頸椎脊神經根、椎動脈、交感神經和頸脊髓受到刺激或壓迫而產生的一系列臨床症狀。患病率為 2.31%。常見於跳傘（8.57%）、射箭（8.04%）、射擊（7.45%）、跳水（6.72%）、曲棍球（6.61%）等項目的運動員。

以下分別介紹 7 種類型頸椎病的治療。

脊神經根型頸椎病
Radicular Cervical Spondylosis

【診斷要點】

1. 有慢性病史。

2. 自覺枕部、頸、肩、背、上肢疼痛或有串麻感。

3. 枕骨粗隆、頸肩背部諸肌群有壓痛、腫脹、僵硬、肌硬結、條索或痙攣。臂叢牽拉、壓軸、叩擊、舉手摸

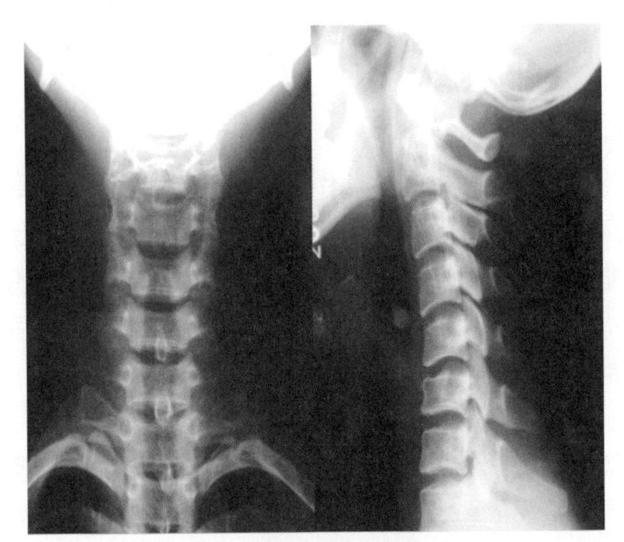

圖 2-12　頸椎生理曲線反凸

枕試驗等，其中至少有一側一項為陽性。如施普林（SPURLING）試驗，令患者頭側屈，並向同側旋轉，術者做軸向擠壓時，因神經根的出口空間縮小，引發上肢疼痛，表明該試驗結果為陽性。

4. 頸椎 X 光檢查：頸椎生理曲線改變（圖 2-12），椎骨位置改變（微小脫位），椎體邊緣骨贅，椎體間隙或椎間孔輕度狹窄等。

5. 肌電圖檢查（EMG）：頸、上肢、肩帶肌肉等，其中之一可引出失神經電位，即正相電位、纖顫電位、束顫電位等。

6. 短潛伏期體感誘發電位（SLSEP）檢查：上肢橈神經、尺神經、正中神經的體感誘發電位從鎖骨上窩至 C2、C5、C7 棘突上峰間潛伏期延長。

【治療方法】

1. 牽引治療

（1）自體懸吊重力牽引法：患者站立於頸部牽引機下，自行戴好牽引套，醫者旋轉手輪將患者逐漸吊起至雙足離開地面，見圖 2–13（1）。此時牽引力為自身體重的 93%。牽引時間自 30 秒開始，每兩週延長 30 秒，每次治療間斷牽引 3 次，兩次間休息片刻。

（2）坐位牽引法：患者取坐位，自行戴好頸部牽引套和骨盆帶，按病情需要給患者半體重、全體重或超體重牽引。治療開始 1～2 週內試牽，牽引重量 1 / 2～2 / 3 體重，牽引時間 30～60 秒。每次治療間斷牽引 3 次，兩次牽引間休息片刻。此後全體重牽引，每兩週延長牽引時間 30 秒或增加 5 公斤，30 次為一療程，療程間休息一週，見圖 2–13（2）。

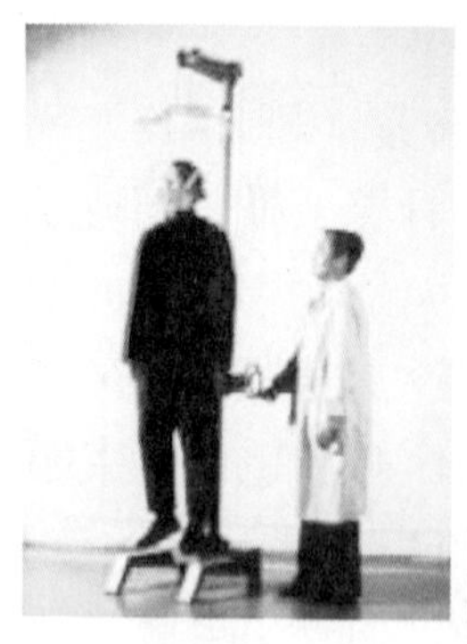

⑴ 自體懸吊重力牽引

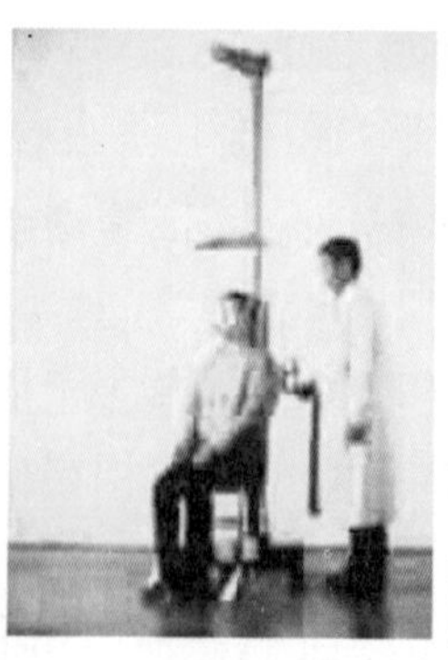

⑵ 坐位牽引

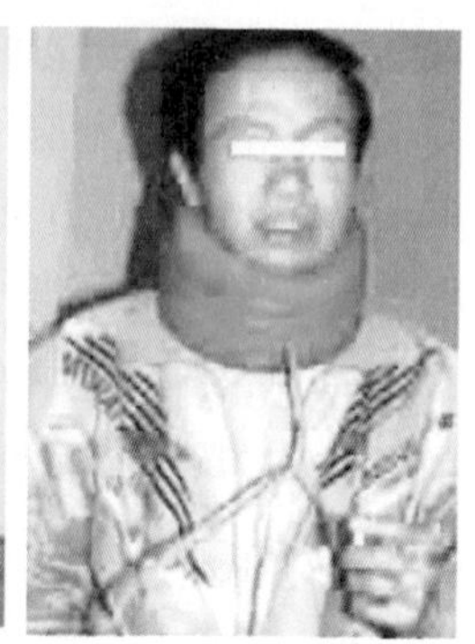

⑶ 自調便攜式頸部牽引

圖 2–13

（3）臥位牽引法：患者取俯臥或仰臥位，帶好枕頦雙環牽引套；術者站立於患者頭頂前，用雙手逐漸牽引雙環至所需要的牽引力（10～50 公斤）。牽引時間以能忍受為度。每日 1～3 次，30 日為一療程。

（4）自調便攜式頸部牽引法：自行戴好牽引器，充氣 20～30 次，主動做頸部前屈、後伸、左右側屈活動 10～30 次；亦可長時間使用，每日可按 4、6、8、12 小時牽引一次，30 天為一療程，療程間休息一週。如前述牽引力和活動次數適應後，應逐漸增加充氣和活動次數，以自我感覺能適應為度，見圖 2-13（3）。

（5）快速拔伸牽引法：患者取仰臥位（頸椎呈前屈位）或俯臥位（頸椎呈後伸位），並帶好枕頦雙環牽引套。術者雙手分別拉緊牽引繩後，突然用力拔伸患者的頸部，可聽到頸椎關節音響聲（亦可問患者頸椎是否有響聲），若無響聲可重複操作 1～2 次。每日 2～6 次，30 日為一療程。

（6）自我快速牽引法：患者取仰臥位，自行帶好自調便攜式頸部牽引器。用手泵充氣至最大（以能忍受為度），用左手著實在耳上部，突然用力向右側推，迫使頸部向右側屈（可聽到頸椎關節音響聲），然後換右手向相反方向重複操作。每日 2～6 次，30 日為一療程。

2. 手法治療：

（1）患者取坐位或俯臥位。術者在其枕後、頸後、頸側、胸鎖乳突肌尋找痛點（僵硬、痙攣之諸肌肉及筋膜、滑囊），然後由枕後至胸、肩部於痛點處逐個做掐法、壓法、揉捏法、彈撥法、刮法等，使前述陽性反應物散開、減輕或消失。每日 1～2 次，15 日為一療程。

（2）坐位旋轉整復：患者取坐位，頸部自然放鬆。術者左上肢肘關節屈曲，屈側面附著在患者的下頜和面部的兩側，肘關節抵住下頜，向上牽引，向左或右旋轉，同時右手拇指指端或橈側面向棘突偏歪的相反方向推，此時拇指下棘突有微動感或發出關節音響。每日 1 次，30 日為一療程。

（3）臥位單椎體旋轉整復：患者取俯臥位，頭轉向患側，著實在頸胸墊上。術者站立於患者頭頂前，用拇指端或指腹向棘突偏歪的相反方向推或壓棘突或橫突數十次，每日 1 次，30 日為一療程。

（4）坐位多椎體旋轉整復：患者取平坐位。術者站立於患者左後，左手附著在患者的右腮和下頦，右手附著在左枕部。令患者頭向左轉至最大限度，雙手同時適當用力，使患者頭繼續向左稍旋轉，並發出關節音響；再移到對側，手勢相反，重複前述全過程。每日 1 次，30 日為一療程。

（5）臥位多椎體旋轉整復：患者取俯臥位（或仰臥位）。術者站立於患者的頭頂側，右手附著患者左面部，左手附在右面部，令患者頭向左轉至最大限度時，術者雙手同時適當用力，使其頭繼續向左稍轉，並發出關節音響；再令患者頭向右轉，術者以相反手勢重複前述全過程。每日 1 次，30 日為一療程。

（6）坐、臥位牽引下單推體旋轉整復：按照坐位牽引法操作。術者立於患者背後，左手持牽引機橫梁，右手拇指指端或橈側面向棘突偏歪的相反方向推，拇指下棘突有微動感或發出關節響。每日 1 次，30 日為一療程。

（7）臥位牽引下單椎體旋轉整復：患者取俯臥位，帶好枕頦雙環牽引器，一助手站立在患者頭前，用雙手同時牽引患者（30～40 公斤）。術者左手持牽引器一環，右手拇指端或橈側面向棘突偏歪的相反方向推，拇指下棘突微動或發出關節音響聲。每日 1 次，30 日為一療程。

（8）坐、臥位牽引下多椎體旋轉整復：患者在牽引機下或臥位枕頦雙環牽引 30～40 公斤時，術者旋轉牽引器向左、右最大限度旋轉，可聽到關節音響聲。每日 1 次，30 日為一療程。

3. 封閉療法：找準壓痛的椎體的棘突上緣，旁開 3 公分向內直刺至橫突，提針至皮下，再稍向外側刺入，有針感後再以曲安奈德 10～20 毫克加入 2%利多卡因或 0.5%布吡卡因 2～4 毫升注射，每週 1 次。

【訓練安排與康復】

1. 患者可以各種體位每日練習頸部盡力後仰動作或活動受限或伴有疼痛的動作 30～100 次，可分組進行。

2. 俯臥閱讀、書寫練習：患者取俯臥位於床上，頭、頸、胸盡力後伸，每日閱讀或書寫一次，時間 30～60 分鐘，每日 3～6 次。

3. 牽引下頸部操：患者取立或坐位牽引（30～40 公斤）時，主動或被動左右旋轉頸部、前後擺動、前後搬動頸部數十次，每日 1～3 次。

4. 糾正頸、背部的不良姿勢：習慣於頭前傾、低頭或駝背者必須矯正為挺胸抬頭的姿勢（女性可穿高跟鞋），使頭重心移到胸部前後徑中心；習慣枕高枕者必須改成低枕（頸部枕枕時，後腦與床面分離，用頭重量自然牽引頸部）；睡眠時最好取仰臥位。

5. 利用自調便攜式頸部牽引練習：可被動做前後左右屈練習，以增寬椎間隙和椎間孔。主動盡力做頭頸前屈、後伸、左右側屈 10～50 次，以增加頸部肌力和肌容積。可分組進行。

根痛型頸椎病
Cervical Spondylotic Radiculopathy

【診斷要點】

1. 急性發病。

2. 患者自覺單側上肢陣發性疼痛，多發生於上臂，重者影響睡眠。深呼吸、咳嗽、打噴嚏、用力時均可誘發疼痛加重。如果病程長，可伴有肌肉萎縮、無力。

3. 檢查：同神經根型頸椎病。

【治療方法】

1. 封閉療法：患者取俯臥位，在支配主要疼痛區脊神經根體表部位皮膚常規消毒，於棘突上緣與橫突下緣連線的外 1 / 3 處進針。注入曲安奈德 5～10 毫克加利多卡因 5 毫升。每週 1 次。或倍他米松 5 毫克加 0.5%布吡卡因 5 毫升，1～2 週 1 次。

2. 靜脈滴注地塞米松 40～80 毫克加 20%甘露醇 250

毫升或肌注 5～10 毫克，連續三天後改口服一週。

3. 口服藥：強的松 15～60 毫克，白天痛重早晨服，夜痛重晚上服。地塞米松 15～3 毫克，服法同前。強痛定 60 毫克，每日 3～4 次，口服或肌注。扶他林 25～50 毫克，每日口服 1～3 次。卡馬西平 0.1～0.2 克，每日 1～3 次。安定 25～5 毫克，睡前服。

消炎痛栓 100 毫克，早晚各一粒，肛內用。扶他林栓 50 毫克，早晚各一粒，肛內用。

4. 牽引治療：牽引量過大，次日會加重，可減量牽引或休息後使其自行恢復。

（1）自調便攜式頸部牽引器：將牽引器帶好，充氣至平視時起牽引作用，仰頭時下頦與牽引器有間隙，須長時間佩戴。佩戴牽引器時也可主動或被動做前屈、後伸、左右側屈動作數十次，每日多次練習。

（2）懸吊牽引法：患者站立於牽引機下，帶好牽引套，雙膝下蹲或雙足尖站在地上，主動抬足尖離地，反覆點地 30 次以上，間斷牽引 3 組，每隔 2～8 小時 1 次。

（3）床頭牽引法：床頭牽引重量從 1 / 4～1 / 2 體重開始，全日做間斷牽引多次。

5. 手法治療：同頸椎病，但手法要輕，否則次日疼痛會加重（休息後疼痛可自行恢復）。

6. 薰蒸療法：每次 20 分鐘，每日 1～2 次。

【訓練安排與康復】

參見脊神經根型頸椎病（97 頁）。

肌萎縮型頸椎病
Amyotrphic Cervical Spondylosis

1952 年 Brain 曾報告有肩胛帶肌肉萎縮無力。1965 年 Keegam 稱之為運動分離喪失，認為是骨刺選擇性壓迫頸神經前根所致。1975 年大田寬根認為是選擇性頸神經前根受壓迫所致。同年，祖父江逸郎認為脊髓前角受壓伴有缺血性障礙，應與運動神經元性疾病相區別，進而提出肌萎縮型頸椎病的概念。1980 年，伊藤與野口等提出前根與前角均可能受累，並已被普遍認可。

【診斷要點】

1. 有慢性進行性肩帶肌萎縮史。

2. 自覺上肢外展、上舉困難，無力，常見三角肌、肱二頭肌、拇收肌無力或萎縮。

3. 檢查：壓痛區常見頸後或肩帶區，最常見三角肌、肱二頭肌、拇收肌明顯萎縮無力。

4. X 光顯示：椎間隙狹窄、骨贅、椎間孔狹窄、椎管狹窄等。

5. MRI 檢查：矢狀位像顯示脊髓受壓與髓內病變；橫斷面增強像顯示脊髓受壓與神經根受壓；T2 加權像有時可見脊髓前角對稱性增強的點狀信號，即蛇眼徵。

6. 肌電圖（EMG）：頸、上肢、特別是三角肌、肱二頭肌、拇收肌出現失神經電位，即正相電位、纖顫電位、束顫電位等。

（1）受損肌肉呈現運動電位多項性與巨大電位，病損嚴重時呈失神經電位。

（2）肌肉動作電位或復合肌肉動作電位（CMAP）。

（3）短潛伏期體感誘發電位（SLSEP）檢查：同頸椎病。

【治療方法】

參見脊神經根型頸椎病（94 頁）。

【訓練安排與康復】

參見脊神經根型頸椎病（97 頁）。

脊髓型頸椎病
Cervical Spondylotic

【診斷要點】

1. 慢性波浪式進行性加重。

2. 自覺單側或雙側上、下肢的感覺或運動障礙。

3. 檢查：彈指、刮指試驗、踝陣攣、髕陣攣、划跖、划外踝試驗，至少有一側一項為陽性或當患者頸後伸狀態下，檢查 Hoffmann 反射為陽性。

4. X 光檢查：椎管、椎間隙、椎間孔狹窄、椎體、關節突關節移位、後縱韌帶鈣化、頸椎間盤突出、頸間盤變性。

5. CT 掃描檢查：頸椎間盤突出、後縱韌帶鈣化、椎管狹窄，並顯示硬脊膜、脊髓受壓變形。

6. 核磁共振（MRI）檢查：椎體後緣骨贅，頸椎間盤突出，後縱韌帶鈣化，硬膜囊脊髓受壓變形，椎管狹窄。

7. 短潛伏期體感誘發電位（SLSEP）檢查：上肢橈神經、正中神經、尺神經、體感誘發電位自 C7 至 C2 峰間潛伏期延長。下肢的脛後神經 P40 峰潛伏期延長，波形異常或無法引出。

【治療方法】

參見脊神經根型頸椎病（94 頁）。

【訓練安排與康復】

參見脊神經根型頸椎病（97 頁）。

椎動脈型頸椎病
Vertebral Arterial Type of Cervical Spondylosis

【診斷要點】

1. 有慢性病史，陣發性發作。

2. 自覺頭痛、頭暈、眩暈、暈厥、失眠、嗜睡、耳聾、耳鳴、視力減退、血壓異常等。坐、立位、疲勞時頭痛、頭暈，頭低足高平臥或睡眠時好轉；個別患者因枕頭過高或睡眠姿勢不良，睡醒時加重。

3. 檢查：頸部活動時，在頭轉到某一特定位置或體位變換時，發生頭暈或眩暈，即體位性眩暈或頭暈。叩擊試驗頭暈或頭暈加重。牽引試驗頭暈、頭痛減輕。

4. 經顱多普勒 B 超（TCD）檢查：呈現椎－基底動脈（圖 2–14）供血不足表現。

5. 放射性同位素鍀99 掃描檢查：頸部血流受阻引起腦部缺血。

6. X 光檢查：頸曲消失，頸曲反凸，頸生理曲線加大，頸椎旋轉或移位，椎間隙狹窄，椎間關節邊緣明顯骨贅。

7. 短潛伏期體感誘發電位（SLSEP）檢查：上肢的橈神經、正中神經、尺神經體感誘發電位自 C2 至頭（腦）運

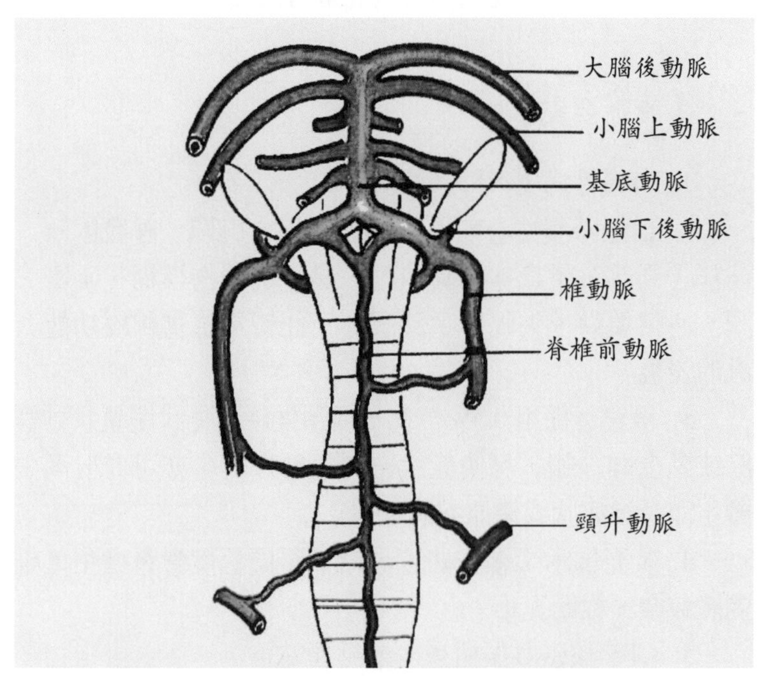

圖 2–14　椎動脈、基底動脈、脊髓前動脈

動區峰間潛伏期延長，下肢的脛後神經 P40 峰潛伏期延長。

【治療方法】

參見脊神經根型頸椎病（94 頁）。

【訓練安排與康復】

參見脊神經根型頸椎病（97 頁）。

交感型頸椎病
Sympathetic Cervical Spondylosis

【診斷要點】

1. 有慢性病史，陣發性發作。

2. 自覺陣發性心前區不適或疼痛、胸悶、呼吸困難、多汗（局部、半身）、高血壓、畏光、視物模糊、平衡失調、心情煩躁、失眠、手腫脹等，此皆為植物神經功能紊亂的表現。

3. 檢查：採用 0.5%布吡卡因頸椎硬膜外封閉星狀神經節或頸上神經節，可使症狀得到短暫好轉；亦可注射高張鹽水而誘發症狀或使原症狀加重。

4. X 光顯示：頸椎曲度異常，不同程度骨質增生，椎間隙較窄，椎間孔小。

5. CT、核磁共振檢查：未見異常。

6. 腦血流圖、經顱多普勒（TCD）檢查：未見異常。

7. 短潛伏期體感誘發電位（SLSEP）檢查（SEP）檢查：未見異常。

【治療方法】

參見脊神經根型頸椎病（94 頁）。

【訓練安排與康復】

參見脊神經根型頸椎病（97 頁）。

混合型頸椎病

Mixed pattern of Cervical Spondylosis

頸椎病是一種綜合症，多數患者同時具有前述兩種以上類型的臨床表現，稱混合型頸椎病。

【診斷要點】

參見前 7 種頸椎病。

【治療方法】

參見脊神經型頸椎病（94 頁）。

【訓練安排與康復】

參見脊神經型頸椎病（97 頁）。

脊柱側彎
Scoliosis

造成脊柱側彎的原因很多，如半椎體、椎體融合，肋骨缺如、肋骨融合；如基因的影響；或因骨骼、肌肉發育失調；內臟排列偏於右側；姿勢不良、習慣不良而使脊柱受力不對稱；營養障礙等等。這些因素，既有先天性的，也有後天性的，但至今尚未完全明確造成此病的具體原因。

【診斷要點】

1. 有慢性病史，多發於青少年，女性發病率高於男性。

2. 自覺脊柱側凸畸形，多無不適症狀，重者背痛。

3. 檢查：患者自然直立，兩腿並攏，兩上肢下垂，兩眼平視。術者記錄雙肩、雙乳頭、兩側背肌、雙肩胛下緣、兩側腰凹深度，觀察雙髂嵴上緣、雙側大轉子與粗隆間距是否一致，體前屈 90°時，枕外隆凸與臀溝間垂線與棘突連線是否一致。

（1）測量 Cobb 角：美國將脊柱側凸分為七度。

Ⅰ度：0°～20°。

Ⅱ度：21°～30°。

Ⅲ度：31°～50°。

Ⅳ度：51°～75°。

Ⅴ度：76°～100°。

Ⅵ度：101°～125°。

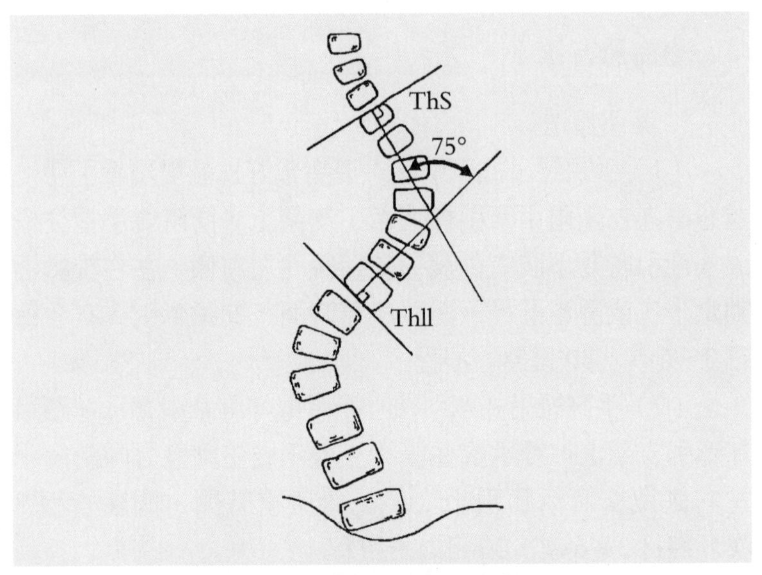

圖 2-15　脊柱側彎角的測量

Ⅶ度：126°以上。

（2）脊柱側凸旋轉度測量：正常脊柱棘突位於椎體下、中兩側椎體邊緣，和椎弓根對稱。按椎弓根移位距離大小，分為四度。

Ⅰ度：凸側椎弓根離開椎體邊緣，凹側椎弓根靠近椎體邊緣。

Ⅱ度：凸側椎弓根靠近中線，另一側位於椎體邊緣。

Ⅲ度：凸側椎弓根位於中線，對側椎弓根消失。

Ⅳ度：凸側椎弓根越過中線。

4. X 光顯示：患者取立正位，攝全脊柱正、側位像，測量 Cobb 角即可確診（圖 2-15）。

【治療方法】

1. 牽引療法

（1）手頸懸吊式牽引法：患者戴好枕頦雙環牽引帶，並懸吊在立坐兩用牽引機或牽引支架上，同時雙手握住橫梁。牽引時雙下肢主動發力向前後、左右側、左右旋轉活動數十次或靜止懸吊。記錄所需時間，間斷牽引 3 次。每日 3～6 次，30 日為一療程。

（2）手胸懸吊式牽引法：患者戴好胸牽引帶，並懸吊在牽引支架上，雙手握住橫梁，雙下肢主動發力向前後、左右側做旋轉活動數十次。記錄所需時間，間斷牽引 3 次。每日 3～6 次，30 日為一療程。

（3）手頸臥式牽引法：患者俯臥位於三維手法整復床上，戴好枕頦雙環和踝牽引帶，雙手握於橫梁上。牽引力由 1 / 2～2 / 3 體重開始，逐漸增至 60～80 公斤。牽引時間 0.5～3 分鐘，間斷牽引 3 次，每日 3～6 次，30 日為一療程。

（4）手胸臥式牽引法：患者取俯臥位，於三維手法整復床上，戴好胸、踝牽引帶，雙手握住橫梁。牽引力由 2 / 3 體重開始，逐漸增至 80～100 公斤。間斷牽引數次，每日 1～3 次。牽引累積時間 20～30 分鐘，30 日為一療程。

（5）踝倒掛牽引法：患者將雙踝固定在倒掛牽引機上，翻轉至足上頭下位。每組牽引累積時間 20～30 分鐘，每日 3 次，30 日為一療程。

（6）膝倒掛牽引法：患者自行將膝關節屈曲倒掛在單槓上，每組累積治療時間 20～30 分鐘以上。每日 1～3

次，30 日為一療程。

2. 手法治療

（1）可選用各種手法鬆弛脊柱凹側的緊張、僵硬、痙攣的肌肉，同時反覆推壓脊柱凸側棘突 200～400 次。每日 1～3 次，30 日為一療程。

（2）患者取平坐位，術者用雙膝夾住患者雙膝，一手推胸部凸側肩，另一手握住凹側肩，由凹側向凸側旋轉脊柱 200～400 次。每日 1～3 次，30 日為一療程。

3. 踩法治療：患者取俯臥位，術者站立在脊柱兩側，反覆由凸側向凹側推壓脊柱 200～400 次。每日 1～3 次，30 日為一療程。

4. 薰蒸療法：患者取仰臥位，在薰蒸床上薰蒸 20～30 分鐘。每日 1～3 次，30 日為一療程。

【訓練安排與康復】

患者取立、坐、臥或懸吊位，由凹側向凸側做旋轉練習，每天從數百次逐漸增加到千次以上。30 日為一療程。

頸椎關節紊亂徵

Disorder of Cervical Articulations Vertebrales

在日常生活、工作和運動中，有時會因活動不慎而造成頸部損傷，而長期低頭、駝背、睡眠姿勢不當或枕頭過高等也會造成頸椎間關節的微小錯位，這些都可導致頸椎關節紊亂的發生。患病率為 0.06%，常見於冰球（1.73%）、水球（1.35%）、跳傘（0.95%）等項目的運動員。

【診斷要點】

1. 有明顯外傷史或長期強迫體位史。
2. 自覺頸痛及活動受限。
3. 頸椎棘突或橫突腫脹、壓痛、偏歪。
4. 頸椎旋轉整復後症狀減輕或消失。
5. 頸椎前後位 X 光顯示：頸椎棘突偏歪。

【治療方法】

參見脊神經根型頸椎病治療方法（94 頁）。

【訓練安排與康復】

參見脊神經根型頸椎病治療方法（94 頁）。

頸椎椎板疲勞性骨折
Stress Fracture of Cervical Vertebral Plate

頸椎椎板疲勞性骨折極為罕見，僅局限於跳水運動員。運動員頭和上肢先入水，身體的重力與水的反作用力致使 C5 下關節突和 C7 上關節突反覆撞擊 C6 椎板，從而造成應力性骨折。

【診斷要點】

1. 為專業跳水運動員。
2. 有頸部急慢性損傷史。
3. 有陣發性頭暈、頭痛、頸肩背酸痛或陣發性手指麻

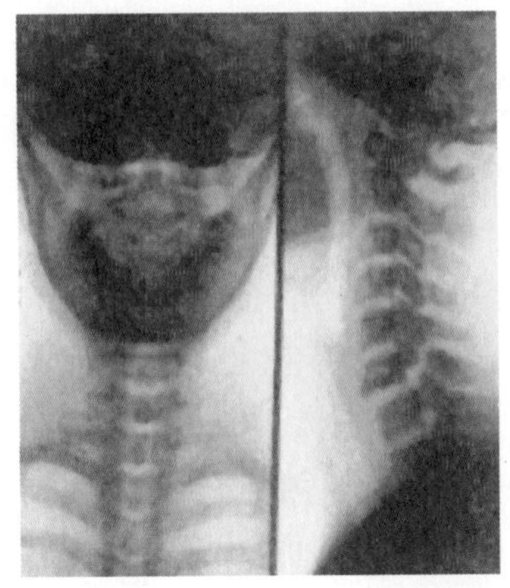
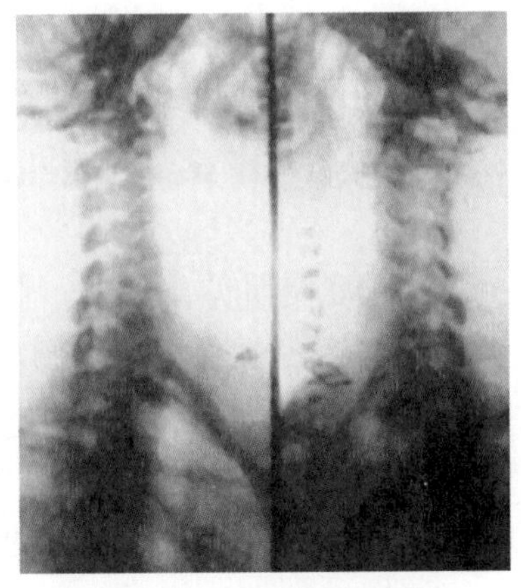

圖 2–16　頸椎 X 線側位、斜位可見椎板斷裂陰影

木。

4. 觸診頸椎棘突有壓痛、偏歪等。

5. 頸椎 X 光側位、斜位可見椎板斷裂陰影（圖 2–16）。

【治療與訓練安排】

1. 應停止專項訓練。

2. 增強頸部肌力練習，可應用頸部氣動牽引器進行頸肌力量練習。

3. 適當進行頸椎牽引。

4. 以手法、針灸、理療等方法解除頸肩背部軟組織疼痛。

5. 口服維生素類藥、鈣片等。

6. 定期進行頸椎 X 光檢查。

胸鎖乳突肌痙攣
Spasm of sternocleidomastoideus muscle

胸鎖乳突肌分兩個頭，胸骨頭起自胸骨柄的前面，鎖骨頭起自鎖骨胸骨端，兩頭合一後自頸部向上，止於顳骨乳突。該肌肉由副神經外側支（C5）支配。

胸鎖乳突肌痙攣發病時，若兩側胸鎖乳突肌同時收縮，頭頸向後伸，即仰頭；若左側收縮，頭頸向同側屈，面向右側仰頭。

胸鎖乳突肌痙攣，是因頭頸部過勞或長時間強迫體位所致。

【診斷要點】

1. 有慢性病史。

2. 自覺頸前部不適，斜頸，頭頸向左右旋轉受限。

3. 檢查：望診患者頭向一側屈，面向對側仰頭，呈斜頸體態。觸診可在胸鎖乳突肌上 1 / 3 段摸到僵硬、痙攣的塊或條狀物，壓之酸痛。胸鎖乳突肌伸展試驗：頭頸向左側屈，面向右側轉，緊或不適為陽性。鬆緊壓試驗：胸鎖乳突肌鬆弛壓痛輕，緊張壓痛明顯為陽性。

【治療方法】

1. 手法治療：患者取俯臥位，頸墊一枕，找準僵硬條索處，選用壓法、揉推法、掐法等進行治療，將胸鎖乳突肌放鬆。以上手法可單獨或交替使用，每日 1 次，15 次為一療程。

2. 電針療法：找準僵硬或條索上、下端處，皮膚常規消毒後各刺一針，加上電刺激 15～20 分鐘。隔日一次，15 次為一療程。

3. 中低頻電療：每次 10～20 分鐘，每日 1 次，15 次為一療程。

4. 拔罐療法：取胸鎖乳突肌上、下端各拔一小罐，15～20 分鐘，每週 1～2 次。

【訓練安排與康復】

回頭望月：患者取坐位或立位，頭頸盡力右側屈，並向左旋轉；頭頸盡力左側屈，並向右旋轉。每組練習 20～200 次，每日 1～2 組。

胸腔出口綜合徵
Thoracic Outlet Syndrome

本病為損傷或因先天性畸形壓迫第一肋骨與鎖骨之間的臂叢神經及靜脈所致。

【診斷要點】

1. 無外傷史或外傷後緩慢形成（尺神經麻痹、內收拇肌麻痹）。

2. 自覺小指麻木，指間夾力減弱，無名指和小指不能伸直，掌指關節不能屈曲（無名指、小指蚓狀肌麻痹）。

3. 檢查

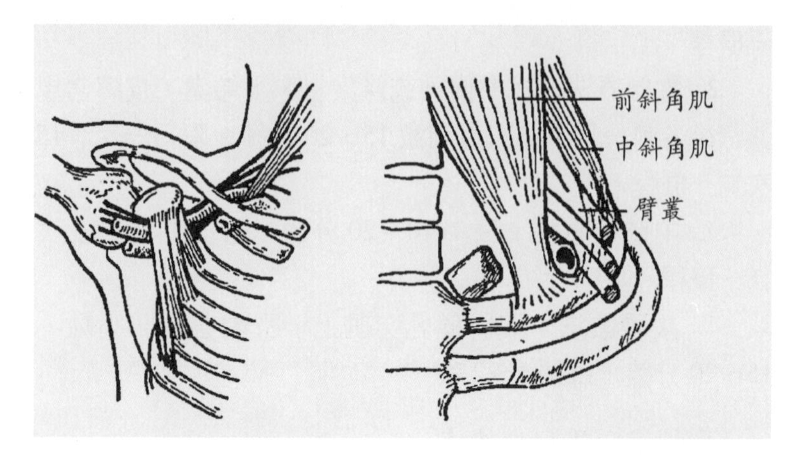

圖 2-17　胸腔出口處血管神經束行程　　**圖 2-18　中斜角肌弧形纖維可壓迫臂叢**

（1）臂外展試驗：將上臂側平舉，然後外旋，使鎖骨與第一肋間產生剪力壓迫其間的血管和神經（圖 2-17，圖 2-18），患側橈動脈搏動減弱或消失，伴有無名指和小指麻木（尺神經受壓）。血壓比正常位下降 15 毫米汞柱為陽性。

（2）轉頭閉氣試驗：平坐位兩手置膝上，頭轉向健側，深吸氣後閉住，則患側橈動脈搏動減弱或消失（雙側同時對比）。患側上肢血壓下降 15 毫米汞柱以上者為陽性。

（3）臂下垂小指麻木和疼痛，臂上舉和抬肩可減輕疼痛。

（4）因鎖骨下動脈橫過頸肋之上，臂上舉時可使動脈與頸肋之間壓力減輕，橈動脈搏動宏大；臂下垂時相反。

（5）指壓鎖骨上窩有時出現向手部放射痛。

（6）羅斯試驗（ROOS TEST）：患者患側上肢肘關節

屈曲 90°，同時肩關節外展 90°並外旋時，反覆握拳 3分鐘，斜角肌出口處的神經或肌肉受到擠壓而引起症狀或患者不能握拳為羅斯試驗陽性（參見圖 2-17）。

【治療方法】

1. 手法治療：在前、中斜角肌、喙突、鎖骨遠段找準壓痛、僵硬、條索或增厚處，選用掐法、壓法、彈撥法、刮法等，以消除局部腫脹、壓痛，鬆解僵硬和粘連。每處連續操作每組 200～400 次，每日 1～2 組，15 日為一療程。

2. 針刺或電針療法：針對壓痛、僵硬、條索等處直刺，提插 10 餘次或電針 10～20 分鐘。每 2 日 1 次，15 次為一療程。

3. 頸椎牽引療法：參見頸椎牽引法。

4. 手術治療：施前斜角肌部分切除、頸肋或第一肋骨切除術。

前鋸肌損傷

Injury of the Anterior Serratus Muscle

本病係由反覆多次的最大負荷量的挺舉、下蹲、提鈴、翻腕、站起及上挺過程中發生的前鋸肌（圖 2-19）牽拉損傷長期積累而成的。患病率為 0.22%，常見於舉重（3.02%）、水球（1.35%）、散打（1.16%）、古典式摔跤（1.14%）、自由式摔跤（1.06%）、棒球（0.88%）、田徑（0.12%）等項目的運動員。

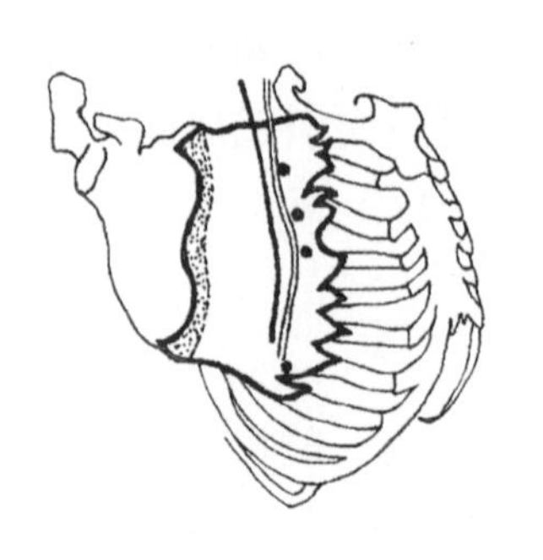

胸長神經支配

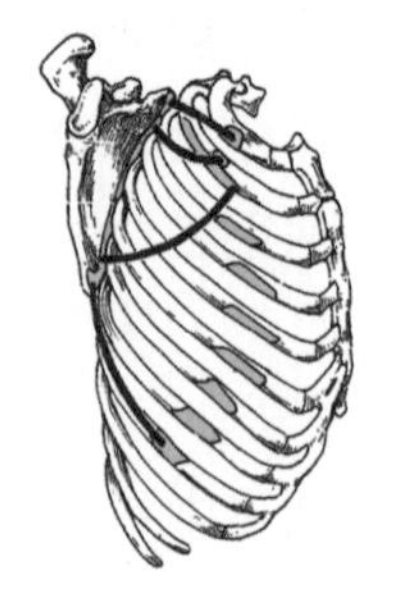

前鋸肌起止點

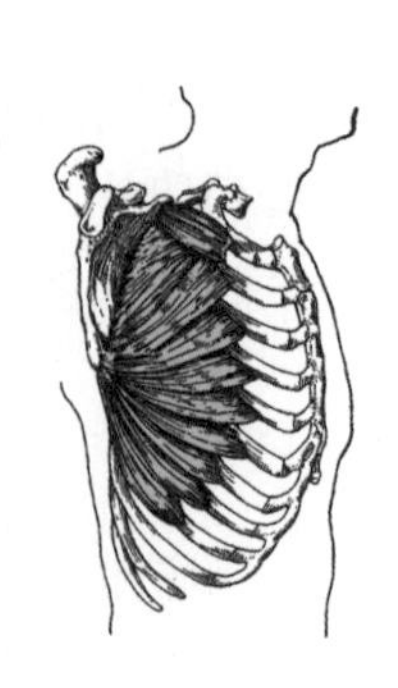

前鋸肌

圖 2-19　前鋸肌起止點與神經根支配示意圖

【診斷要點】

1. 在疲勞時進行極限量和大強度訓練易引起肩胛部明顯外傷。

2. 自覺做大重量挺舉練習咳嗽、大吸氣時痛，疼痛向胸大肌部位放射。

3. 檢查

（1）壓痛在前鋸肌側胸壁處，側臥位壓痛明顯。固定胸部重複致痛活動時，疼痛減輕。

（2）捶擊試驗：醫者採用實拳在患者肩胛骨、岡上嵴處捶擊，有明顯疼痛感者為陽性。

（3）封閉試驗：在捶擊試驗陽性處的肩胛與胸壁間封閉，重複致痛動作時痛感消失。

【治療方法】

1. 手法治療：患側在下側臥位，術者用大魚際或掌根反覆壓肩胛骨內上角和脊柱緣 200～400 次，每日 1～2 組；反向側臥位，術者在前鋸肌側面尋找壓痛、僵硬、痙攣處，彈撥理筋或以定點運穴壓法治療，每日 1～2 組。

2. 固定胸壁：用膠布、布帶、膠帶將疼痛處做環形固定。

3. 封閉療法：患者取向患側側臥位，肘關節屈曲壓在胸前，使肩胛骨脊柱緣與胸壁分離。術者在肩胛骨內上角處做皮膚常規消毒，長針頭由內上角進針斜向後外側，做浸潤麻醉方式注射曲安奈德 5～10 毫克或強的松龍1 毫升，即 25 毫克，加 0.25%～0.5%布吡卡因或 0.5%利多卡因 10～20 毫升。局封後應止痛，否則重新封閉。

【訓練安排與康復】

1. 下蹲提鈴翻腕過程中，槓鈴桿盡力靠近身體。

2. 加強前鋸肌的動力和靜力練習。

3. 每次練習或比賽前反覆進行模擬練習，加強和鞏固技術定型。

4. 全身疲勞或局部疲勞時不要增加訓練量、強度、密度和延長訓練時間。

5. 大運動量訓練後，應採用盡快解除局部疲勞的措施，如熱水浴、低頻電療、手法治療、針刺等。

胸椎關節紊亂徵

Disorder of the Thoracic Vertebral Joint

在日常生活、工作、運動中，因活動不慎引起胸部損傷，或長期低頭、駝背、睡眠姿勢不當或枕頭過高等而造成胸椎間關節微小錯位，均可導致胸椎關節紊亂症。患病率為 0.04%，常見於跳水（0.8%）、舉重（0.38%）、體操（0.37%）等項目的運動員。

【診斷要點】

1. 有明顯外傷史或長期強迫體位史。

2. 自覺胸悶、呼吸困難、肩背痛，胸部後伸或旋轉受限。

3. 檢查：胸椎棘突腫脹、壓痛、偏歪、後凸。拔伸胸椎、胸椎旋轉、按壓整復後症狀減輕或消失。

4. 胸椎前後位 X 光顯示：胸椎棘突偏歪。

【治療方法】

1. 患者騎坐於床或椅子上。術者用拇指找準腫脹偏歪胸椎棘突旁，令患者低頭含胸；另一手抓住患者肩臂角，向左或向右旋轉脊柱，同時向棘突偏歪相反方向推壓棘突。拇指下有微動感或發出關節音響。每日 1 次，15 日為一療程。

2. 患者取側臥位。術者找準偏歪棘突，令患者向左或向右旋轉脊柱，用拇指向偏歪相反方向推壓棘突。指下有微動感或發出關節音響。每日 1 次，15 日為一療程。

3. 患者取坐位。術者站立於患者背後，雙手分別抓住患者兩肩臂角；同時令患者向左或右旋轉脊柱，術者用膝關節頂住胸椎腫脹偏歪棘突旁，向相反方向頂壓。雙手和膝關節同向中心用力，膝下有微動感或發出關節音響。每日 1次，15 日為一療程。

4. 患者取坐位，雙手五指交叉，著實在後頭部。助手壓住患者兩側大腿前部。術者雙手經患者兩側腋下向前上，分別握住患者左右前臂，上肢夾住胸壁，突然向上後用力拔伸患者上體，同時用胸部頂住患者的胸椎棘突，可聽到胸椎關節音響。每日 1 次，15 日為一療程。

5. 患者取俯臥位或牽引下，吸氣後閉氣。術者找準後凸棘突，突然向下或向上推壓，手下有微動感或發出關節音響。每日 1 次，15 日為一療程。

6. 患者取俯臥位或在牽引下，術者站立於偏歪棘突一側，一手抓住肩臂角，另一手肘尖頂壓住偏歪棘突，雙手同時用力向相反方向旋轉，肘尖有微動感或發出關節音響。每日 1 次，15 日為一療程。

7. 患者取俯臥位。術者站立於偏歪棘突一側，用肘尖反覆向偏歪相反方向推壓棘突，以有痛感為度，反覆操作 200 次。每日 1 次，15 日為一療程。

8. 患者取俯臥位。術者用五、十指輕掐腫脹偏歪棘突 200～400 次，以有痛感為度。每日 1～2 次，15 日為一療程。

9. 針刺療法：患者俯臥位。皮膚常規消毒，用毫針或注射針頭直刺腫脹、偏歪棘突，強刺激，提插十餘次。1～3 日1 次，15 日為一療程。

【訓練安排與康復】

1. 可參加正常訓練。
2. 加強胸、背肌練習。

胸骨骨折
Sternal Fracture

由直接暴力或間接暴力引起。當體操運動員在雙槓上突然前擺時，胸骨上段相對固定，而下段則隨身體前擺，從而可使胸骨上下段間形成「剪刀」而引起骨折。患病率為 0.01%，常見於冰球（0.86%）項目的運動員。

【診斷要點】

1. 胸部有外傷史。
2. 自覺胸骨部位疼痛，深呼吸或咳嗽時加重。
3. 檢查：局部腫脹、壓痛，骨折端重疊移位時，可觸到隨呼吸而移動的骨折端。
4. 胸骨側位 X 光片：可見骨折線或移位。

【治療方法】

1. 無移位骨折，可採用鎖骨骨折固定方法或仰臥時於背部墊枕（即頸、胸部和肩胛間墊一軟墊），頭頸盡力後伸，以保持挺胸姿勢 2～3 週。也可用方巾疊成斜條狀在雙肩做橫∞字包紮，以保持挺胸姿勢 2～3 週。

2. 對有移位之骨折可施局麻下復位。患者取仰臥位姿勢，背後墊高枕呈背伸位，讓患者大吸氣後屏氣，術者按壓向前移位的骨折端使之復位。

3. 損傷速效止痛劑：塗患處，每日 4～6 次，15 日為一療程。

4. 牽引治療：同頸椎病。

5. 手術牽引治療：沿胸骨兩側肋間隙，各切開 1～2 公分長皮膚，貼胸骨後剝離，以鋼絲經胸骨後穿過，將鋼絲提起，懸 2～4 公斤牽引力 2～3 週。

6. 切開復位內固定：局部切口，暴露骨折處，復位後以鋼絲固定。

肋骨骨折
Rib Fracture

肋骨骨折由直接暴力或傳達暴力或混合暴力或肋間肌急驟強力收縮造成。患病率為 0.03%，常見於自行車項目的運動員（1.49%）。

【診斷要點】

1. 胸部有外傷史。

2. 自覺胸部疼痛，咳嗽及深呼吸、噴嚏和軀幹轉動時加重。

3. 檢查：局部軟組織腫脹，伴有局限性壓痛，有的骨折處可感覺到骨擦音，擠壓胸廓時，骨折部位疼痛。

4. 多根肋骨多處骨折，可有反常呼吸或呼吸困難。如合併氣胸，肺明顯壓縮，患者呼吸困難，氣管偏向健側，皮下氣腫，患側叩診呈鼓音、呼吸音減弱或消失。合併血胸時，患側呼吸減弱，叩診呈濁音。

5. 胸部 X 光片有助於骨折和胸內合併症的診斷。

【治療方法】

1. 損傷速效止痛劑：塗患處，每日 4～6 次，15 日為一療程。

2. 膠布固定：用寬 3～5 公分，長度超過胸廓中線兩端 5 公分的膠布多條，在呼氣末胸廓最小時，將膠布條以疊瓦狀貼於骨折處胸壁。老年患者，可用胸圍或乳罩固定。

3. 手術治療：多條、多段肋骨骨折，在活動胸壁的中央，選擇 1～2 條肋骨，在局麻下用巾鉗夾住內陷的肋骨，由滑輪牽引（懸重 0.5～1 公斤）1～2 週。必要時採取鋼絲固定或內固定術等。

腰肌筋膜纖維織炎
Cellulosic Myofascitis of the Psoas

本症係腰部肌肉纖維組織炎，又稱白色纖維慢性炎症、肌筋膜炎、肌風濕症、肌纖維炎、纖維肌炎、肌筋膜疼痛綜合症、非關節性風濕症等，患病率為 4.64%，在運動創傷中居第一位。常見於速滑（19.23%）、冰球（18.10%）、潛水（16.8%）、射擊（14.89%）、現代五項（14.04%）、跳傘（13.33%）、高山跳臺（13.33%）、古典式摔跤（11.36%）等項目的運動員。

【診斷要點】

1. 本病為肌肉、筋膜、骨、關節發生急性損傷後繼發症，由反覆微小損傷積累而成。

2. 自覺疼痛部位較深而廣泛，定位較困難，常伴有反射性壓痛區、肌肉痙攣、結節、脂肪疝或脂肪出血疝、肌乏力等。休息後或早晨起床時疼痛增加，但活動後一般可緩解。

3. 檢查：壓痛點多發於骶棘肌的外緣、髂嵴上兩寸、骶髂關節處；多放射至下腹壁、股前部、下肢後、外側部。痛點封閉可作為確診指標之一。

【治療方法】

1. 手法治療

（1）找準痛點，輕掐或輕壓局部，以有痛感為度，連續操作 200～400 次。每日 1～2 次，15 日為一療程。可教會患者，使其自我治療。

（2）定點運穴止痛法：術者找準痛點後採用掐法、指壓法、肘壓法、膝壓法、足跟踩法等掐、壓住痛點，以患者有痛感為度。待疼痛減輕或消失後再逐漸加壓 1～2 次。每次保持加壓狀態 1～2 分鐘，每次治療重複 3 次。每日 1～2 次，15 日為一療程。

2. 鬆解術：採用微型刀，皮膚常規消毒，刺入最痛區，用刀刃剝、刮、分離粘連區每週 1 次，3 次為一療程。

3. 痛點封閉療法：按痛區範圍大小，取曲安奈德 5～20 毫克加 0.5%利多卡因 2～20 毫升，每週 1 次，或 0.5%布吡卡因 2～10 毫升加倍他米松 2～5 毫克，1～2 週 1 次，做痛點注射，封後致痛動作痛感減輕或消失。3 次為一療程。

【訓練安排與康復】

可參加正常訓練，應增加腰腹肌肉力量練習和伸展練習。

腰椎棘突末端病
Enthesiopathy of The Spinous Process of Lumbar Vertebra

習慣用名脊椎棘突痛，又稱棘突骨膜炎或撞擊性棘突痛。因脊柱伸屈活動過多反覆牽拉或擠壓與撞擊棘突引起。在運動創傷中患病率為 0.91%，居第八位。常見於速滑（15.38%）、登山（12.5%）、跳傘（12.38%）、冰球（10.34%）、馬術（6.67%）、藝術體操（5.68%）、鐵人三項（5.56%）、擊劍（5.31%）等項目的運動員。

【診斷要點】

1. 有慢性反覆多次微細損傷史。

2. 自覺棘突觸摸痛。

3. 檢查：觸診棘突微腫，壓痛銳利。

4. X 光檢查：早期正常，晚期棘突邊緣骨質硬化、增生、變尖或有游離的鈣化影。

【治療方法】

1. 手法治療：放鬆與疼痛有關的肌肉，局部腫脹採用輕掐法治療，以有痛感為度。每分鐘 80～120 次，總共掐

200～400 次。每日 1～2 次。無腫脹採用刮法，十至幾十次，可去腐生新。每日 1～2 次，15 日為一療程。

2. 針刺療法：找準棘突上的最痛點，皮膚常規消毒、直刺、提插，強刺激 10 餘次。1～2 日 1 次，3 次為一療程。

3. 封閉療法：曲安奈德 25～5 毫克加 0.5%利多卡因 1～2 毫升做痛點注射，每週 1 次，或倍他米松 2.5～5 毫克加 0.5%布吡卡因 2～4 毫升，1～2 週 1 次，3 次為一療程。

4. 鬆解術：皮膚常規消毒，用微型刀刺入最痛點，用刀刃刮痛點。每週 1 次，3 次為一療程。

【訓練安排與康復】

可參加正常訓練，加強有關肌肉力量練習。訓練後及時解除疲勞或做伸展練習。

腰椎關節紊亂徵

Disorder of Lumber Articulationes Vertebrales

因在日常生活、工作、運動中長期取強迫體位而影響改變腰椎正常生物力學的穩定性或因外傷導致腰椎小關節錯位引起。患病率為 0.57%，常見於壘球（3.64%）、速滑（2.56%）、跳水（1.5%）、體操（1.48）%、柔道（1.33%）等項目的運動員。

【診斷要點】

1. 有長期強迫體位史或外傷史。

2. 自覺腰痛、活動受限。

3. 檢查：腰椎棘突處腫脹、壓痛、偏歪。腰椎旋轉整復或斜搬治療，症狀減輕或消失，可作確診依據。

4. 腰椎前後位 X 光顯示：腰椎棘突偏歪，兩側關節突關節不對稱（圖 2–20）。

【治療方法】

1. 患者取坐位，一助手雙腳和雙膝分別夾住患者一側腳和膝關節，左手經患者左腋下抓住患者右手，右手著實在患者右肩峰背面。術者右手拇指找準腫脹偏歪棘突（如

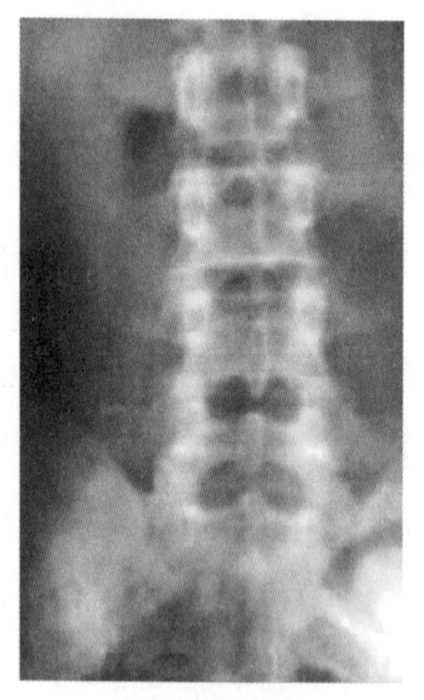

L4 偏右 L5 偏左

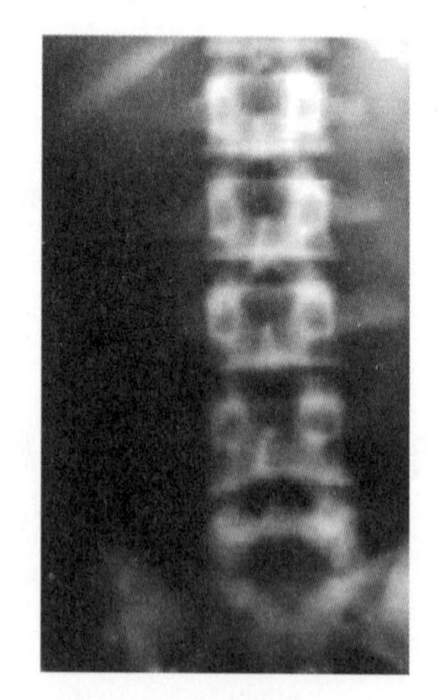

L4 偏左

圖 2–20　腰椎棘突偏歪

L4 向左偏歪），左手經患者胸前抓住患者右肩峰，令患者低頭前屈胸、腰，並向左側旋轉脊柱，用右手拇指向棘突偏歪相反方向推壓，指下有微動感或發出關節音響。每日 1 次，15 日為一療程。

2. 患者取坐位。術者雙腳和雙膝分別夾住患者雙腳和雙膝，術者雙手向左、右旋轉患者雙肩，至最大角度再稍加旋轉力，可聽到關節音響。每日 1 次，15 日為一療程。

3. 患者取側臥位（偏歪棘突向上）。術者站立於患者腹側，一手推壓偏歪棘突向相反方向，另一手旋轉脊柱，使患者胸腰部肌肉放鬆，便於矯正偏歪的棘突。每日 1 次，15 日為一療程。

4. 斜扳法：患者取右側臥位，右下肢伸直，左下肢屈膝屈髖成 90°架於右下肢上。術者面對患者，雙肘屈曲，左肘著實於患者的肩前部，右肘著實在其臀部，雙肘同時反向用力扳動，突然加力，使腰椎關節發出音響，再反方向重複一次。每日 1 次，15 日為一療程。

【訓練安排與康復】

1. 整復後局部停訓 1～2 天，無不適可參加正常訓練。

2. 應加強腰腹肌的力量和柔韌性練習，提高腰椎關節穩定性。

腰椎橫突末端病

Enthesiopathy of the Lumber Transverse Process

腰椎橫突末端病，又稱 L3 橫突肥大症。多因脊柱活動過度，反覆牽拉肌肉起點所致微細損傷長期積累而成。患病率為 2.69%。常見於速滑（15.38%）、登山（12.5%）、跳傘（12.38%）、冰球（10.34%）、馬術（6.67%）等項目的運動員。

【診斷要點】

1. 腰部有過度負荷史。

2. 自覺腰酸痛不適，久坐、久立或腰部發力時疼痛加重，休息後好轉。

3. 檢查：一般位於 L3 橫突側面（占 95.9%）有結節，壓之酸痛明顯，反覆掐或壓硬結可縮小或消失，重新運動後又出現。其餘腰椎橫突亦可有前述變化。患者仰臥足背或雙下肢固定位，以臀部支撐，上半身盡力後伸，則腰方肌、腰大肌等有牽拉痛；囑患者用力向前屈曲抗阻，則疼痛明顯，為腰肌展長抗阻試驗陽性。

4. X 光顯示：腰椎橫突肥大，以 L3 多見。

【治療方法】

1. 手法治療：患者取俯臥位，術者採用揉法、壓法、推法、掐法、彈撥法、叩擊法等鬆弛腰方肌和髂腰肌。若橫突腫脹、硬結，可採用輕掐法、輕壓法、輕推法，以患者有痛感為度。每組連續做 200～400 次，每日 1～2 組。若單純橫突壓痛，可採用刮法，五、十指掐法，以有痛感為度，每組連續做 200～400 次，每日 1～2 組，15 日為一療程。

2. 針刺療法：患者取側臥位，對側墊一軟枕，皮膚常規消毒，用毫針或注射針頭直刺痛點，提插 10 餘次。1～2 日 1 次，5 次為一療程。

3. 電針療法：找準最痛點，皮膚常規消毒，用兩根針分別刺入痛點所在，並與低頻電療正、負極接通，即電針 10～15 分鐘。每日 1 次，15 日為一療程。

4. 封閉療法：痛點皮膚常規消毒，取曲安奈德 20 毫克加 2%利多卡因 1～2 毫升，每週 1 次。或倍他米松 5 毫克加 0.5%布吡卡因 1～2 毫升做痛點封閉，1～2 週 1 次，3 次為一療程。

5. 鬆解術：痛點皮膚常規消毒，局部麻醉，用微型刀直接刺入最痛處，用刀刃刮痛點或分離 2～3 次，每 1～2 週一次。

【訓練安排與康復】

每日訓練前後按腰肌展長體位，牽拉腰肌練習或做等長或等張運動練習腰肌。

腰椎後關節滑膜嵌頓症

Synovialinterposing of the Posterior Joint of Lumber Vertebra

每個腰椎的上下關節突與相鄰腰椎的下上關節突構成兩對關節突關節，即腰椎後關節。多個椎體聯合活動，具有三個軸的運動功能，運動範圍顯著增加。當關節突關節囊較鬆弛部分進入關節間隙，即可造成腰椎後關節滑膜嵌頓症。常見於體操、排球等項目運動員和舞蹈演員。

【診斷要點】

1. 在腰部活動中突然受傷。

2. 自覺腰痛或劇痛，活動受限，強迫體位。

3. 檢查：局部腫脹、壓痛，腰肌廣泛痙攣呈板狀。腰部各方向活動受限，呈強迫體態。

4. 滑膜嵌頓處痛點封閉可緩解症狀，可做確診依據之一。

【治療方法】

1. 腰椎多椎體旋轉整復：患者取坐位，術者用雙膝和雙足夾住患者的雙膝雙足，雙手分別向左右旋轉患者上半身至極限角度，然後雙手突然用力，脊柱關節可發出音響。每日 1 次，3 日為一療程。

2. 斜扳法：同腰椎關節紊亂徵 4，每日 1 次，3 日為一療程。

3. 坐位單椎體旋轉整復：患者取坐位，助手將患者左側下肢固定。術者找準偏歪棘突（如 L4 向右偏歪），並用左手拇指由右側向左側推壓；同時右手經患者胸前抓住其左肩峰外側，令患者低頭向前彎腰，並向右後側旋轉——以術者拇指下有棘突微動感或聽到關節音響為佳。每日 1 次，3 日為一療程。

4. 臥位腰椎單椎體旋轉整復：以 L4 向右偏歪為例，患者左側臥，左下肢伸直，右屈膝髖呈 90°。術者用左膝壓住患者右膝固定，左手拇指由右向左推壓 L4 棘突，右手推壓患者右肩，雙手同時用力，L4 棘突有微動感或關節彈響。每週 1～2 次，3 週為一療程。

5. 定點運穴治療法：患者俯臥位。術者找準最痛點，用拇指、拳、肘尖、膝、足跟任選其一壓住疼痛點，停止不動，待疼痛減輕或消失，反覆加壓 3 次為一次治療，間斷重複操作前述全過程 2 次。每日 1～2 次，3 日為一療程。

6. 封閉療法：患者俯臥位。術者用曲安奈德 2.5～5 毫克加 0.5%利多卡因 2～4 毫升，每週 1 次，或倍他米松 2.5～5 毫克或 0.5%布吡卡因 2～4 毫升，注入最痛處，1～2 週 1 次，3 次為一療程。

7. 患者取坐位，術者一手壓住胸椎上端，另一手掌心由上至下搓壓腰至骶部兩側，反覆十餘次。每日 1 次，3 日為一療程。

【訓練安排與康復】

1. 急性期臥床，停止訓練。
2. 平時應加強腰腹肌訓練，增加腰椎穩定性。

脊椎骨骺軟骨炎
Scheuermann Disease

少年運動員髓核含水量較高，彈性和活動範圍大。如下腰、小翻、倒踢等動作練習過量，髓核被擠向「張開」的椎前部，增加前縱韌帶的張力，並長期反覆牽張和擠壓骺軟骨，即可造成本病。患病率為 0.13%，常見於體操（1.85%）、舉重（0.75%）、排球（0.41%）、田徑

（0.21%）等項目的運動員。

【診斷要點】

1. 本病為慢性反覆多次微細損傷積累而成（10～20歲）。16 歲以前多見。

2. 自覺腰隱痛，僵硬感，柔韌性降低。

3. X 光檢查：腰椎側位片，位於椎體前上下緣骨破壞，吸收、缺損（吸收期）；椎體病變區出現鈣化和骨化，密度不均或正常（修復期）；病灶停止發展，未修復者留有不同程度的畸形，亦可形成骨性畸形（圖 2-21）。

【治療方法】

手法治療：患者取仰臥位，揉腹 3～5 分鐘，找準痛點，定點壓或掐局部每組 200～400 次，每日 1～2 組，15

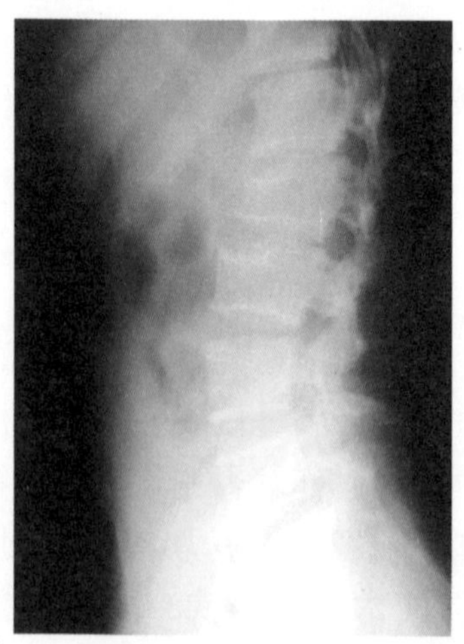

圖 2-21　腰椎骺軟骨炎（修復期）

日為一療程；輕掐、輕壓局部每組 200～400 次，每日 1～2 組，15 日為一療程。

【訓練安排與康復】

1. 幼兒時期參加體操訓練時，應加強腹肌訓練，並應控制小翻、後手翻和下腰等背伸動作練習。

2. 參加專項訓練開始和以後每 6 個月拍腰側位 X 光像一次，如有病灶及時調整訓練量和動作。

腰椎間盤突出症
Prolapse of Lumber Intervertebral Disc

人體的椎間盤一般在 20 歲以後開始退行性變性，纖維環由於變性而逐漸失去彈性，含水量減少，產生裂隙。在外力的作用下，則可能使裂隙加重，髓核突出。L4、L5 占 78.4%或 L5～S1 占 16.2%，後外側間盤易突出；L1、L2、L3 椎間盤突出較少見，如發生則稱高位腰椎間盤突出症，患病率為 0.54%。常見於水球（2.27%）、柔道（2.22%）、自由摔跤（2.12%）、手球（2.03%）、速滑（1.92%）、現代五項（1.72%）等項目的運動員。

【診斷要點】

1. 有腰部扭傷史或過勞史。

2. 自覺腰痛伴下肢痛，反覆發作。疼痛劇烈，沿坐骨神經走行方向放射，咳嗽、用力、小便腹內壓力升高時可使疼痛加劇，臥床休息可能緩解。亦有患者出現小便不利，括約肌功能障礙，男性陽痿等。

3. 檢查：腰前屈和直腿抬高受限較多見，腰後伸受限較少見。棘突旁壓痛，並向下肢放射。L3～L4 突出引起股四頭肌萎縮；L4～L5 突出引起拇長伸肌萎縮；巨大的中央型突出引起馬尾神經損害並導致馬鞍區感覺有不同程度障礙，肛門反射消失，小腿前外側肌群萎縮或足下垂。叩擊、直腿抬高、直腿抬高加強、仰臥挺腹、屈頸、壓靜試驗均可能是陽性。

4. 腰椎側位、斜位 X 光顯示：腰椎間盤突出部位椎間隙前後等寬或前窄後寬，椎體前後邊緣有骨贅形成；腰椎生理曲線消失或反凸、後成角。

5. CT 掃描：突出物形狀不規則，可呈雙峰狀、帶蒂條狀、三角形，突出範圍較大，可在多個掃描平面上看到，硬膜囊及神經根受壓較深，密度增高或濃淡不均，中央管和神經根管狹窄，黃韌帶肥厚等（圖 2–22）。

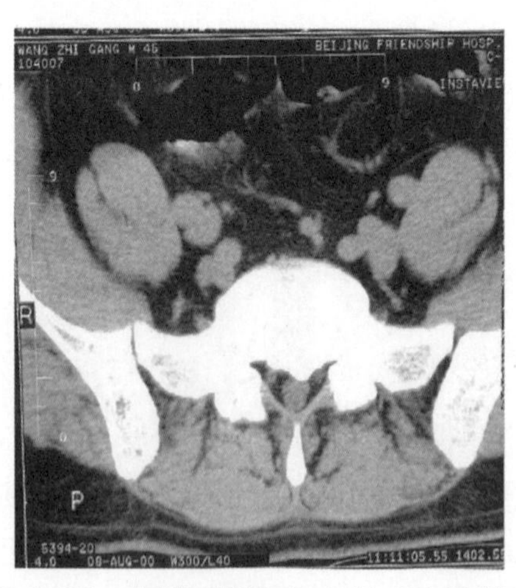

圖 2–22　腰椎間盤突出的 CT 掃描圖

6. MRI 檢查：椎間隙後上或下方可見突出物，呈高信號游離於椎管內，壓迫硬膜囊或脊髓（圖 2-23）。

7. 脊髓腔造影：腰椎間盤突出部位的充盈、缺損或梗阻，但椎管及外側突出或 L5～骶 1 的間盤突出常不顯示（圖 2-24）。

8. 短潛伏期體感誘發電位（SLSEP）檢查：下肢的脛後神經 P40 峰潛伏期延長。

9. 分類（圖 2-25）。

【治療方法】

1. 腰椎牽引

（1）患者取俯臥位，並將上半身固定在牽引床上，戴好骨盆牽引帶。由 2 / 3 體重的重量開始牽引，15～20 分鐘，每 2～12 小時牽引一次。牽引後臥床休息。此後每週增加 10 公斤，逐漸遞增至體重的 15～2 倍，牽引時間逐漸縮至幾十秒鐘，30 日為一療程。

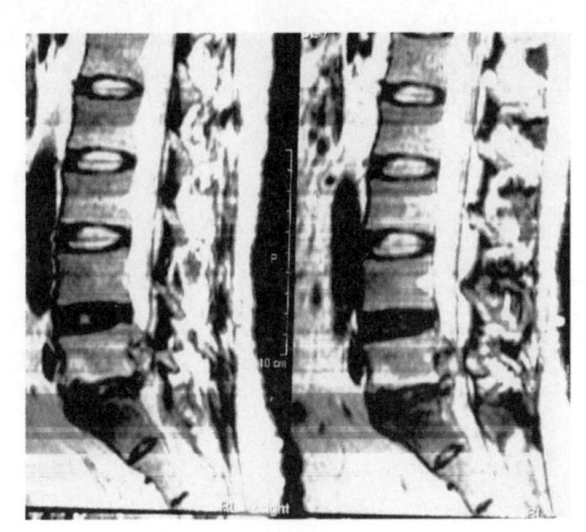

圖 2-23　腰椎間盤突出的 MRI 檢查結果

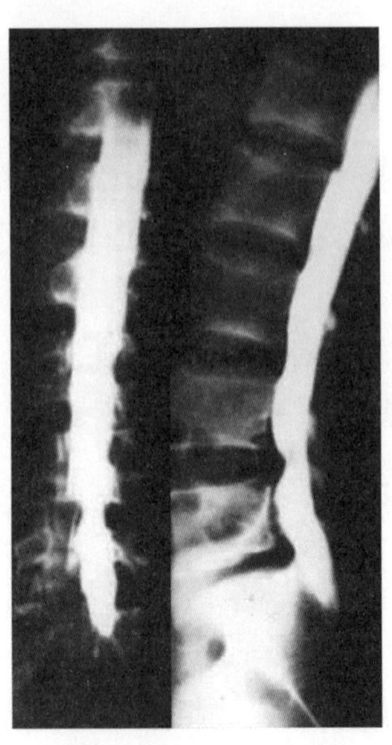

圖 2-24　腰椎間盤突出的脊髓腔造影

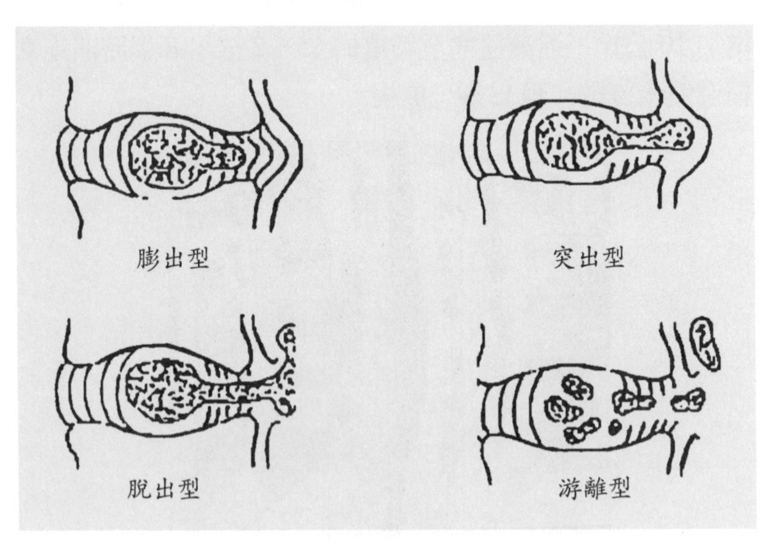

圖 2-25　腰椎間盤突出的分類

（2）患者取坐位，將雙側股骨固定在坐椅上，戴好肩背牽引帶由 2 / 3 體重至全體重開始牽引，多次累積時間 15～20 分鐘，每 2～12 小時牽引一次。牽引後臥床休息。此後每週增加 10 公斤，逐漸遞增至體重的 15～2 倍，牽引時間逐漸縮至幾十秒鐘，每日 1～2 次，30 日為一療程。

（3）患者懸吊在牽引機或雙槓上，做雙下肢交叉擺動、前後擺動、左右擺動、左右旋轉等，懸吊累積時間 20 分鐘以上。每日 1～2 次，30 日為一療程。

（4）倒掛牽引：患者雙足固定在倒掛牽引機上，逐漸將身體旋轉呈頭在下、腳在上姿勢，倒掛20 分鐘以上。每日 1～2 次，30 日為一療程。

（5）背晃牽引：術者與患者背靠背肘挽肘，將患者背起。術者前彎腰的角度（在病人能夠耐受的情況下進行），可漸至近 90°。術者膝關節做有節律屈伸活動或搖晃患者，利用患者下半身重量牽引腰部。每日 1～2 次，30 日為一療程。

（6）三維腰椎牽引：每週 1～2 次，牽引後臥床休息。

2. 手法治療

（1）患者俯臥位。術者在棘突、棘突旁、腰兩側、臀部、髂脛束等處找準壓痛、腫脹、僵硬、痙攣等部位，用掐法、壓法、彈撥法、踩法等施治。上述方法可單獨使用，亦可交替使用。每次 20～30 分鐘，每日 1 次，30 日為一療程。

（2）定點運穴指壓、掌壓、肘壓、膝壓、足跟壓法：患者腰劇烈疼痛不能活動時，取俯臥位。術者按壓痛範圍大小和深淺選用前述中的一種手法，如膝壓法，用膝關節壓在疼痛部位上，以有痛感為度。停止不動，待痛減輕或消失再往下壓，再有痛時停止不動1～2分鐘。重複3次為一治療。每日1～2次，15日為一療程。

（3）坐位旋轉整復：患者取坐位，小腿與地面垂直。一助手雙腳和雙膝分別夾住患者患側腳和膝關節。術者左手經患者胸前抓住右肩峰，令患者低頭前屈胸、腰部，並向左旋轉脊柱，術者右手拇指向偏歪棘突相反方向推壓，指下有微動感或發出關節音響為宜。每週1～2次，5次為一療程。

（4）坐位單人旋轉整復：患者取坐位，雙小腿與地面垂直。術者雙足和雙膝關節夾住患者雙腳和雙膝，術者右手著實在患者左肩前部，左手著實在右肩後部，雙手同時向左、右旋轉雙肩到最大角度再稍加旋轉力，可聽到關節音響。每週1～2次，5次為一療程。

（5）側臥位旋轉整復：患者取側臥位，偏歪棘突在上。術者站立於患者腹側，一手推肩旋轉脊柱，另一手推壓偏歪棘突向相反方向，手下有微動感或發出關節音響。每日1～2次，5次為一療程。

（6）斜扳法：患者取右側臥位，左下肢屈膝屈髖呈90°，右下肢伸直。術者面對患者，雙肘屈曲，左肘著實於患者的左肩前部，右肘著實在其臀部，雙肘同時反向用力扳動，並突然加力，使腰椎關節發出音響，再反方向重複一次。每日1次，30日為一療程。

3. 痛點封閉：取曲安奈德10～20毫克加1%利多卡因10毫升做痛點封閉，每週1次。或倍他米松5毫克加0.5%

布吡卡因 10 毫升進行痛點封閉，1～2 週 1 次，3 次為一療程。

4. 七葉皂苷鈉 20 毫克加 0.9%生理鹽水 250 毫升，靜滴，每日 1 次，5～7 日為一療程。

【訓練安排與康復】

1. 手摸足尖：患者取坐位（膝關節伸直，雙踝用力背伸），上體突然向前屈，同時手摸足尖。每組 100～200 次，每日 1～3 組。

2. 仰臥起坐：患者仰臥位，上身起至坐位手摸足尖，再恢復至仰臥位。每組 30～200 次，每日 1～3 組。

3. 仰臥舉腿：患者取仰臥位，用力舉起單或雙下肢至 90°。每組 30～200 次，每日 1～3 組。

4. 兩頭起：患者取仰臥位，上下半身同時向中心屈曲，胸部盡力靠近大腿前部恢復原位置。每組 30～200 次，每日 1～3 組。

5. 團身滾動：患者仰臥，雙上肢抱住雙膝，以臀部為軸，反覆前後滾動。如自己完成困難可請他人幫助。每組 30～200 次，每日 1～3 組。

6. 踝背伸練習：每組 30～50 次，每日 10～20 組。

7. 懸吊體操：在單槓、雙槓或肋木上懸吊，下半身前後左右擺動或旋轉，懸吊累積時間 20 分鐘以上，每日 1～3 次。

8. 燕飛練習：適用於 40 歲以下患者。取俯臥位，上、下半身同時盡力做背伸練習 30～50 次，可分組進行；靜力性練習時，身體盡力背伸維持 1～3 分鐘不動，重複練習，每日 1～2 組。

腰椎間盤炎
Lumber Discitis

腰椎間盤炎以感染為多見，或為椎間盤手術後的併發症。

【診斷要點】

1. 有手術後感染或血源性感染史。

2. 自覺發燒（37.5～38.8℃），腰痛可向臀部、下腹部放射，腰或臀部肌肉痙攣，局部皮溫升高，活動受限。白天輕，夜間重，陣發性發作。

3. 檢查：血沉顯著加快，原發病灶細菌培養多為金黃色葡萄球菌或大腸桿菌。CRP–C 反應蛋白陽性（<100 μg/L 正常值）。

4. X 光顯示：起病 2 週內改變不明顯，個別出現椎間隙變窄；中期（2～6 週）椎間隙模糊不清，椎體骨質疏鬆，椎體軟骨下骨質吸收，椎間隙狹窄；晚期（6 週後）軟骨終板下骨質破壞並有骨質增生、硬化、骨贅、骨橋形成，個別出現脊柱畸形。

5. CT 掃描：早期椎間盤退行性變性，椎體前部不規則骨質破壞及增生；晚期出現椎間孔及側隱窩變窄。

6. MRI 顯示：早期椎間盤退行性變性，椎體前部不規則骨質破壞及增生。T1 加權病變椎間隙及臨近椎體、硬膜的信號減低，椎板及附近軟組織信號也可降低；T2 加權感染椎間隙及其椎體的信號增強，水平片可見椎管周圍組織界限不清，椎管內有軟組織影突入，層次分界不清。晚期為椎間隙小，椎體邊緣因硬化呈低密度影，硬膜囊與軟組織粘連。

7. ECT 檢查：病灶處有放射性濃聚增強。

【治療方法】

1. 頭孢類抗菌素（大量）。

2. 手術切開清除椎間盤感染組織及分泌物，反覆用抗菌素鹽水沖洗後縫合關閉切口，術後仍大量應用抗菌素。症狀消失後，在腰圍保護下活動（前路病灶徹底清除術是根治的最佳手段）。

3. 低頻脈沖磁療法：每日晚 6～8 小時，15 日為一療程。

4. 消炎痛栓：肛內用。消炎痛栓 100 毫克或扶他林栓 50 毫克。每 8～12 小時一次。

脊椎峽部不連與滑椎症和滑棘症

Spondylolysis and Spondylolisthesis and Dislocation of the Spinos Process

運動員患此症多屬應力性骨折。患病率 19.86%。常見於水球（9.46%）、自由式摔跤（7.45%）、花樣滑冰（7.02%）、體操（5.54%）、中國式摔跤（5.26%）、排球（4.57%）、古典式摔跤（3.41%）、舉重（3.02%）等項目的運動員。

【診斷要點】

1. 慢性反覆多次微細損傷積累而成。

2. 自覺無症狀，有的腰部酸痛或臀、髖、大腿前外和後側麻脹不適，勞累時加重。

3. 檢查：腰部觸診，患椎棘突向後移，上一棘突相對前移。觸診時有階梯感。當上體前屈時階梯感減輕，後伸時階梯感明顯。

4. X 光檢查：前後位像可見由椎弓上緣距中心 1 / 3 處有缺口，斜向外下至上下關節突中段（即橫突下緣根部）有一透明帶；側位像見由患椎上一椎的下關節突尖部至下一椎的上關節突尖部有一斜行透明帶，患椎棘突向後移位（圖 2–26）。

5. Garland 氏測量法：自第一骶椎前上角向骶椎上關節

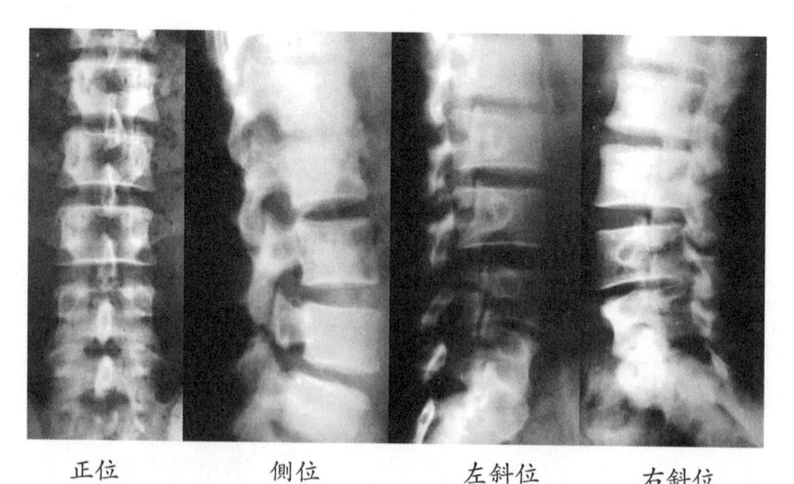

正位　側位　左斜位　右斜位

圖 2–26　脊椎峽部不連與滑椎症和滑棘症 X 光檢查結果

面引垂線。正常和峽部不連無滑椎者，第五腰椎前下角在此垂線後方 1～8 毫米處。若此腰椎前下角接觸或超越垂線，則為滑椎。

6. 滑椎症：可採用 Megerding 氏法，將第一骶椎體上關節面自後向前分為四等分，由滑椎後下角向下引垂線，與骶椎體上關節面相交（BC），交點至後上關節面長度占全長（AC）1 / 4 以內，為滑椎一度，2 / 4 以內為二度，以此類推。

7. 百分率法：採用 Marique-Taillar 氏法，滑椎百分率 = BC / AC × 100%。

8. 滑棘症：採用 Ren 氏法，將腰椎 X 光側位像由 L3、L4 棘突最後緣引切線至 L5 棘突。若 L5 棘突位於上線後，其最後緣至前一切線的垂直距離大於 3 毫米，稱滑棘

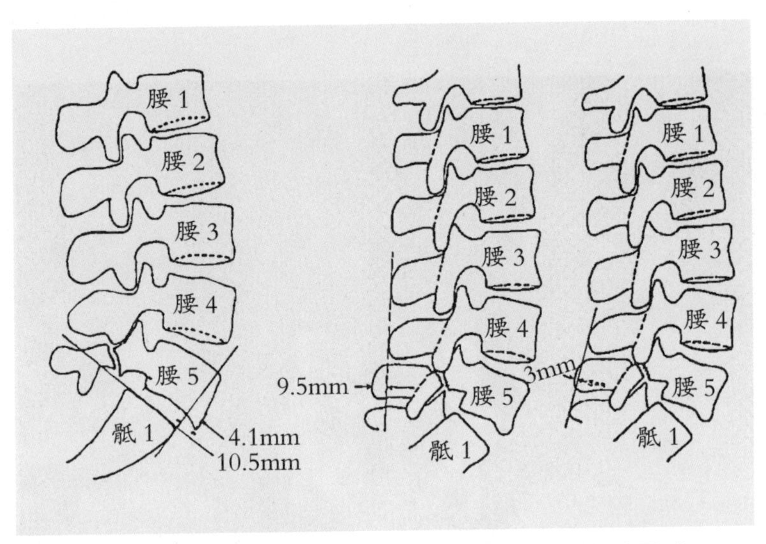

圖 2-27　椎體滑脫測量法　　　圖 2-28　滑棘測量法

症（圖 2–27）。由 L4、S1 棘突最後緣引切線，若 L5 棘突位於前線後，即為 L5 滑棘症（圖 2–28）。

【治療方法】

1. 非手術療法，同腰椎間盤突出症。

2. 手術療法：腰椎體間植骨融合加後路椎弓根螺釘內固定術，後路椎弓根螺釘內固定加橫突間植骨融合術（圖 2–29）。

【訓練安排與康復】

參見腰椎間盤突出症（139 頁）。

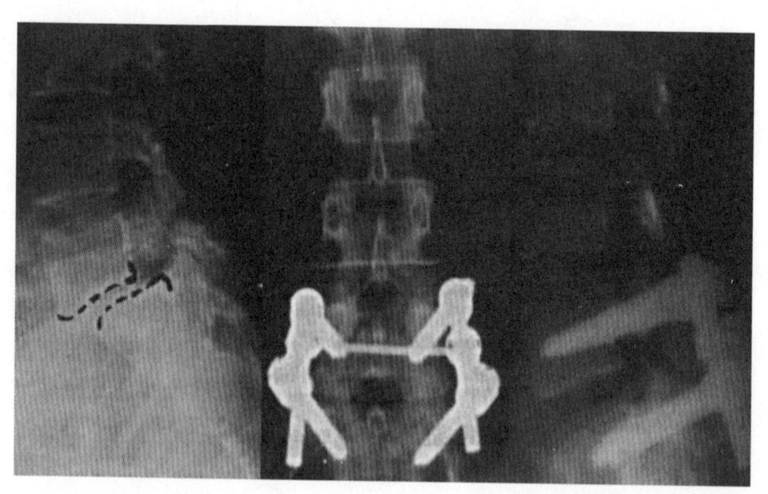

FJ 內固定術前　　FJ 內固定復位後

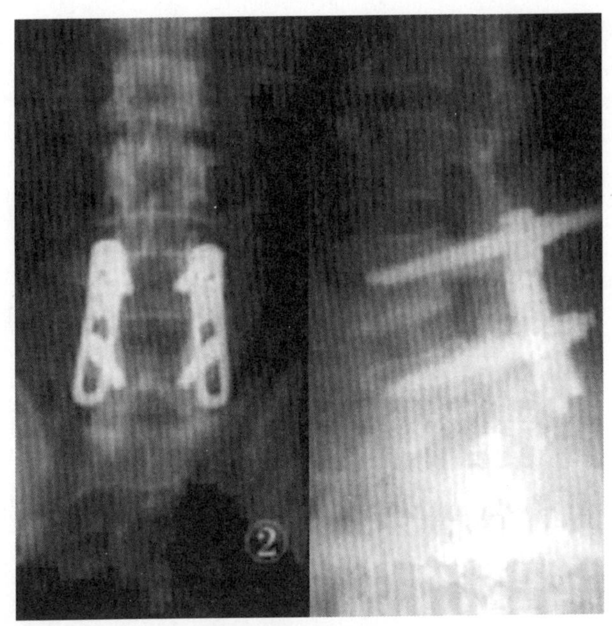

協和鋼板術後復位

圖 2-29　脊椎峽部不連與滑椎症和滑棘症的手術治療

胸腰椎骨折脫位

Thoracolumbar Fracture and Dislocation

多數為由高處墜落、交通事故、跳水、被運動物體擊傷所致。根據力學原理，一個暴力衝擊脊柱時，可將作用力分為兩個分力：一個分力由上向下或由下向上，垂直作用於脊柱，使脊柱被迫屈曲、伸展、旋轉，穩定性遭到破壞，多在壓縮力作用下，造成壓縮性骨折；另一分力由前向後或由後向前或為旋轉力，可造成脊柱脫位。患病率為 1.32%，常見於帆船（8%）、冰球（2.59%）、跳傘（0.62%）、體操（0.37%）等項目的運動員。

【診斷要點】

1. 有明顯外傷史。
2. 自覺腰或髂嵴上疼痛，活動受限。
3. 檢查：多胸腰段後凸畸形、腫脹、壓痛、叩擊痛。
4. X 光顯示：壓縮骨折脫位（圖 2-30）。
5. CT、MRI 檢查：確認骨折脫位程度，脊髓是否受損和損傷程度。
6. 短潛伏期體感誘發電位（SLSEP）檢查：確認神經受壓程度。
7. 尿流動力學檢查：確認尿流受阻程度。
8. 骨密度檢查：確認骨密度現狀。

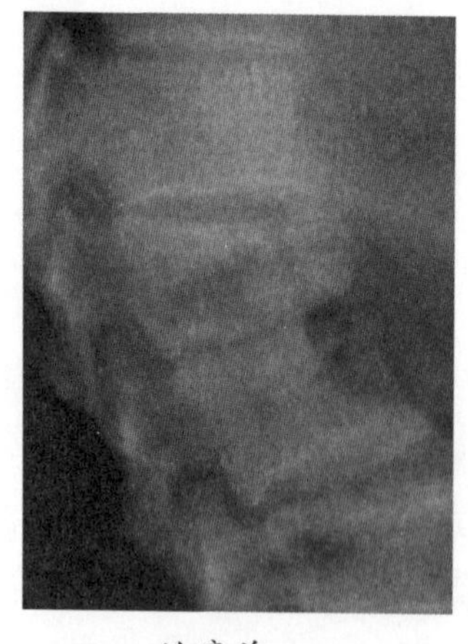

治療前

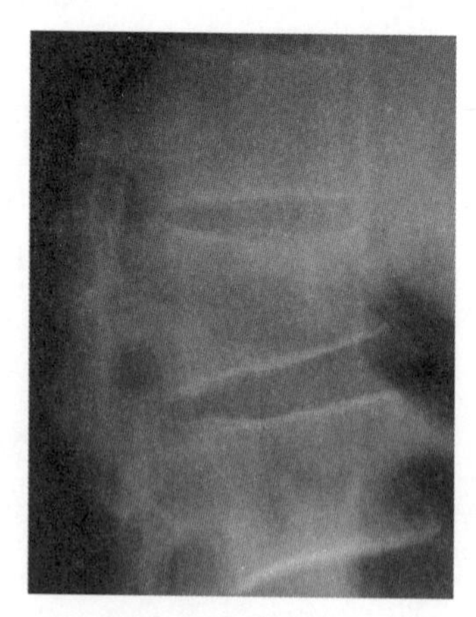

治療後

圖 2-30　胸腰椎骨折脫位治療前、後

9. 椎體壓縮百分率：壓縮椎體和上下各一椎體前緣作切線，各椎體上下關節面引切線，測量每個椎體前緣交點間高度。

$$壓縮\% = \frac{（上+下）\times 0.5 - 壓縮椎體高度}{（上+下）\times 0.5} \times 100\%$$

【治療方法】

1. 脊神經根浸潤麻醉：取1%利多卡因10毫升，封一側或兩側神經根或作硬膜外麻醉。

2. 三維快速復位：患者取俯臥位，裝好胸帶和骨盆帶，牽引力60～80公斤，術者找準偏歪棘突或後凸的棘突，向相反方向推壓椎體，由輕至重3～5次。復查拍片，如對位對線有好轉，則治療完畢；如無好轉，可休息片刻重複操作。要掌握欲合先離、離而復合的原則，逐漸增加手法的力度。

3. 頭頸手——雙踝對抗牽引：患者俯臥位戴好枕頦雙環牽引套和雙踝牽引套，雙手握住牽引支架，牽引力由1/2體重開始，開機牽引1～3分鐘；如可忍耐，逐級加牽引力（每次5～10公斤）。反覆操作3～5次，檢查矯正結果，不滿意可重複操作1～2次。此後每日可按前述操作，以患者可忍受為度。按骨折脫位相反方向壓推30～50次，間斷壓推2～4組，每日可重複1～2次，至壓縮率降至10%～15%以下止。

4. 四人牽引法：患者俯臥位，用床單由胸前至背後交叉，兩端各有一助手，兩下肢亦各有一助手，四名助手同時用力將患者牽起，腹部離床10公分，術者按三維快速復位法操作。

5. 薰蒸療法：傷後 24 小時，每日薰蒸受傷處 20～30 分鐘，每日 1～2 次。

6. 低頻脈沖磁療法：每日睡前將電磁圈固定在受傷處，連續 6～8 小時。15 日為一療程。

7. 損傷速效止痛劑：每 4～6 小時塗1 次。

8. 絕對臥床 30～45 天，絕對禁止坐、立、走。

【訓練安排與康復】

1. 患者盡量俯臥位，胸前墊一軟墊呈胸部盡力背伸位。

2. 復位後可開始練習背伸或俯臥撐起，由少至多逐漸增加練習，每日累積 200 次以上，可分組練習。

3. 截癱患者每日早晚採用搖擺機各 20 分鐘，被動活動下肢和脊柱，促進恢復。

4. 截癱患者每日早晚拍打全身或癱瘓部位 20 分鐘，防止褥瘡和肌肉萎縮發生。

5. 截癱患者每日早晚揉腹 20 分鐘，以利於消化通便和泌尿系統的恢復。

尾骨骨折、脫位

Fracture-Dislocation of the Coccyx

因滑倒或由高處墜下而臀部著地、撞擊尾骨可造成本病。常見於體操、籃球、技巧等項目的運動員。

【診斷要點】

1. 有明顯外傷史。

2. 自覺不能正坐，不敢騎自行車，重者排大便時疼痛或仰臥位痛。

3. 檢查：尾部腫脹、壓痛、軸相擠壓尾骨尖疼痛明顯，叩擊尾骨痛。肛診時，可捫及尾骨畸形。

4. X 光顯示：尾骨上有透明帶或脫位，可做確診依據。

【治療方法】

1. 手法整復：患者取胸膝側臥位。術者用單指或雙指施肛診，沿骶骨縱軸前表面，由上向下理順，至尾骨尖，並向後用力；另一手拇指著實在骶尾棘背面最痛點或隆起成角處，雙手同時適當用力向前旋尾骨即可復位。術後患者以端坐位無痛為最佳。2 週內避免正坐位。

2. 患者俯臥位。術者採用掐法、拇指壓法、拳頂法，掐壓頂痛點 200～400 次。每日 1～2 次，30 日為一療程。

3. 針刺最痛點。皮膚常規消毒，直刺痛點，提插 10 餘次，強刺激。每 2 日 1 次，15 日為一療程。

4. 損傷速效止痛劑：每日塗患處 4～6 次。

5. 封閉療法：陳舊性損傷，患者俯臥位。取曲安奈德 2.5～5 毫克加 1%利多卡因 1～2 毫升，每週 1 次或倍他米松 2～5 毫克和 0.5%布吡卡因 1～2 毫升，1～2 週 1 次。3 次為一療程。常規消毒，術者用一手指從肛內抵住注射處（防止針尖刺破直腸）注射。封閉後端坐位疼痛消失。

【訓練安排與康復】

可正常參加訓練，盡力防止意外損傷。

馬尾神經損傷綜合徵
Cauda Equina Syndrome

因腰椎間盤突出症所致的馬尾神經損傷通常進展緩慢，且多為不完全損傷。因按摩引起的馬尾神經損傷，有膀胱直腸障礙，會陰部感覺減退、麻痹和下肢運動麻痹，但較為罕見。

【診斷要點】

1. 有腰椎間盤突出或變性史，暴力、手法推拿按摩史。發病突然，病情嚴重。

2. 自覺腰腿痛，伴有大小便無力或失禁，馬鞍區和小腿以下感覺障礙，小腿肌肉麻痹、萎縮等症狀。

3. CT 掃描檢查：椎間盤突出，突出物占椎間盤管矢狀徑 2 / 3 以上，甚至完全阻塞椎管。

4. MRI 檢查：椎間盤突出，壓迫硬膜囊和脊髓，脊髓變形變細。

【治療方法】

盡早手術治療：施全椎板切除和髓核徹底刮除術。

Pelvis

骶髂關節扭傷

Sacroiliac Joint Sprain

多因間接旋轉暴力破壞了骶髂關節穩定，損傷了關節韌帶或軟骨引起，但無錯位。

骶骨上端有骶髂骨間韌帶、骶髂背側韌帶，作用是防止骶骨上端向前旋；骶骨下端有骶結節韌帶、骶棘韌帶，作用是防止骶骨下端向後旋。骶髂關節扭傷患病率為 0.54%，常見於飛躍跳雪（2.22%）、速度滑冰（1.92%）、網球（1.89%）、壘球（1.82%）、花樣滑冰（1.75%）、滑雪（1.71%）、排球（1.66%）、技巧（1.61%）、武術（1.38%）等項目的運動員。

【診斷要點】

1. 有急性扭傷史。

2. 自覺腰骶部痛，深蹲受限伴有疼痛，仰臥久或站立久疼痛加重。

3. 檢查：骶髂關節腫脹、壓痛、叩擊痛。

（1）立、坐位彎腰試驗：坐位彎腰無痛或疼痛很輕，而站立位彎腰時疼痛明顯，為骶髂關節損傷。

（2）「4」字試驗：（派崔克氏試驗 Patrick）傷側疼痛。

（3）吉里氏（Gillis）試驗：患者取俯臥位。術者一手壓住髂骨，另一手托住膝上部用力伸展髖關節，骶髂關節受剪力作用而疼痛者為陽性。

（4）唧筒柄試驗（斜攀試驗）：患者取側臥位。術者一手使患者患側盡力屈膝屈髖；另一手按壓住同側肩部，固定上身，雙手同時向相反方向斜扳，使骨盆縱軸產生旋轉剪力，骶髂關節疼痛者為陽性。

（5）床邊試驗（蓋斯蘭氏 Gaenslen 試驗）：患者取仰臥位，並將一側臀部置於床邊之外，另一側下肢盡力屈膝屈髖。術者雙手分別壓住患者雙膝關節，使骨盆沿額狀軸旋轉，骶髂關節疼痛者為陽性。

（6）橫軸旋轉試驗（姚曼氏 Yeoman 試驗、單髖後伸試驗）：患者俯臥，術者一手握住患者患側踝部或托住膝部，使髖過度後伸。另一手壓住骶骨部，造成骨盆橫軸旋轉剪力，骶髂關節疼痛者為陽性。

（7）屈小腿（愛來 Ely 氏）試驗：即俯臥屈膝試驗。患者俯臥，患側膝關節屈曲，使足跟靠近臀部，則大腿前群肌肉（股直肌牽拉骨盆）前傾，增大了腰椎前凸，骨盆從床面抬起者為陽性。

（8）骶髂關節封閉：0.5%布吡卡因 5～10 毫升加倍他米松 5 毫克或 1%～2%利多卡因 5～10 毫升加曲安奈德 20 毫克，做骶髂關節內封閉，疼痛減輕或消失者為陽性，可作確診依據之一。

【治療方法】

1. 骶髂關節封閉：用 0.5%布吡卡因 5～10 毫升或加倍他米松 5 毫克，每週 1 次或曲安奈德 5～10 毫克，加 1%～2%利多卡因 5～10 毫升，每週 1 次，3 次為一療程，做骶髂關節內封閉。

2. 手法治療：患者仰臥位。術者將患者患側膝、髖關節盡力屈曲，髖內旋患者骶髂關節痛，待痛減輕再加壓力，有痛保持壓力，待痛減輕再加壓，如此重複操作 3 次。每日 1～2 次，15 日為一療程。

3. 針刺療法：沿骶髂關節間隙找準壓痛明顯處，皮膚常規消毒，選用一次性注射針頭直刺，提插十餘次，強刺激。每週 1～2 次，5 次為一療程。

4. 牽引法：患者仰臥位。術者將患側下肢屈膝屈髖，然後突然用力向足下牽引，使下肢呈伸直位。重複操作 5～10 次，每日 1～2 次，15 日為一療程。

【訓練安排與康復】

1. 仰臥提盆練習：患者取仰臥位，主動反覆做提左、右側骨盆練習。每組 30～50 次，每日 1～3 組。

2. 膝內外翻練習：患者取仰臥位，患側膝關節、髖關節屈曲 90°，反覆練習膝內翻，再做膝外翻。每組 30～50 次，每日 1～3 組。

3. 伸展股內側肌群：患者站立位，將患側下肢屈膝屈髖外展 90°平放在與髖等高的平臺上，健側膝關節逐漸下蹲練習。每組 30～50 次，每日 1～3 組。

骶髂關節半脫位
Sacroiliac Joint Subluxation

多因間接旋轉暴力破壞了骶髂關節穩定，使骶骨的耳狀關節面與相對應的髂骨關節面分離錯位所致。常見於飛躍跳雪、速度滑冰、網球、壘球、花樣滑冰、滑雪等項目的運動員。

【診斷要點】

1. 有明顯外傷史。

2. 自覺腰骶劇烈疼痛，伴有同側腿痛、無力，翻身、下蹲、起坐疼痛，跛行。

3. 檢查：骶棘肌和股內收肌緊張或痙攣、壓痛，站立時身體向患側傾斜，患側下肢支撐時加重。立位彎腰疼痛明顯，坐位彎腰疼痛減輕或無痛。

（1）患側髂後上棘隆起、筋結、壓痛，患側下肢假性縮短，足外展外旋為骶髂關節後或上脫位（後旋脫位），患側關節間隙小於 3 毫米。

（2）患側髂後上棘凹陷，下肢假性延長，足呈內收內旋，為骶髂關節前或下脫位（前旋脫位），患側關節間隙大於 3 毫米。

（3）骶髂關節損傷檢查陽性。

4. X 光、CT 掃描、核磁共振成像檢查：兩側骶髂關節間隙不對稱，恥骨聯合左右兩側不在同一水平位上，骶髂關節上下緣有錯位。骶髂關節前後位 X 光顯示：患側骶髂關節間隙大於 3 毫米為前旋脫位，小於 3 毫米或重疊或關節邊緣粗糙為後旋脫位。

【治療方法】

1. 整復前用 0.5%布吡卡因 5 毫升加曲安奈德 5～10 毫克，每週 1 次或倍他米松 5 毫克，每月 1 次，注入骶髂關節腔內。3 次為一療程。

2. 前旋脫位的患者仰臥位，術者將患側下肢盡力屈髖屈膝，用力向上、向下壓推小腿前面數十次。

3. 上脫位的患者和術者姿勢同前，然後將膝髖突然牽拉伸直，成縱軸牽引 5～10 次，每日 1～2 次。

4. 後旋脫位的患者側臥位，患側在上。術者一手握住患側踝部或托住膝部，另一手壓住骶髂關節，雙手同時向相反方向用力，手下感到骶髂關節有微動或發出關節彈響。

5. 旋轉整復：患者取坐位，助手雙足、雙膝夾住患側或健側下肢，術者握住患側或健側肩峰，另一手掌根著實在疼痛側骶骨的耳狀面外面，在旋轉脊柱同時推壓耳狀面，若有微動或發出關節音響者為佳。

6. 斜扳法：患者取側臥位，患側在上，健側下肢伸直，患側下肢屈膝屈髖 90°，斜放於床上。令患者上身盡力向患側旋轉，術者站立在患者的腹面，一手壓住患側肩部，另一手壓住患側髖關節後部，雙手同時對抗用力，若感骶髂關節微動或發出關節音響，術後重複致痛動作時無痛或疼痛減輕。

【訓練安排與康復】

待疼痛消失後可參加正常訓練。

臀上皮神經綜合徵

Superior Clunial Nerves Syndrome

臀上皮神經由胸 12 腰 1～3 脊神經後支的外側支組成。支配臀部皮膚感覺，該神經走向多處呈銳角，並相對固定在筋膜鞘、骨纖維管和臀部淺筋膜的神經鞘中。當骶棘肌痙攣或損傷時，該神經易受牽拉或擠壓，尤其在髂嵴轉折處受力大，易造成急性損傷。當神經周圍組織、筋膜鞘、骨纖維管、臀部淺筋膜的神經鞘等受到損傷，無菌性炎症，腫脹、血腫、脂肪球、肌肉萎縮、粘連等因素刺激或壓迫臀上皮神經時，可造成臀上皮神經綜合徵。

【診斷要點】

1. 有急性或慢性病史。

2. 自覺腰臀部疼痛，常可向大腿後方放射。

3. 檢查：髂後上棘外下方可觸及條索，按壓時疼痛明顯，並向大腿後下放射，如施痛點封閉可止痛者，可作確診依據。

【治療方法】

1. 手法治療：

（1）患者取俯臥位，術者找準痛點，反覆壓 200～400 次，以有痛感為度，每日 1～2 次。

（2）定點運穴壓法：體位同前，術者找準痛點，運用拳壓法、肘壓法、膝壓法或足跟壓法按壓，以有痛感為度，靜止不動；待痛感減輕或消失後再向下加壓，仍以有痛感為度，靜止不動；待痛感減輕或消失後用毛巾被蓋好，重複操作前述過程。2 次為一次治療，每日 1～2 次。

（3）彈撥法：體位同前。術者沿壓痛區長軸輕彈撥數十次或重彈撥數次，如疼痛減輕或消失，為一次治療。每日 1 次。

2. 電針療法：體位同前。術者找準痛點上下 1 公分處各斜刺一針，加電刺激 15～20 分鐘，1～2 日 1 次。

3. 封閉療法：痛點封閉，用 1%利多卡因 5～10 毫升加入曲安奈德 25～5 毫克注入痛點。每週 1 次，3 次為一療程。或 0.5%布吡卡因 5～10 毫升，倍他米松 2～4 毫克，痛點封閉，1～2 週 1 次，3 次為一療程。

【訓練安排與康復】

1. 手摸足尖：患者取坐位（膝關節伸直），上體突然向前屈，同時手摸足尖。每組 100～200 次，每日 1～3 組。

2. 抱膝練習：患者取坐位。健側下肢伸直，健側手握住患側小腿遠端；患側下肢屈髖屈膝，足置於健側股骨上端外面，患側上肢抱住患膝盡量貼近對側胸部。100～200 次為一組，可分數次完成。

3. 壓前腿練習：將患側足放置於高於對側髖的物體上，用健側手摸對側足尖，同時健側下肢逐漸下蹲 30～50 次。重複 3 次為一組，每日 1～3 組。

4. 踢腿練習：行進或左右向前踢腿練習 30～50 次。每日 1～3 次。

恥骨下支應力性骨折

Stress Fracture of the Ramus Inferior Pubic Ramus

恥骨下支內側端主要為恥骨肌、股短收肌、股薄肌等股內收肌起點，肌纖維向外下止於股骨粗線或脛骨上端；成人恥骨下支與坐骨支融為一體，坐骨結節主要為股二頭肌、半腱肌、半膜肌的起點，肌纖維向下止於脛腓骨上端後部；另外，閉孔內肌，閉孔外肌，恥骨肌，股長、短收肌，大收肌分別止於轉子窩股骨粗線。

以恥骨下支與坐骨支為底，以前述三群肌肉為兩邊，形成了一個三角形。在進行競走、齊步走、正步走、越野跑等多項體能訓練時，股後肌群與股內收肌群在不同時限內均參與完成走、跑動作，並使坐骨結節與恥骨下支產生一剪力。在過量負荷訓練中，恥骨下支易產生微細損傷，而多次微細損傷積累可能導致恥骨下支應力性骨折。患病率為 0.04%，常見於足球（0.59%）、田徑（0.12%）等項目的運動員。

【診斷要點】

1. 有過度負荷訓練史。

2. 自覺腹股溝或恥骨聯合後外方疼痛，站立、走時疼痛加重，休息時不痛。

3. 檢查：壓痛在恥骨下支上段，壓或叩擊恥骨聯合處痛，單腿站立疼痛加劇，屈膝屈髖不痛，而後外展則劇痛。

4. X光、核素骨掃描：可顯示骨折透明帶。

【治療方法】

1. 手法治療：患者取患側在下側臥位，健側屈膝屈髖，水平放在墊上。術者在股內收肌上段，選用掐法、壓法、踩法等手法（可單獨或交替使用），連續做200～400次。每日1～3次，亦可教會患者自己操作。

2. 損傷速效止痛劑：每日塗患處4～6次，30日為一療程。

3. 低頻脈沖磁療法：每日晚將磁極放在骨折處6～8小時。每日1次，30日為一療程。

【訓練安排與康復】

1. 凡可確診者，即停止參加訓練，臥床休息3～4週，復查骨折處骨痂生長，可拄拐下床活動。

2. 調整訓練強度和運動量，亦可沿田徑場逆向訓練。

3. 增加股內側肌的肌力訓練。

4. 訓練後伸展股內側肌（同骶髂關節扭傷康復3）、膕繩肌和臀肌，可採用踩法和熱水浴消除疲勞。

强直性脊柱炎
Ankylosing Spondylitis

為自身免疫性疾病，病因不明。多見於男性患者。

【診斷要點】

1. 有慢性病史，逐漸加重。

2. 自覺晨起腰骶僵痛超過 30 分鐘，持續 6 週以上。

3. 檢查：腰脊椎前屈、後伸、側屈受限和胸廓擴展受限（第四肋間隙水平呼吸胸圍差 < 2.5 公分）。具有似骶髂關節炎的體徵：骶髂關節部有叩擊痛，「4」字試驗陽性，骨盆分離試驗陽性，上行性脊椎炎。

4. X 光片可見骶髂關節炎表現。初期脊柱關節間隙變窄，骨質普遍高度脫鈣。晚期骨小梁通過關節間隙變成骨性強直，骨密度逐漸增高，呈竹節樣。

5. 血沉增快、a2 和 r- 球蛋白增高、HLA-B27 陽性。

【治療方法】

1. 消炎痛栓 0.1 克、扶他林栓 50 毫克，肛門內用，每日 1～2 次。其他藥物參照類風濕性關節炎。

2. 口服風濕 1 或 2 號中藥。

3. 手法治療：揉腹 5～10 分鐘，定點運穴中脘 2～3 次。放鬆頸、胸腰部肌肉。

4. 薰蒸中藥療法：每日 1～2 次，30 日為一療程。

5. 牽引療法：牽引頸胸腰，每日 1～6 次，30 日為一療程。

【訓練安排與康復】

1. 以抗畸形為主的矯正畸形，如仰臥位、背部墊枕，多做展伸腹背肌練習。

2. 吊懸訓練：單、雙槓，肋木上懸吊下做全方位運動；亦可選用頸、腰懸吊和膝、踝倒掛下做全方位運動。

3. 發汗：在高溫下做力所能及的活動，如桑拿浴時活動，熱水浴中活動等。

臀中肌損傷
Injury of the Gluteus Medius

臀中肌起於臀後線及臀前線以前的髂骨臀面、髂嵴外唇和闊筋膜，成一扁平扇形肌束；止於股骨大轉子尖端的上面和外面。

臀中肌全部收縮時，大腿外展；前部纖維收縮時，大腿前屈、內旋；後部纖維收縮時，大腿後伸、外旋。由腰脊神經後支的外側支臀上神經和臀上皮神經支配（圖 3–1）。

慢性臀中肌損傷，絕大多數是因立、走、跑、跳或大

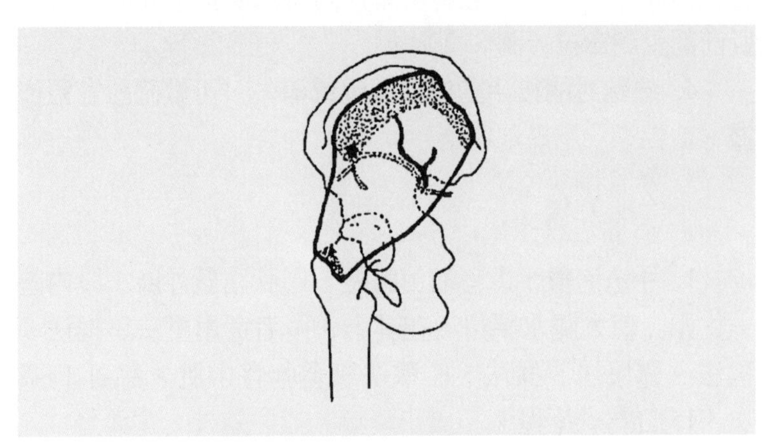

圖 3–1　臀上神經 L4 – S1

腿屈伸、內旋、外旋時過度使用臀中肌所致，微細肌肉損傷或痙攣積累而成的；急性臀中肌損傷則多為痙攣或部分肌纖維斷裂所致。患病率為 0.53%，常見於帆船（4%）、古典式摔跤（2.28%）、武術（2.27%）、花樣滑冰（1.75%）、水球（1.35%）、賽艇（1.3%）、海模（1.11%）、自由式摔跤（1.06%）、皮划艇（1.02%）等項目的運動員。

【診斷要點】

1. 有下肢支撐使用或活動過度史或臀部反覆注射藥物史。

2. 自覺腰痛，患側下肢邁步著地時或直立支撐時痛、無力。

3. 檢查：臀中肌上外側部有壓痛。觸診可摸到陽性結節、粘連、條索，並感到僵硬、肌張力較大。被動屈髖內旋痛，同時外旋抗阻試驗也痛（臀中肌後部受到牽拉），相反髖關節後伸外旋至極限痛，同時內旋抗阻亦痛，臀中肌前部受到牽拉（圖 3–2）。

4. 痛點封閉後活動痛感減輕或消失，可做確診客觀依據。

【治療方法】

1. 手法治療：患者取俯臥位，屈膝屈髖外展，股內墊一枕頭，使大腿水平位放在其上。術者選用壓法、推法、掐法、彈撥法、揉法、叩擊法等鬆弛臀中肌。每日 1～2 次，15 日為一療程。

2. 踩法：患者體位同前。術者站立於臀至大腿外側，

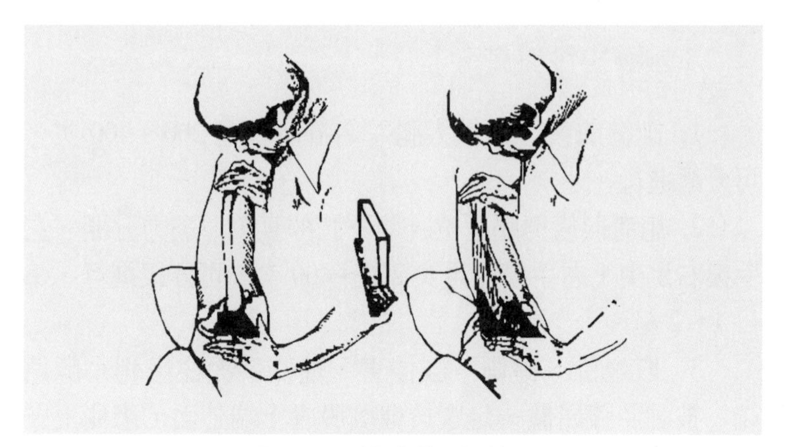

圖 3-2　臀中肌檢查法

由下至上逐漸走動，200～400 步或用足跟踩住臀中肌的痛點不動 1～1.5 分鐘，間斷踩 3 次。15 次為一療程。

3. 針刺療法：患者體位同前。臀中肌壓痛點的皮膚常規消毒，用毫針或注射針頭直刺痛點，提插十餘次，每 2 日 1 次。亦可留針作艾灸或用神燈、紅外線、電針等理療，每日 1 次，15 次為一療程。

4. 鬆解術：選臀中肌和髂脛束痛點，皮膚常規消毒，用微型刀直刺最痛處，沿纖維垂直方向橫切 3～5 刀。每週 1 次，3 次為一療程。

5. 封閉療法：壓痛最明顯處皮膚常規消毒，取曲安奈德 5～10 毫克加 1%利多卡因 10 毫升，每週 1 次或倍他米松 5 毫克加 0.5%布吡卡因 10 毫升進行痛點封閉，1～2 週 1 次，3 次為一療程。

6. 理療：低、中頻電療，15 次為一療程。

【訓練安排與康復】

1. 訓練前後必須做大腿左右擺腿練習 200～400 次，可分組進行。

2. 患者取橫劈腿坐位，雙下肢伸直，並盡力分開，左手摸右足尖，右手摸左足尖 200～400 次。可分組進行，每日 1～2 組。

3. 取坐位，健側下肢伸直，健側手握住患側小腿遠端，被動屈膝屈髖，足置於健側股骨上端外面，患側上肢抱住患膝盡量貼近對側胸部。每組 200 次，每日 1～2 組。

臀肌攣縮症
Gluteus Contracture

此症因注射不慎而引起。

【診斷要點】

1. 有多次臀肌注射史。

2. 髖關節活動時有彈響。

3. 下蹲障礙。

4. 步態異常呈外八字步，快跑時呈跳步徵，而且易跌倒。

5. 坐位時兩下肢不能在膝前交叉（二郎腿）。

6. 檢查：

（1）患側臀肌萎縮：可觸及到與臀肌走向一致的堅韌索帶。

（2）併膝試驗：取坐或立位，雙膝不能併攏（膝間有距離）。

（3）蛙腿徵：下蹲時雙髖關節呈外展、外旋姿態，雙膝分開，如蛙式後肢。

（4）畫圈徵：下蹲時，當雙髖關節屈曲近 90°時，屈髖受阻，全蹲受阻；此時雙髖、膝關節向（內翻）外閃動，然後很快靠攏，畫半圓弧線，方可完成全蹲。

（5）Ober 徵陽性（檢查髂脛束攣縮的 Ober 氏徵）：取患肢在上側臥，盡量外展大腿，保持不動，再屈曲膝關節90°，使髂脛束鬆弛，大腿下降至股內收位為髂脛束正常；大腿仍保持外展位則為闊筋膜或髂脛束攣縮徵陽性。脊髓灰質炎或脊膜脊髓膨出時亦可為陽性。

7. 中村武氏等分類標準：

Ⅰ度：臀部有凹陷硬結、瘢痕等變化而無功能障礙。

Ⅱ度：髖在中立位，屈曲可達 90°以上。

Ⅲ度：髖在中立位，屈曲可達 60°～90°。

Ⅳ度：A 級髖外展外旋位仍不能屈至 90°以上。

B 級髖在中立位可屈曲0°～60°，外展外旋位可屈曲90°以上。

【治療方法】

1. 手法治療、踩法治療適用於中村武氏 I、II 度患者。同臀中肌損傷治療方法 1、2。

2. 手術治療：基礎麻醉，側臥位。在股骨大轉子後上方處作縱行切口，長約 3 公分，切開髂脛束，顯露纖維攣縮帶，施以橫行或 Z 形切斷（纖維攣縮帶必須完全切斷）。適用於 III、IV 度患者。

【訓練安排與康復】

1. 因病需要長期肌肉注射患者，可選幾處注射部位，輪流注射；注射後應經常自我揉或壓注射部位，亦可多做熱敷，預防痙攣、攣縮等。

2. 同臀中肌損傷。

梨狀肌損傷綜合徵
Piriform Muscle Injury Syndrome

梨狀肌位於小骨盆的後壁，呈三角形，起自骼骨兩側的盆面（S2～S5骶椎體上）骶前孔外側，肌纖維向外集中，經坐骨大孔處小骨盆至臀深部，繞過髖關節囊後面，止於大轉子尖端。

肌腱與髖關節囊之間有不恆定的滑液囊，稱梨狀肌囊（bursa of piriformis），功能為使大腿外旋並外展。由骶叢肌支支配。髖關節過度內旋後突然外旋，外展發力（抗阻），即當蹲位時突然負重過度外旋下肢站立，可造成梨狀肌痙攣或損傷，並刺激或壓迫坐骨神經或血管。

【診斷要點】

1. 有明顯拉傷史。

2. 自覺臀中下部疼痛難忍，不能站立或行走，腰不敢伸直。

3. 檢查：壓痛位於環跳周圍。患者仰臥位，術者一手握住踝上，另一手推膝關節外側，被動內收內旋膝關節，患者感到疼痛為梨狀肌展長試驗陽性。同前姿勢令患者膝關節外旋外展抗阻，則疼痛或同時向大腿後或小腿後外側放射，稱梨狀肌展長抗阻試驗陽性。直腿抬高試驗在 60°以內疼痛明顯或先屈大腿與軀幹呈 90°，再逐漸伸直膝關節，則疼痛比前減輕，稱直腿抬高試驗假陽性。

【治療方法】

1. 手法治療：患者俯臥位，患側大小腿外展外旋平放在床上，找準壓痛點，用拳或肘做定點運穴壓法 3 次，或定點掐或壓痛點 200 次。每日 2 次，15 日為一療程。

2. 針刺痛點：皮膚常規消毒，用 3～4 寸長針直刺痛點，提插十餘次。隔日 1 次，15 次為一療程。

3. 局部封閉療法：取 0.5%～1%利多卡因 10 毫升加曲安奈德 10～20 毫克做痛點封閉，每週 1 次，3 次為一療程。

【訓練安排與康復】

1. 梨狀肌展長練習：取二郎腿位，雙手用力使大腿內收內旋 200 次。200 次為一組，每日 1～2 組。

2. 梨狀肌展長抗阻練習：姿勢同前，雙手壓住膝關節外側，做主動外旋膝關節 200 次。200 次為一組，每日 1～2組。

坐骨結節末端病
Enthesiopathy of the Ischiadic Tuberosity

膕繩肌反覆牽拉可造成肌止裝置的反覆微細損傷，此損傷長期積累可致本病。膕繩肌是由股二頭肌、半腱肌和半膜肌組成，其起點均在坐骨結節上（圖 3-3）。患病率為 0.41%，常見於曲棍球（3.31%）、體操（2.21%）、現代五項（1.75%）、田徑（1.36%）、手球（1.35%）等項

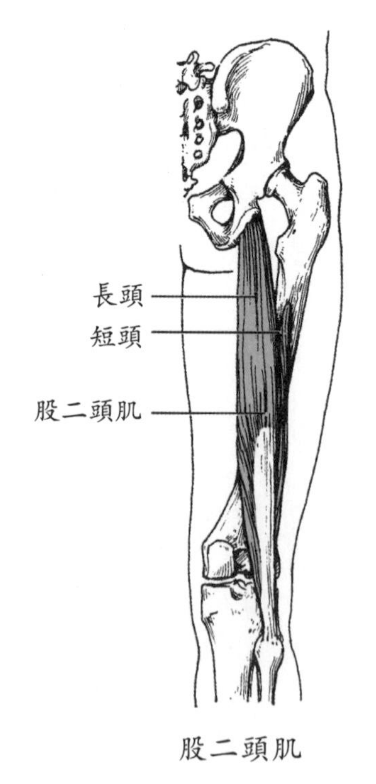

股二頭肌

半腱肌
半膜肌

半腱肌與半膜肌

圖 3-3　膕繩肌起止點

目的運動員。

【診斷要點】

1. 無明顯外傷史，但有局部過度負荷史。

2. 自覺跑步時痛，運動量大、運動強度和密度大時疼痛明顯，休息後減輕。

3. 檢查：坐骨結節表面不規則、腫脹、坐骨結節指壓痛。鬆緊壓試驗時，鬆壓痛、緊壓輕或無痛。

4. X 光顯示：坐骨結節表面絮狀鈣化、塊狀鈣化或骨化、末端性骨贅。

【治療方法】

1. 手法治療：患者取俯臥位，患側膝伸直，髖盡力屈曲，自己用雙手抱住大腿。術者用揉法、壓法、彈撥法放鬆膕繩肌；坐骨結節局部採用刮法、掐法、定點運穴掐法、壓法、拳頂法等 1～2 種手法治療。每日 1～2 次，15 日為一療程。

（1）患者取胸膝位跪在床上，術者採用上述坐骨結節局部手法治療。

（2）患者取俯臥位，患側下肢外展，屈膝、屈髖，水平放在墊子上，術者用足跟壓坐骨結節和膝關節外側，每組200～400 次，每日 1～2 組，15 日為一療程。

2. 針刺療法：患者體位同前。皮膚常規消毒，針直刺痛點，提插十餘次，強刺激。1～2 日 1 次，15 日為一療程。

3. 微型刀鬆解術：坐骨結節皮膚常規消毒，局麻後用針刀直刺痛點，在結節上做橫向剝離，亦可做縱向鬆解2～3次。每週1次，3次為一療程。

【訓練安排與康復】

1. 正常訓練，但需調整運動強度、密度和運動量。

2. 加強膕繩肌肌力的練習，可進行動力、靜力、柔韌性練習。

3. 同臀中肌損傷訓練安排與康復3（165頁）。

股骨小粗隆（髂腰肌止點）末端病
Enthesiopathy of the Lesser Trochanter (Insertion of Iliopsoas to the Femur)

因屈伸脊柱和屈髖過量導致髂腰肌過度疲勞，以及反覆微細損傷長期積累而成。多見於跨欄、排球、武術、技巧等項目的運動員。

髂腰肌是由腰大肌（L1、L2、L3、L4，腰叢支配）和髂肌（T12，L1、L2、L3、L4，股神經支配）組成（圖3-4），其功能是屈大腿並外旋，當人站立時可使軀幹前屈。

【診斷要點】

1. 無明顯外傷史，但有局部過度負荷史。

2. 自覺下肢乏力，跳不起來。

3. 患者取「4」字試驗位置（髖屈曲外旋，小粗隆轉向前方）時，小粗隆部可捫到明顯指壓痛，髂腰肌鬆弛壓痛明顯，緊張壓痛減輕或消失。

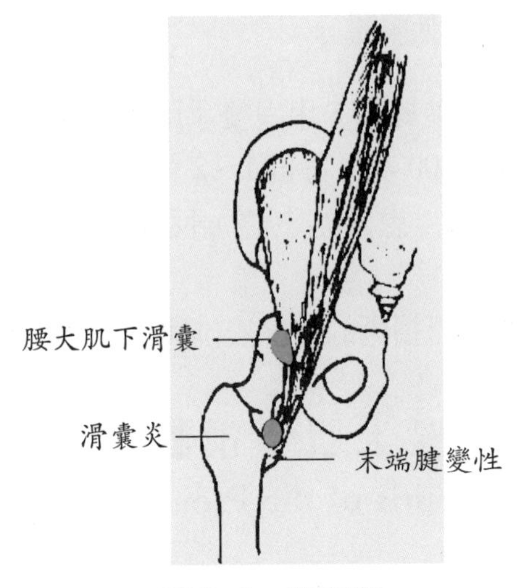

圖 3-4　髂腰肌

4. X 光片可見小粗隆架狀鈣化，塊狀鈣化或骨化，髂腰肌肌腱鈣化等。

【治療方法】

1. 手法治療：患者取側臥位，患側在上。術者採用揉法、壓法、彈撥法等放鬆腰大肌，在小粗隆上找準痛點輕刮數 10 次或重刮 5～6 次。每日 1 次，15 日為一療程。

2. 鬆解術：找準小粗隆上的最痛點，局部麻醉，用微型刀刮、分離痛點。每週 1 次，3 次為一療程。

3. 針刺療法：找準小粗隆上的最痛點，皮膚常規消毒，直刺，提插 10 餘次，強刺激。1～2 日 1 次，5 次為一療程。

【訓練安排與康復】

1. 髂腰肌伸展練習，患者雙手附著物體反覆練習向後踢腿。每組 50～200 次，每日 1～2 組。

2. 下腰練習：患者站立位，反覆下腰。每組 30～50 次，每日 1～3 組。

3. 參見臀中肌損傷的訓練安排與康復 3（165 頁）。

腰大肌下滑囊炎

Bursitis of the Psoas Major

腰大肌與恥骨相交接，一次超量摩擦或長期反覆微細損傷累積可引發本病。常見於體操、跨欄等項目的運動員。腰大肌收縮可屈大腿並旋外，當站立時，可前屈軀幹。由 T12，L1、L2、L3、L4 腰叢的肌支支配（圖 3–5）。

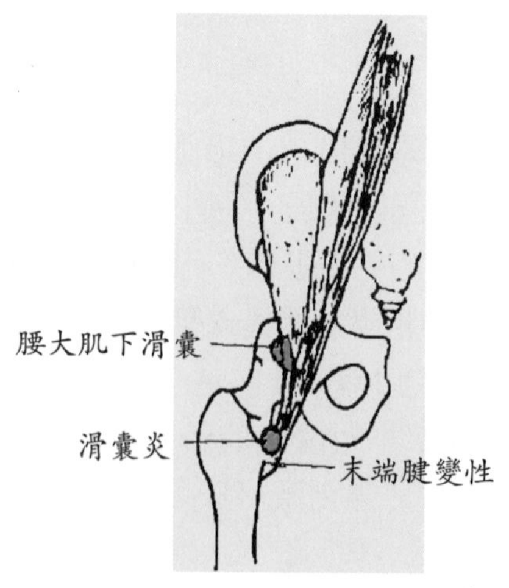

圖 3–5　腰大肌下滑囊炎

【診斷要點】

1. 有一次超量負荷或長期反覆微細損傷累積史。

2. 自覺髖關節痛串到大腿前面或彈響，站立、行走、跑時痛。

3. 急性期髖關節多呈屈曲外旋畸形；髂前下棘內側飽滿、壓痛，腰大肌伸展抗阻試驗（即患者俯臥位，被動後伸髖，並旋內，患者感到疼痛）陽性，且疼痛加重。

【治療方法】

1. 手法治療：患者取側臥位，患側在上。術者選用壓法、揉法、彈撥法理順腰大肌，緩解痙攣。壓痛區採用輕掐法、輕壓法每組 200～400 次，每日 1～2 組，15 日為一療程。

2. 針刺療法：找準最痛點，皮膚常規消毒，直刺，提插十餘次。2～3 日 1 次，15 次為一療程。

3. 鬆解術：找準髂前下棘內側最痛點，局部麻醉，用微型刀刮、分離痛點。每週 1 次，3 次為一療程。

4. 封閉療法：局部痛點注射曲安奈德 2.5～5 毫克加 1%～2%利多卡因 2～4 毫升，每週 1 次或倍他米松 2.5～5 毫克加 0.5%布吡卡因 2～4 毫升，痛點封閉。1～2 週 1 次，3 次為一療程。

【訓練安排與康復】

1. 急性期停止訓練，慢性期停止或減少致痛動作，其他可正常訓練。

2. 髖關節外展、外旋再伸直。做回環動作過量時，及時放鬆腰大肌，解除疲勞，防止受傷。

3. 加強腰大肌肌力練習。仰臥起坐、仰臥舉腿（雙下肢）練習，各 200 次以上。

股骨大粗隆滑囊炎
Trochamteric Bursitis

本病因在活動中撞擊股骨大粗隆滑囊或因臀中、小肌長期反覆受之微細損傷累積而成（圖 3-6）。患病率為 0.06%。常見於花樣滑冰（1.75%）、舉重（0.38%）、體操（0.37%）、籃球（0.31%）等項目的運動員。

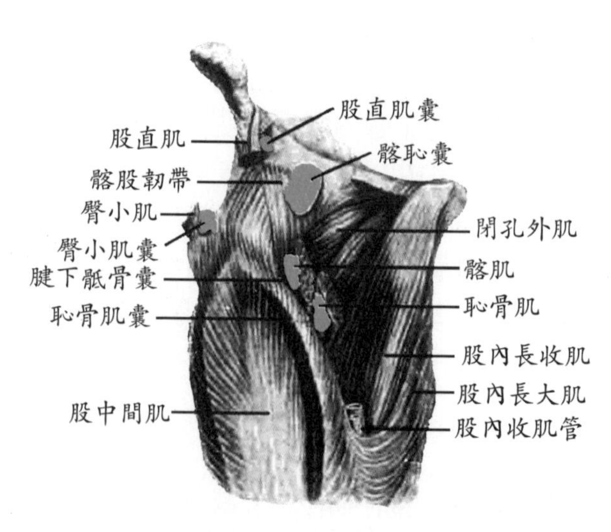

圖 3-6　股骨大粗隆滑囊炎

【診斷要點】

1. 有撞擊股骨大粗隆滑囊或髖關節超量活動史和臀中、小肌長期微細損傷累積史。

2. 自覺髖關節外側痛，活動受限。

3. 檢查：股骨大粗隆滑囊明顯腫脹呈丘狀，囊腫有波動感，壓痛。ober 試驗陽性。

【治療方法】

1. 手法治療：患者取俯臥位，患側下肢屈髖屈膝，腹股溝處斜行墊一圓枕。術者選用揉法、壓法、彈撥法，理順臀中、小肌，緩解痙攣。在大粗隆上尋找明顯壓痛，採用連續輕掐、輕壓法 200～400 次，每日 1 次，15 日為一療程。

2. 針刺療法：找準最痛點，皮膚常規消毒，直刺，提插，強刺激十餘次。1～2 日 1 次，5 次為一療程。

3. 鬆解術：找準最痛點，局部麻醉，用微型刀刺入皮膚，用刀刃刮、剝離痛點 2～3 次。每週 1 次，3 次為一療程。

4. 封閉療法：痛點皮膚常規消毒，取曲安奈德 25～5 毫克加入 1%～2%利多卡因 2～4 毫升痛點封閉，每週 1 次或倍他米松 2.5～5 毫克，加 0.5%布吡卡因 2～4 毫升痛點封閉。1～2 週 1 次，3 次為一療程。

【訓練安排與康復】

1. 可正常訓練或運動。

2. 參見臀中肌損傷的訓練安排與康復 3（165 頁）。

髖關節周圍滑囊
Hip Joint Bursitis

1. 髂恥囊：位於髂腰肌與髖關節囊之間，常與關節腔相通。

2. 髂肌腱下囊：位於髂腰肌腱與小轉子之間。

3. 大轉子皮下囊：位於大轉子與皮膚之間。

4. 臀大肌轉子囊：（臀大肌深轉子囊）位於臀大肌與大轉子之間。

5. 臀大肌股骨囊：位於臀大肌腱與股骨臀肌粗隆之間。

6. 臀大肌坐骨囊：位於臀大肌與坐骨結節之間。

7. 臀中肌轉子囊：位於臀中肌與大轉子之間。

8. 臀中肌深轉子囊：位於臀中肌與梨狀肌之間。

9. 臀小肌轉子囊：位於臀小肌腱與大轉子之間。

10. 梨狀肌囊：位於梨狀肌與大轉子之間。

11. 股直肌囊：位於股直肌上端與髂骨前下棘之間。

12. 恥骨肌囊：位於恥骨肌腱與大轉子之間。

13. 股二頭肌上囊：位於股二頭肌長頭起點與坐骨結節之間。

14. 閉孔內肌囊：位於閉孔內肌與坐骨小切蹟緣之間。

15. 閉孔內肌腱下滑囊：位於閉孔內肌腱與轉子窩之間。

16. 坐骨皮下滑囊：位於坐骨結節皮下與腱膜之間。

17. 股方肌滑囊：位於股方肌與轉子間嵴之間。

要了解以上各滑囊的具體位置及其與周圍肌腱的關係，可參見圖 3-7。

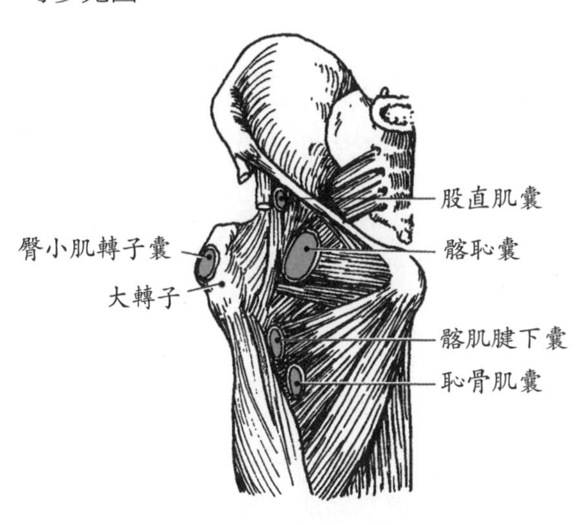

髖部滑膜囊（前面）

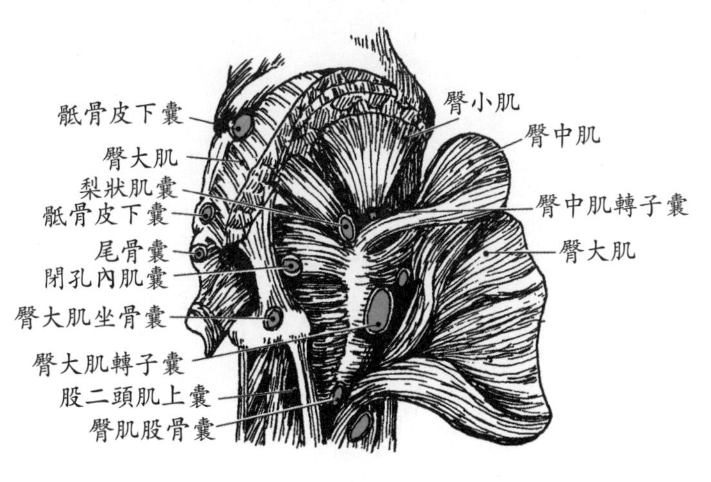

髖部滑膜囊（後面）

圖 3-7　髖部滑囊

髖關節周圍滑囊很多，其診斷與治療主要是依據痛點部位，可採用針刺、封閉、超短波理療等，在此不一一贅述。

坐骨結節滑囊
Ischiogluteal Bursa

跑、跳運動量過大，可導致坐骨結節滑囊（圖 3–8）無菌性炎症（機械摩擦性炎症）。患病率為 0.09%，常見於賽艇（0.65%）、田徑（0.37%）、游泳（0.36%）、足球（0.3%）等項目的運動員。

【診斷要點】

1. 無明顯外傷史，但有局部過度負荷史。
2. 自覺坐位時不適、疼痛、局部有囊性物。

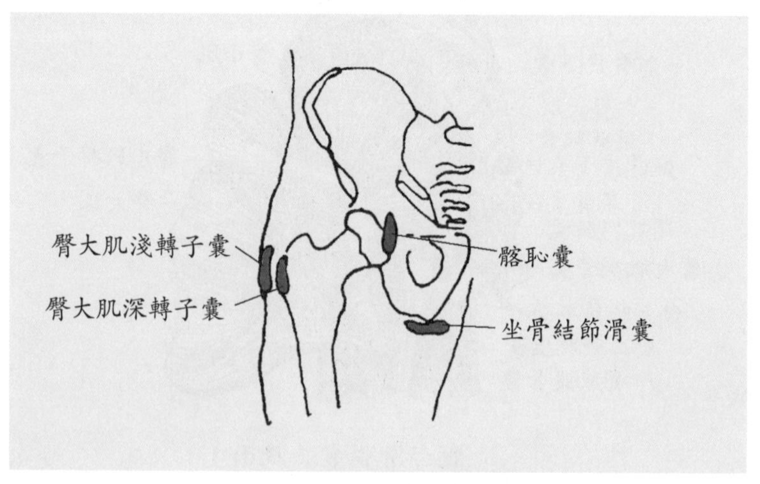

圖 3–8　坐骨結節滑囊

3. 檢查：患者取雙下肢屈膝、屈髖側臥位，觸診坐骨結節時可摸到囊性物，壓之不適或疼痛，囊腫較大時有波動感。

【治療方法】

1. 針刺療法：局部皮膚常規消毒，針多方向穿刺囊腫，擠壓。1～2 日 1 次，5 次為一療程。

2. 封閉療法：患者取胸膝位，局部皮膚常規消毒，倍他米松 2.5～5 毫克加 0.5%布吡卡因 2～4 毫升做囊內注射。1～2 週 1 次，3 次為一療程。

3. 微型刀切開術：局部常規消毒，局麻後用鈎刀將滑囊剖開。每週 1 次，3 次為一療程。

4. 手法治療：用揉法、壓法、彈撥法、踩法等將膕繩肌放鬆。患者取胸膝位，滑囊局部採用掐法、刮法、壓法等手法，連續 200～400 次，每日 1 次，15 日為一療程。

【訓練安排與康復】

1. 適當減少伸膝屈髖動作，其餘可正常訓練。

2. 做準備活動和整理活動時，增加盤腿抱膝練習 200 次以上，行進中做踝背伸前踢腿練習。

3. 加強膕繩肌動力練習和靜力練習。

創傷性恥骨炎

Traumatic Osteitis Pubis

恥骨是恥骨肌、內收大肌、內收長、短肌和股薄肌

（圖 3–9）的起點，反覆受牽拉所致損傷可造成恥骨聯合處缺血性壞死及退行性改變，此即恥骨骨質與軟骨的無菌性炎症。患病率為 0.01%，多見於足球、競走、跨欄、舉重、擊劍、網球等項目的運動員。

【診斷要點】

1. 無明顯外傷史，但有局部過度負荷史。

2. 自覺恥骨部疼痛，可沿股內側向下放射，偶有臀部、腹部、肛門周圍、尾骶部牽拉痛；嚴重者大小便時出現疼痛，便後緩解。

3. 檢查：恥骨指壓痛陽性、股內側肌壓痛、叩擊痛。股內收肌伸展試驗有疼痛為陽性。股內收肌外展抗阻試驗疼痛加重為陽性。

4. X 光片早期多無改變。晚期可分為吸收型、吸收與增生混合型、增生型和囊變型。

【治療方法】

1. 手法治療：術者用揉法、壓法、刮法、彈撥法等手法，將股內側肌群的壓痛、僵硬、條索、痙攣部位放鬆。局限性壓痛處輕刮數十次，大面積壓痛處可採用壓法、掐法、扣擊法。每組 200～400 次，每日 1～2 組。15 日為一療程。

2. 定點運穴膝壓法：患者向患側臥位，膝、髖關節自然伸直；另一側膝、髖屈曲平放在膝墊上。術者用脛骨粗隆部或腳掌放在患側大腿內側根部，逐漸用力向下壓，有痛時停止不動，待痛感減輕或消失，再逐漸下壓，待疼痛

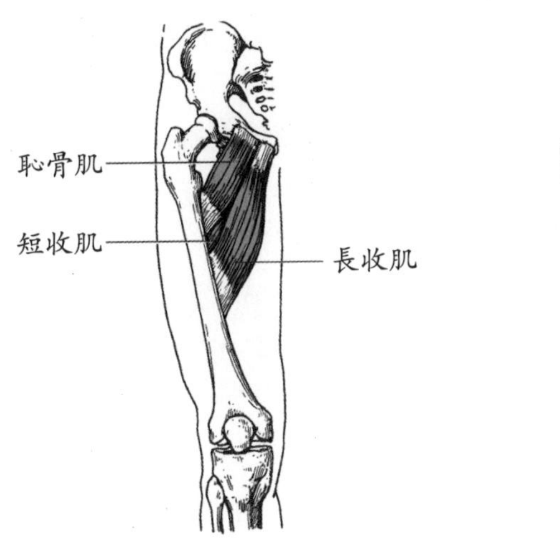

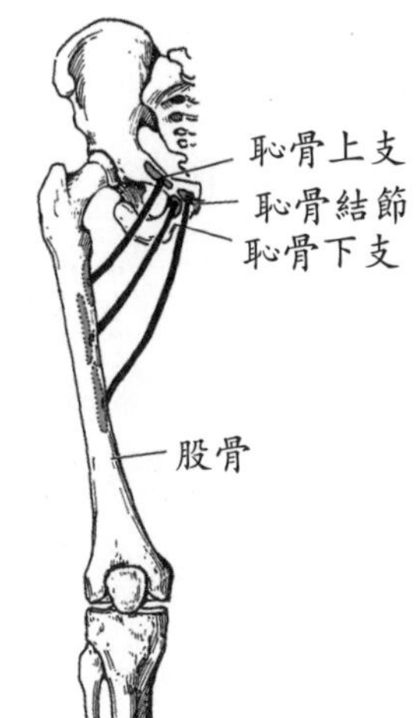

大腿內收肌群（一）　大腿內收肌群（一）起止點

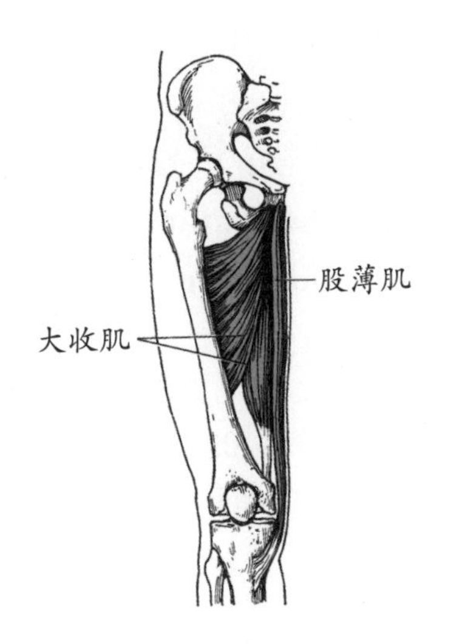

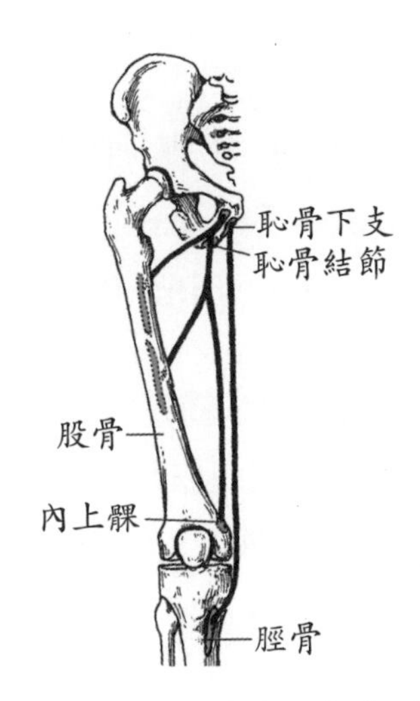

大腿內收肌群（二）　大腿內收肌群（二）起止點

圖 3-9　附著在恥骨上五條肌肉

再次出現後，休息片刻，重複第三次。每次 1～2 分鐘，每日 1～2 次，15 日為一療程。

3. 針刺療法：找準最痛點，皮膚常規消毒，直刺，提插，強刺激十餘次。1～2 日 1 次，15 次為一療程。

4. 鬆解術：找準最痛點，皮膚常規消毒，局麻後用微型刀輕刮，分離痛點 3～5 次。每週 1 次，3 次為一療程。

5. 損傷速效止痛劑：塗患處，每日 4～6 次。

【訓練安排與康復】

1. 伸展股內側肌群：患者取站立位，將患側下肢屈膝屈髖、外展 90°，平放在與髖等高的平臺上，健側膝關節逐漸下蹲起。每組 30～50 次，每日 1～3 組。

2. 橫劈腿練習：患者取盡力橫劈腿平坐位，左手摸右足尖，右手摸左足尖，每組 30～50 次，每日 1～3 組。

髂前上棘撕脫骨折與骨骺分離
Avulsion Fracture and Epiphyseal Separation of the Spina Iliaca Anterior Superior

髂前上棘是縫匠肌和闊筋膜張肌（圖 3–10）的起點，此兩塊肌肉強烈收縮可引起本病，患病率為 0.03%。常見於拳擊（1.41%）、體操（0.37%）等項目的運動員。

【診斷要點】

1. 局部有外傷史。

2. 自覺大腿根部痛，伸髖受限，呈上體前屈、髖屈曲

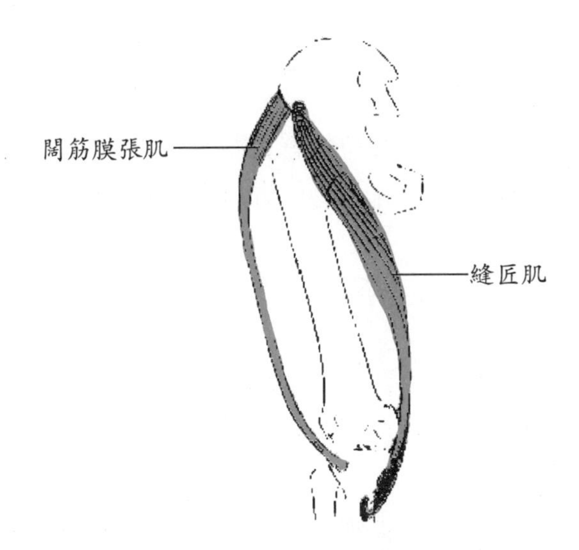

圖 3-10　闊筋膜張肌和縫匠肌

強迫體位。

3. 檢查：髂前上棘局部腫脹，明顯壓痛，有時可在髂前上棘下方觸到移位的骨片。

4. 髂前上棘切線位 X 光片，可見撕脫骨片或骨骺分離。

【治療方法】

1. 冰療：傷後盡早用冰塊擦或冰袋冷敷患處，每日 4～6 次。

2. 大腿部採用布帶加壓包紮或用強彈力的股部護具固定，勿過緊，防止影響下肢血循環。

3. 上體前屈，髖屈曲位臥床休息 1～2 週。

4. 損傷速效止痛劑：塗患處，每日 4～6 次。

5. 骨片較大移位明顯者可採用閉合撬撥法復位，克氏針固定。

6. 手術治療：切開復位螺絲釘固定，移位明顯骨片較小或粉碎者，可切除骨片，另行肌腱縫合固定於髂前上棘處。

【訓練安排與康復】

1. 停止致痛動作練習，無痛動作可照常進行。

2. 平時應加強前後左右踢腿練習和縫匠肌、闊筋膜張肌的柔韌和力量練習。

3. 肌肉發生疲勞、僵硬、痙攣時，應盡早解除。手法按摩、熱水浴、干擾電療等。

髂前下棘撕脫骨折與骨骺分離
Avulsion Fracture and Epiphyseal Separation of the Spina Iliaca Anterior Inferior

髂前下棘是股直肌的起點（圖 3–11），當該肌肉強烈收縮時可引起本病。多見於足球運動員。

【診斷要點】

1. 局部有外傷史。

2. 自覺骨盆前外下邊緣痛，抬腿受限。

3. 檢查：髂前下棘局部腫脹，明顯壓痛，踢球痛。伸膝伸髖抗阻痛，有時可觸到股直肌短縮移位包塊。

4. 髂前下棘切線位 X 光片，可見撕脫骨片或骨骺分

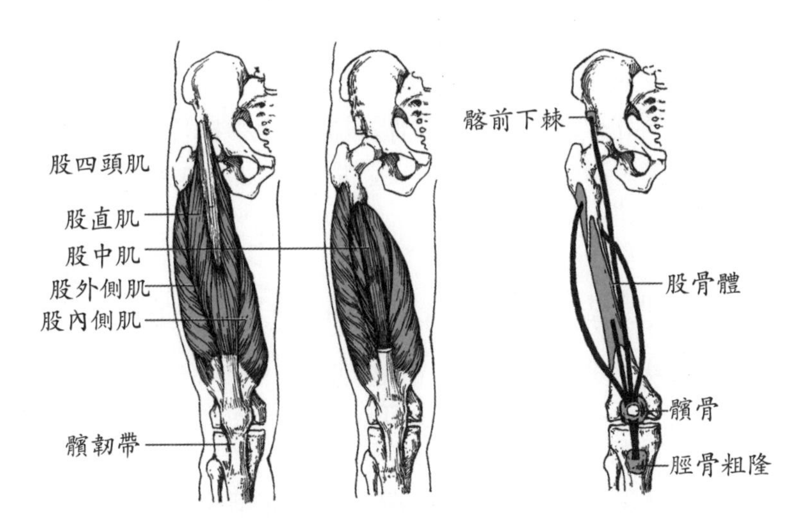

圖 3-11　髂前下棘與股四頭肌

離。

【治療方法】

1. 大腿採用繃帶加壓包紮或用強彈力股部護具固定，勿過緊，否則會影響下肢血循環。

2. 自然位（無痛位）臥床休息 1～2 週。

3. 損傷速效止痛劑：塗患處，每日 4～6 次。

4. 骨片較大移位明顯者可用閉合撬撥法復位，克氏針固定。

5. 手術治療：將股直肌縫合固定於髂前下棘處。

【訓練安排與康復】

1. 停止致痛動作練習，無痛動作可照常進行。

2. 日常訓練應加強股四頭肌柔韌和力量練習。

3. 肌肉疲勞、僵硬、痙攣時，應盡早消除。最簡單方法為，取站立位或俯臥位，小腿屈曲，用手抓住踝部，盡力向後伸髖，靜止 1～2 分鐘，反覆做 2～3 次，每日 3～4 次。

坐骨結節撕脫骨折與骨骺分離
Avulsion Fracture and Epiphyseal Separation of the Ischiadic Tuberosity

因膕繩肌起點突然承受超量爆發力而引起坐骨結節撕脫骨折與骨骺分離（圖 3–12）。常發生在伸膝上體前屈一瞬間，患病率為 0.01%。柔道運動員患病率為 0.44%。

【診斷要點】

1. 局部有外傷史。
2. 自覺坐位、壓腿、起跑、跨欄時坐骨結節部位痛。

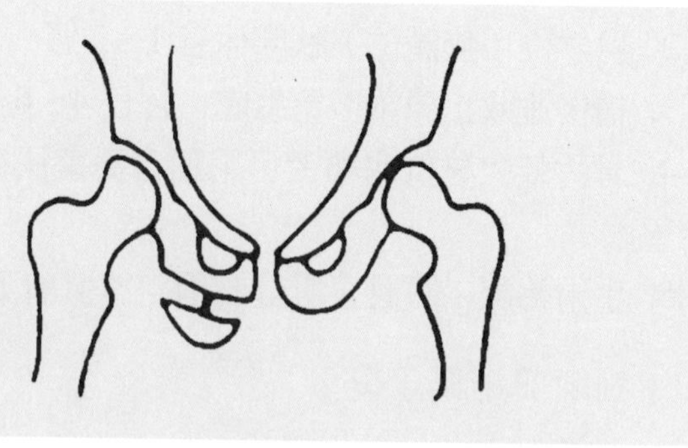

圖 3–12　坐骨結節撕脫骨折與骨骺分離

3. 檢查：局部腫脹，明顯壓痛，伸膝上體前屈受限，同時抗阻疼痛加重。

4. 坐骨結節 X 光片，偶爾可見撕脫骨片或骨骺分離。

【治療方法】

1. 冰療：傷後盡早用冰塊擦或冰袋冷敷患處，每日 4～6 次。

2. 膝屈曲，髖關節後伸位臥床休息 1～2 週。

3. 損傷速效止痛劑塗患處，每日 4～6 次。

4. 大腿部採用繃帶加壓包紮或用強彈力的股部護具固定，注意勿過緊，防止影響下肢血循環。

【訓練安排與康復】

1. 傷後無痛運動可照常進行，致痛動作停止 1～2 週。

2. 平時應加強膕繩肌柔韌和力量性練習。

3. 肌肉疲勞、僵硬、痙攣時，盡早消除，方法同坐骨結節末端病（172 頁）。

髂嵴骨骺炎
Epiphysitis of the Iliac Crest

髂嵴骨骺約於 13～15 歲出現骨化，24～25 歲時骺板閉合。在骨骺未閉合前，若因肌肉、韌帶牽拉而發生骨骺損傷或撕脫並逐漸形成增生，及修復後再損傷，最後會造成骨骺炎。多見於少年足球運動員，患病率為 0.3%。

【診斷要點】

1. 無明顯外傷史，為長期微細損傷累積而成。

2. 自覺髂嵴痛，轉體痛。

3. 檢查：髂嵴腫脹、壓痛，轉體抗阻時有腹斜肌牽拉痛。

4. X 光顯示：髂嵴骨骺吸收，骺板變寬不規則，晚期呈現一塊或數塊不癒合的骨塊。

【治療方法】

1. 針刺療法：皮膚常規消毒，於壓痛明顯處直刺，提插十餘次，強刺激。每日 1 次，15 日為一療程。

2. 手法治療：患者取仰臥位。術者採用揉法、壓法、刮法、彈撥法等手法，將腹斜肌放鬆。局部採用輕掐法、刮法、壓法，200～400 次，具有活血、消腫、止痛作用。每日 1～2 次，15 日為一療程。

3. 微型刀鬆解術：在壓痛明顯處皮膚經常規消毒、局部麻醉後，用微型針刀刺入痛點，縱行做 2～3 次鬆解，橫行用刀刃刮骨邊緣，每週 1 次，3 次為一療程。

【訓練安排與康復】

減少致痛動作的活動量，其餘可參加正常訓練。加強腹斜肌力量和柔韌訓練。

坐骨結節骨骺炎
Epiphysitis of the Ischiadic Tuberosity

坐骨結節骨骺約於 13～15 歲出現骨化，24～25 歲時骺板閉合。在骨骺未閉合前，因膕繩肌反覆牽拉造成骨骺損傷或撕脫並逐漸形成增生，及修復與再損傷，最後可導致骨骺炎（圖 3–13）。常見於花樣滑冰運動員，患病率為 1.75%。

【診斷要點】

1. 無明顯外傷史，為長期微細損傷、修復、再損傷累積而成。

2. 自覺下肢後蹬發力痛，不敢跑，早起或準備活動壓腿時最痛，活動後好轉，運動量大痛加重。

3. 檢查時坐骨結節腫脹、壓痛，膕繩肌伸展試驗痛，膕繩肌伸展抗阻疼痛明顯。

4. X 光顯示：坐骨結節骨骺吸收、骺板變寬不規則；晚期呈現一塊或數塊不癒合的骨塊。

【治療方法】

同髂嵴骨骺炎（190 頁）。

【訓練安排與康復】

減少致痛動作的活動量，其餘可參加正規訓練，加強膕繩肌力量和柔韌性練習。

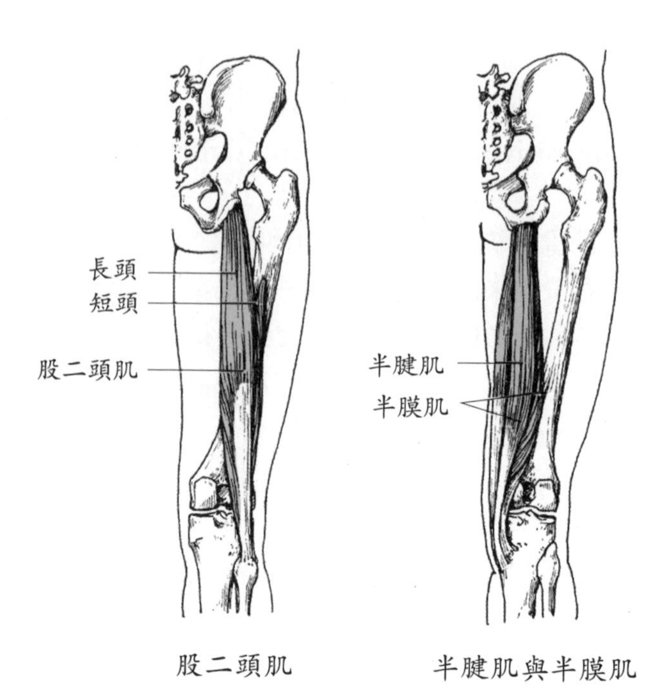

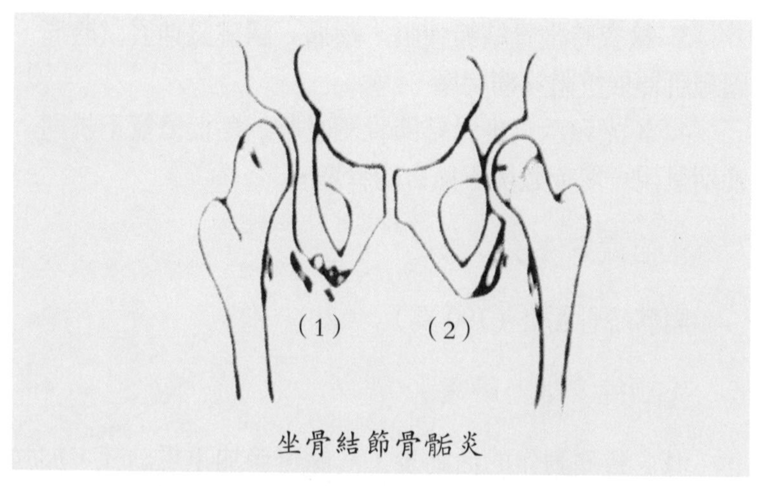

圖 3-13　膕繩肌與坐骨結節骨骺炎

股外側皮神經嵌壓綜合症
Lateral Femoral Cutaneous Nervewedge Pressure Syndrome

該神經起自第 2、3 腰神經前支後股，在腰大肌外緣斜向外下方，經髂肌前面，髂前上棘內側近端穿過腹股溝韌帶下方至縫匠肌上部穿出筋膜，分成前後兩支：前支在髂前上棘下約 10 公分處穿出闊筋膜，下降時再分 2 小支，支配髂膝和小腿前面的皮膚感覺；後支在前支的上方分出，支配大腿外側的皮膚感覺。

【診斷要點】

1. 有慢性病史。

2. 自覺大腿前面及外側面感覺過敏，麻木、疼痛，重者行走、伸腰、伸髖時出現症狀，休息後可緩解，開始活動時加重。

3. 檢查：觸診，沿股外側皮神經走行方向尋找出局限性誘發症狀點，特別是在腹股溝韌帶處受壓，可作診斷依據。腰過伸試驗和髖關節過伸試驗陽性。如施痛點封閉可止痛者，可作確診依據。

【治療方法】

1. 患者取仰臥位，術者沿股外側皮神經走行方向尋找出局限性誘發症狀點，反覆壓 200～400 次，以有酸麻脹感為度，每日 1～2 次。

2. 定點運穴壓法：體位同前。術者找到可誘發症狀點後，選用指壓法、拇指加壓法、肘壓法中之任何一種壓法，按定點運穴壓法操作，每日 1～2 次。

3. 彈撥法：體位同前。術者找準痛點，彈撥痛點，100～200 次，以有痛感為度。可分組進行，每日 1～2 次。

4. 腰 3 橫突封閉：1%利多卡因 5 毫升加曲安奈德 5 毫克封閉，每週 1 次，3 次為一療程。

【訓練安排與康復】

1. 俯臥伸腰練習：患者取俯臥位，下肢不離床，上肢支撐在床上伸腰 100～200 次。可分組進行，每日 1～3 組。

2. 跟臀練習：

（1）取俯臥位，雙手握住同側小腿遠端，上體盡力背伸，靜止 1～2 分鐘。每組 3 次，每日 3～6 組。

（2）取健側下肢站立位，用患側手握住同側小腿遠端，同時伸髖，靜止 1～2 分鐘。每組 3 次，每日 3～6 組。

（3）取跪位下腰，盡力跪仰臥在床上 1～2 分鐘。每組 3 次，每日 3～6 組。

下　肢

Lower Extremity

股骨頭骨骺滑脫症

Epiphyseolisthesis of Femoral Head

此病在中國少見。患者多為 10～16 歲兒童。臨床上可分為急性型、慢性型。

急性型多因中度或輕度外傷引起，稱骨骺急性滑脫；慢性型股骨頭骨骺滑脫是逐漸形成的，通常在較長時間後才完全滑脫。股骨頭因負重不平衡和缺血，可發生變形和壞死。常見於體操運動員。

【診斷要點】

1. 有外傷史或長期下肢過度負荷史。

2. 自覺髖部疲勞，漸感疼痛，發僵，跛行。

3. 檢查：髖輕度內旋受限，逐漸出現髖內翻、內收、外旋畸形。

4. X光片顯示：髖正位沿股骨頸的上緣作延長線，如骺影在此線下即為早期骺滑脫症。髖關節側位像股骨頭下緣超出髖臼下緣為陽性。股骨頭骺端出現陰影為陽性（圖 4–1）。

5. 分類：Frog–leg Idteral View 分類，髖關節側位片，股骨骺軟骨縱軸中心線與股骨幹縱軸中心線重疊為正常；前述兩縱軸中心線交角為 30°，以內為股骨頭骨骺滑脫 I 度（圖 4–2）。Ⅱ 30°～60°為滑脫Ⅱ度；60°～80°為滑脫Ⅲ度（圖 4–3）。

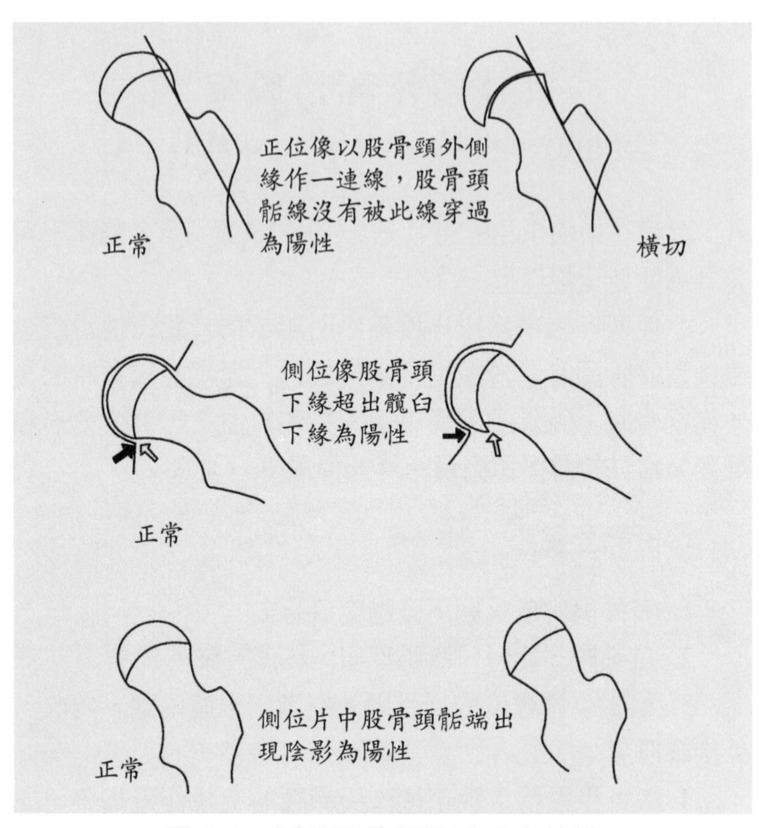

圖 4-1　股骨頭骨骺滑脫 X 光特徵

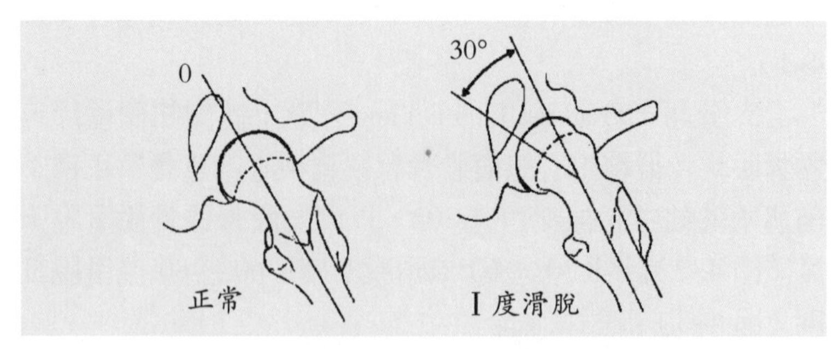

圖 4-2　股骨頭骨骺正常與 I 度滑脫

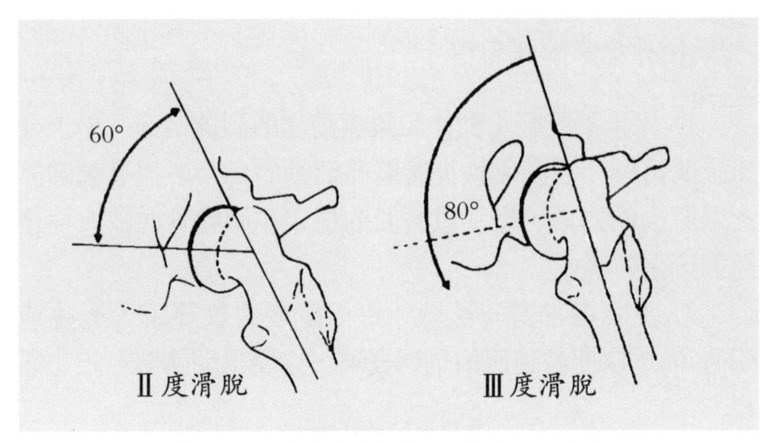

圖 4-3　股骨頭骨骺滑脫Ⅱ、Ⅲ度

【治療方法】

1. 急性型早期發現後應立即手法整復，做牽引固定 4～8 週，換石膏褲固定 12～16 週。

2. 手術治療：牽引後尚未復位，應做手術復位；晚期已有嚴重變形者應做手術矯形。

3. 兒童體操運動員如早期發現，應停止患肢支撐，每日使用低頻脈沖磁療機治療 15～20 分鐘，每日 1 次，15 次為一療程。

4. 懸吊式牽引：患者自行戴好胸帶後，懸吊在龍門式牽引架下，前後、左右擺動或左右旋轉骨盆，每組累積懸吊 20 分鐘以上，每日 3～6 組。另法，懸吊後，用足尖或足跟接觸地面或板凳，重複前法的動作，每組懸吊累積時間 20 分鐘以上，每日 3～6 組。

【訓練安排與康復】

1. 停止下肢翻騰動作和致痛動作的訓練，進行墊上或床上的髖關節活動，恢復髖關節活動的角度，提高髖關節周圍肌肉的力量，增加髖關節的穩定。同股骨頭缺血性壞死的床上訓練。

2. 兒童參加體育訓練，每年定期做髖關節 X 光片或 CT 掃描，以期做到病情早期發現，以便早期調整，防止惡化。

股骨頭缺血性壞死
Ischemic Necrosis of the Femoral Head

股骨頭缺血性壞死是因股骨頭血液供應受到破壞造成的，而造成股骨頭血液破壞的原因又有很多。骨骼內異常細胞（高敏細胞）、皮質激素、飲酒、潛水病、減壓病等等，都有可能造成本病，但具體是何種原因卻至今不明。

在用激素治療變態反應性疾病過程中，常見因損害了股骨頭的血供，抑制了骨組織細胞的代謝和機體對已發生壞死骨組織的修復重建，而導致骨壞死情況的發生。本病可分為成人和兒童股骨頭缺血性壞死兩大類。體操運動員偶有發生。

【診斷要點】

1. 有髖關節外傷史、減壓病病史，或接受過放射治療，或用過皮質激素類藥物，或有嗜酒、潛水的經歷。

2. 自覺久立或久行後臀部、大腿根痛，並向下肢放射，步態蹣跚或跛行，活動受限。早期可無不適或疼痛。

3. 檢查：髖關節外展、內旋、屈曲受限，與健側相比時更明顯。

4. 骨閃爍攝影（99mTc-MDP）：早期有冷區，活骨組織放射性增強，閃爍點濃集，壞死區放射性稀疏。Ⅰ型正常；Ⅱ型放射性攝取減少或完全缺如；Ⅲ型攝取增加和減少；Ⅳ型攝取增加，即死骨大部分吸收，血運重建。

5. ECT 檢查：可準確反應股骨頭壞死、修復過程，並預測後期塌陷。

6. CT 檢查：早期鬆質骨內出現單個或多個小囊變，周圍增生硬化不明顯，股骨頭外形正常；中期鬆質骨內出現各種囊狀破壞、死骨、周圍硬化、骨質輕度增生；晚期囊狀或帶狀破壞、死骨裂解、頭塌陷變形，骨質增生硬化或骨關節炎。

7. MRI 檢查：0 期：T2 加權像上「雙線徵」，負重區出現外圍低信號環繞內圍高信號。

Ⅰ期：股骨頭及間隙正常，T1 加權像頭負重區線樣低信號，T2 加權像呈雙線徵。

Ⅱ期：股骨頭不變形，關節間隙正常；在 T1 加權像，股骨頭內可見高密度的硬化區。

Ⅲ期：股骨頭變形，軟骨下塌陷，新月體形成，T1 加權像為帶狀低信號區或不明顯；T2 加權像骨折線呈高信號。

Ⅳ期：關節軟骨破壞，關節間隙狹窄和退行性改變。

8. X 光顯示：早期無陽性所見。骨密度不均，顯斑點狀骨疏鬆，骨壞死區濃度增高，同時夾雜一些透亮象，進一步股骨頭變扁，碎裂、輪廓不規則呈扁平髖。分型：Ⅰ型正常；Ⅱ型囊變；Ⅲ型塌陷。

9. 兒童股骨頭缺血性壞死分類：依 Catterll 分類，可分為四種（圖 4–4）。

10. 成人股骨頭缺血性壞死分類：可有兩種分法，一種依病型分類，一種依病期分類。

病型分類：

Ⅰ型，硬化透明帶。

Ⅱ型，關節輪骨破壞。

Ⅲ型，囊性變。

依病期分類：

Ⅰ級：X 光無異常但骨核素、MRI、活檢陽性。

Ⅱ級：X 光見骨壞死微像但關節面無破壞，股骨頭塌陷沒超過 2 毫米。

Ⅲ級：股骨頭塌陷、變形的進展期。

Ⅳ級：關節間隙變窄，髖臼出現破壞等繼發髖骨性關節炎症狀。

【治療方法】

1. 低頻脈沖磁療法：患者將電磁圈固定在髖關節部位，每晚治療 6～8 小時。

2. 薰蒸療法：每次 20～40 分鐘，每日 1～2 次。

3. 立位懸吊重力牽引法：患者站立位，自行戴上胸帶，上高臺將牽引繩掛於鉤上，逐漸下蹲，站立幾次後，呈立位懸吊式。開始前後擺動下肢 20～50 次，然後左右擺

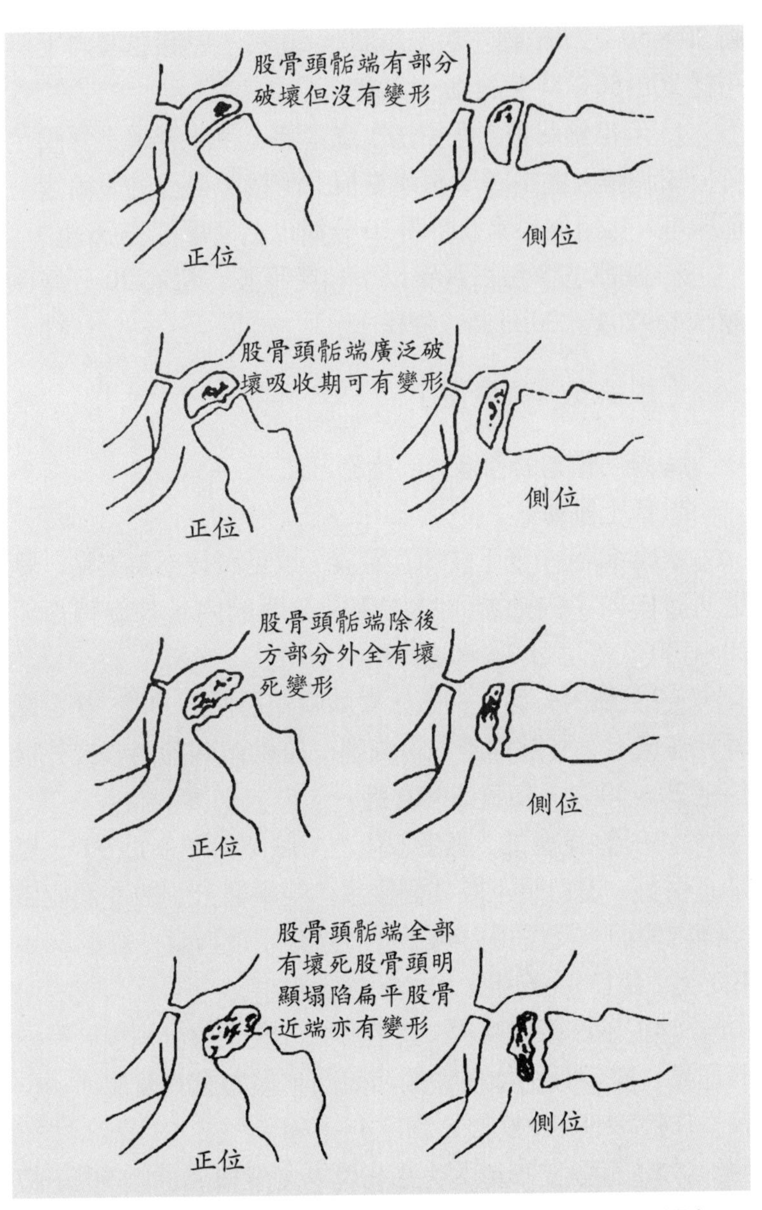

圖 4-4　兒童股骨頭缺血性壞死分類（Catterll 分類）

動20～50次，縱軸左右旋轉20～50次，屈膝屈髖向下蹬每組20～50次，每日5～10組。

4. 倒掛懸吊重力牽引法：患者穿上倒掛鞋或上好壓足背板或將膝屈曲掛在單槓或雙槓上，按照自己的設備選一種即可。每組倒掛累積時間20分鐘以上，每日3～6組。

5. 踩療法：每日踩臀以下和雙下肢，每次20分鐘，每日1～2次，30日為一療程。

【訓練安排與康復】

1. 懸吊重力牽引法：同治療方法3、4。

2. 床上訓練：

（1）仰臥，雙下肢伸直平放，以足跟後部為支點，雙足同時向內、向外旋下肢，帶動髖關節內、外旋轉每組20～100次，每日3～10組。

（2）膝內外翻：仰臥，雙膝關節屈曲近90°，雙足掌著實在床上，雙膝同時內、外翻，帶動髖關節內收或外展每組20～50次，每日3～10組。

（3）盤腿練習：患者取坐位，膝關節屈曲近90°，雙足心相對，盡力將下肢外側平放，雙手掌分別放在同側膝關節內側面，反覆用力向下壓，以有痛感為度。每組50～100次，每日4～6組。

（4）下肢屈伸練習：患者仰臥，雙下肢分別或同時屈膝屈髖，雙手分別抱住膝關節前部，盡力屈曲髖關節。反覆操作每組50～100次，每日4～6組。

（5）仰臥蹬車練習：患者仰臥，雙髖屈曲近90°，按照騎自行車動作，反覆練習。10～30分鐘，每日4～5

次。

（6）胸膝位練習：取跪式四肢支撐位。屈膝屈髖呈胸膝位，每次靜止不動 1～2 分鐘。每組 3 次，每日 4～6 組。

（7）膝內翻練習：患者仰臥，雙膝盡力屈曲，足內側面放在同側臀部外側，雙膝盡力內翻，每次靜止不動 1～2 分鐘。每組 3 次，每日 4～6 組。

（8）團身半弧滾動練習：患者仰臥，盡力屈膝屈髖，雙手抱住膝關節，頭和上半身用力向前滾動至最大弧度；再反向用力呈向後滾動至最大弧度。重複操作每組 30～50 次，每日 4～6 組。

3. 游泳練習：各種泳姿均可，盡力增加髖關節活動度。每次 30～60 分鐘，每日 1～3 次。

髖關節色素沉著絨毛結節性滑膜炎
Pigmentation Villonodular Synovitis of Hip Joint

本病病因不明，以膝關節多發，其次為髖關節。

【診斷要點】

1. 有慢性病史（其中有髖關節外傷史者占 41.7%）。

2. 自覺髖關節痛，活動時加劇，上下樓困難。

3. 關節腔穿刺檢查：積液呈暗紅色血性（占 33%）、淡紅色（占 17%）、紅褐色（占 8%），其餘為淡黃色積液。

4. X 光顯示：關節周圍軟組織腫脹，骨質邊緣模糊，囊性變，骨贅，關節間隙變窄。

5. MRI 顯示：髖關節滑膜腫脹，肥厚，積液，T1 加權像呈低信號，T2W1 呈低信號強度（含鐵血黃素沉積）。

【治療方法】

1. 手術治療：關節鏡下膝、髖關節全滑膜切除術。骨質有破壞可行全髖關節置換術和滑膜切除術（優良率占 97.3%）、髖關節成形術。

2. 放射治療：防止復發。

【訓練安排與康復】

參見股骨頭缺血性壞死（204 頁）。

股四頭肌痙攣
Spasm of Quadriceps Femoris

本病因長時間過度疲勞或由微細損傷長期積累而成，患病率為 0.12%，常見於速滑 （1.92%）、自由式摔跤（1.06%）、網球（0.93%）、射擊（0.5%）、體操（0.37%）、游泳（0.36%）、田徑（0.25%）等項目的運動員。

【診斷要點】

1. 有過度訓練、疲勞史。

2. 自覺膝關節酸軟無力，深蹲痛，休息、熱敷後減輕。

檢查：壓痛在髂前上嵴和股直肌、股外側肌上 1 / 3，股中間肌中 1 / 3，股內側肌下 1 / 3，觸診可摸到僵硬、腫脹、硬結。以上痛點鬆壓痛小於緊壓痛，被動屈膝伸髖痛而伸膝抗阻痛減輕。

【治療方法】

1. 手法治療：患者取平坐位或仰臥位。術者採用壓法、揉法、揉捏法、彈撥法、抖法、叩擊法、踩法等（可單一手法或交替使用）施治 10～15 分鐘，每日 1～2 次，15 日為一療程。可消除肌肉緊張、僵硬、痙攣和酸痛。

2. 電針中低頻療法：患者體位同前。術者在股四頭肌上找準 2～4 個痛點（阿是穴），斜刺加電刺激或中低頻電極15～20 分鐘。每 2 日 1 次，15 次為一療程。

3. 真空（拔罐）療法：一般找準壓痛點，在壓痛點上拔罐。在皮膚上塗潤滑劑，沿著肌肉走行方向由遠端向近端走罐 10～20 分鐘。罐內真空度在 40%左右。3～7 天（待局部淤血消散後）可重複一次。

4. 體外反搏療法：患者仰臥，穿好氣壓褲，每次 20～60 分鐘，每日 1～2 次，15 次為一療程。

5. 熱水浴療法：將浴盆內的水溫調至 38～42℃，浴者平坐或仰臥在池內，水面必須超過股四頭肌最上面皮膚。逐漸加熱水至 42℃，水浴 20 分鐘以上。如在水中自我做手法治療可提高療效。1～2 日 1 次，15 次為一療程。

6. 伸展療法：患者取俯臥位，雙膝盡量屈曲，雙手分別握住同側足背面，脊柱和髖關節伸展，靜止不動 1～2 分鐘，重複 3～5 次。

【訓練安排與康復】

1. 跟臀練習：

（1）取單側下肢站立位，另一下肢用同側手握住同側小腿遠端，同時伸髖；靜止不動 1～2 分鐘。間斷重複 3 次為 1 組，每日 3～6 組。

（2）俯臥，雙手分別握住同側小腿遠端，上體背伸並伸髖靜止不動 1～2 分鐘。間斷重複 3 次為 1 組，每日 1～2 組。

（3）跪位下腰，逐漸仰臥在床上，靜止不動 1～2 分鐘。間斷重複 3 次為 1 組，每日 1～2 組。

2. 加強股四頭肌肌力練習，同髕骨末端病。

3. 消除股四頭肌的疲勞，同治療 5。

股內收肌痙攣
Adductor Spasm

股內收肌痙攣是因反覆過勞或由微細損傷長期積累而成。

【診斷要點】

1. 無明顯外傷史。

2. 自覺站、蹲痛，晨起痛減輕或發僵，下午、晚上或勞累後加重。

3. 檢查：壓痛在內收肌群上端下 1 / 3 處，主被動外展痛，外展最大角度後疼痛，同時內收抗阻痛，鬆壓痛小於緊壓痛。

【治療方法】

1. 手法治療：選用壓法、推法、踩法、抖法、叩擊法、揉法等（可單獨或交替使用），將內收肌緊張、僵硬、痙攣處放鬆；亦可用定點運穴壓法消腫、止痛、散淤，促進康復。

2. 物理治療：中、低頻，干擾電，音頻，超聲波。

3. 熱水浴療法：水溫在 39℃以上，每次 20 分鐘以上。

【訓練安排與康復】

1. 伸展練習：

（1）練習者坐位，雙下肢盡力橫劈腿（外展），上體前屈，雙手摸同側足尖，靜止不動 1.5～2 分鐘。重複兩次為 1 組，每日 1～3 組。

（2）練習者坐位，雙下肢盡力橫劈腿（外展），上體前屈，左手摸右足尖，再右手摸左足尖，反覆 20～30 次。重複兩次為 1 組，每日 1～3 組。

（3）壓旁腿練習：取站立位，向左或右邁開一大步（外展），另一下肢逐漸深蹲，使對側股內收肌伸展。靜止不動 15～2 分鐘或反覆蹲起 30～50 次。重複 3 次為 1 組，每日 1～3 組。

2. 雙人四膝抗阻內收、外展練習：雙人取坐位，一人雙膝夾住另一人雙膝，同時進行膝內收、外展對抗練習。記錄次數、組數、所需要的時間。

3. 左右側踢腿練習：練習者雙手扶在物體上，支撐腿在後，踢腿在前，足與擺動方向呈垂直，用力向左右踢腿。記錄次數、組數、所需時間。

膕繩肌痙攣
Spasm of Hamstring

因膕繩肌肌力弱易引起疲勞而成，患病率為 0.57%，常見於田徑（3.95%）、武術（2.76%）、飛越滑雪（2.22%）、滑雪（0.85%）、花樣游泳（0.75%）、羽毛球（0.69%）等項目的運動員。

【診斷要點】

1. 有局部負荷過度史。

2. 自覺大腿後群肌酸、脹、痛，足用力後蹬更痛，壓腿酸痛，僵硬，活動不開。

3. 檢查：局部皮膚顏色發暗，汗毛排列紊亂無序。繩肌上、中段內側可觸及局限性緊張、僵硬、條索或條狀物，壓之明顯酸痛，被動伸長試驗（壓腿試驗）陽性（酸痛）；同時後伸髖關節，抗阻痛減輕。

【治療方法】

1. 手法治療：患者俯臥，術者採用壓法、揉法、揉捏法、彈撥法、抖法、叩擊法、踩法等（可採用一種手法或多種手法交替使用）施治 10～15 分鐘。每日 1～2 次，15 日為一療程。

2. 踩療法：患者俯臥，患側下肢屈膝屈髖 90°，髖關節外展 90°，水平放在腹股墊上。術者用足跟踩坐骨結節與髕關節間和股二頭肌下 1 / 3 段，以有酸痛感為度。每處連續踩 200～400 次，每日 1～3 次，15 日為一療程。

3. 電針或中低頻療法：患者取俯臥位，術者在膕繩肌上找準 2～4 個壓痛點（阿是穴），斜刺加電刺激電極或中低頻電極，15～20 分鐘。1～2 日 1 次，15 日為一療程。

4. 真空（拔罐）療法：一般找準壓痛點，在痛點上拔罐或在皮膚上塗上潤滑劑，沿著肌肉走行方向，由遠端向近端走罐 10～20 分鐘。3～7 日可重複一次。

5. 體外反搏和熱水浴療法同股四頭肌痙攣。

【訓練安排與康復】

1. 伸展療法：患者取平坐位，踝盡力背屈，膝關節伸直，雙手分別摸同側足尖 200～400 次，可分組進行。

2. 患者取坐位，患側下肢放在健側股骨中上段，呈二郎腿式。上肢環抱患膝向健側上胸部盡力屈曲，以坐骨結節近端有酸痛感為度，可靜止不動 1～2 分鐘，重複 3 次；或反覆用力環抱膝 200～400 次，可分組進行，每日 1～3 次，15 日為一療程。

縫匠肌拉傷與斷裂

Strain and Rupture of the Sartorius

縫匠肌是身體中最長的肌肉，平均長度 529 ± 8.48 毫米，寬 25.30 ± 0.82 毫米，厚度 10.5 ± 0.66 毫米；起自髂前上棘斜越大腿前面，至下端為一扁平薄腱，越過股薄肌和半腱肌的淺面，止於脛骨粗隆的內緣和脛前肌前緣上端的內側面。當縫匠肌在大、小腿屈曲，大腿外旋、外展及小腿內旋抗阻力量過大超過縫匠肌所能承受的最大力量時，可造成拉傷或斷裂。患病率為 0.03%，常見於壘球（1.82%）、田徑（0.12%）等項目的運動員。

【診斷要點】

1. 有明顯外傷史。

2. 自覺大腿前面疼痛。

3. 檢查：局部可有明顯腫脹、皮下淤血、壓痛，可觸及斷裂處凹陷或異常包塊。蛙跳試驗疼痛明顯。

【治療方法】

1. 冰療：傷後盡早用冰塊擦或冰袋冷敷患處，每日 4～6 次。

2. 損傷速效止痛劑塗患處，每日 4～6 次。藥乾後白天用布繃帶加壓包紮固定，夜晚去掉包紮。

3. 傷後 24 小時可做光療、水療、熱療、低頻干擾電療等，每日 1～2 次，15 日為一療程。

4. 手法治療：傷後局部可輕搓、輕掐、輕壓，以有痛感為度，連續 200～400 次，每日 1～2 次。另法，傷後 24 小時，可用揉法、壓法、揉捏法、抖法等手法（可單獨或交替使用）施治 20 分鐘以上。每日 1～2 次，15 日為一療程。

5. 踩腿法：患者俯臥位，踝前墊一高枕，踩時勿使髕骨痛。術者用雙腳在患者大、小腿後面走動 20 分鐘以上。

每日 1～2 次。

6. 封閉療法：痛點局限可用 0.5%～1%利多卡因 2～4 毫升加曲安奈德 2.5～5 毫克，每週 1 次或 0.5%布吡卡因 2～4 毫升加倍他米松 2.5～5 毫克，加透明質酸酶500～1500 單位，做痛點封閉，1～2 週 1 次，3 次為一療程。

【訓練安排與康復】

1. 加強縫匠肌肌力練習及柔韌性訓練。運動員膝外翻，小腿平放在墊子上，盡力伸展縫匠肌；同時進行抗阻練習，可減少肌肉損傷。

2. 大強度訓練時，用布繃帶從膝至腹股溝做包紮或護具固定，可預防損傷。

股四頭肌拉傷與斷裂
Strain and Rupture of the Quadriceps Femoris

股四頭肌（圖 4–5）在伸膝抗阻力量過大，超過股四頭肌所能承受的力量時可造成拉傷或斷裂。患病率為 0.15%，常見於壘球（1.85%）、自由式摔跤（1.06%）、棒球（0.88%）、跳水（0.8%）、足球（0.6%）、田徑（0.24%）等項目的運動員。

【診斷要點】

1. 有明顯外傷史。
2. 自覺大腿前面痛，伸膝、過屈痛。
3. 檢查：局部腫脹，皮下淤血，壓痛，可觸及拉傷、

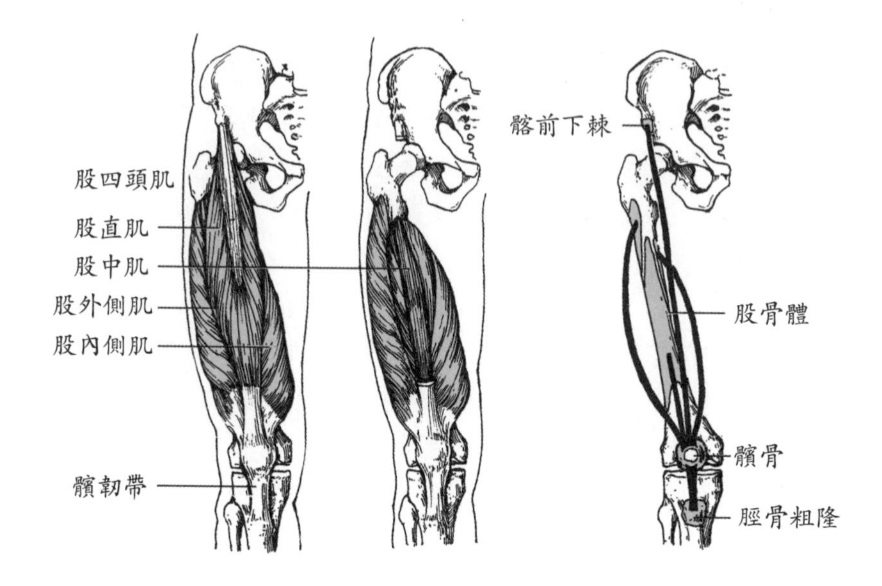

圖 4-5 股四頭肌

斷裂凹陷或異常包塊，伸膝抗阻試驗疼痛明顯。跟臀試驗（俯臥位將足跟壓向臀部）陽性。

【治療方法】

1. 冰療：傷後盡早用冰塊擦或冰袋冷敷患處，每日 4～6 次。

2. 損傷速效止痛劑：每日塗患處 4～6 次，藥乾後白天加壓包紮固定，夜間去固定 1～2 週。

3. 傷後 24 小時可做光療、水療、熱療、低頻干擾電療等，每日 1～2 次，15 日為一療程。

4. 手法治療：傷後局部可輕掐、輕壓，以有痛感為度，連續 200～400 次，每日 1～2 次。另法，患者仰臥位，膕窩墊一軟墊，可單獨或交替使用揉法、壓法、揉捏法、抖法等手法施治 20 分鐘以上。每日 1～2 次，15 日為一療程。

5. 踩腿法：患者俯臥位，踝前墊一高枕，踩時髕骨勿痛。術者用雙腳在患者大、小腿後面走動 20 分鐘以上。每日 1～2 次，15 日為一療程。

6. 封閉療法：可用 0.5%～1%利多卡因 2～5 毫升加曲安奈德 5～10 毫克，每週 1 次或 0.5%布吡卡因 2.5～5 毫升加倍他米松 2.5～5 毫克，加透明質酸酶500～1500 單位做痛點封閉。1～2 週 1 次，3 次為一療程。

【訓練安排與康復】

1. 加強股四頭肌肌力及柔韌性訓練，可減少肌肉損傷。柔韌性訓練（跟臀練習）方法如下：

（1）取單側下肢站立，用同側手握住同側小腿遠端，同時伸髖，靜止 1～2 分鐘。每組 3 次，每日 3～6 組。

（2）取俯臥位，用同側手握住小腿遠端，上體盡力背伸，靜止 1～2 分鐘。每組 3 次，每日 3～6 組。

（3）取跪位下腰，盡力仰臥床上 1～2 分鐘。每組 3 次，每日 3～6 組。

2. 大強度訓練時，用布繃帶從膝至腹股溝做包紮，可預防拉傷。

股直肌斷裂
Rupture of the Rectus Femoris

股直肌是長而厚紡錘形雙羽狀肌，起點為一短而堅強的分叉腱，直頭起於髂前下棘，反折頭起於髖臼上部，覆蓋髂股韌帶的側部，與直頭相交成直角或鈍角。當股直肌處在伸膝抗阻力量超過股直肌所能承受的力量時，可造成髂前下棘撕脫骨折或股直肌髕上緣斷裂。患病率為 0.06%，常見於棒球（0.88%）、曲棍球（0.83%）、舉重（0.38%）、田徑（0.12%）等項目的運動員。

【診斷要點】

1. 有明顯外傷史。
2. 自覺大腿前面痛，有包塊。
3. 檢查：局部腫脹，皮下淤血，壓痛，可觸及斷裂處凹陷或異常包塊，伸膝抗阻試驗、跟臀試驗疼痛明顯，伸膝、屈髖受限。

【治療方法】

1. 冰療：傷後盡早用冰塊擦或冰袋冷敷患處，每日 4～6 次。
2. 損傷速效止痛劑：每日塗患處 4～6 次，藥乾後白晝加壓包紮，夜間去包紮 1～2 週。
3. 傷後 24 小時可做光療、水療、熱療、低頻干擾電療等，每日 1～2 次，15 日為一療程。

4. 手法治療：傷後局部可輕搓、輕掐、輕壓，以有痛感為度，連續 200～400 次。每日 1～2 次，15 日為一療程。

5. 踩腿法：患者俯臥位，踝前墊一高枕，踩時髕骨不應有痛感。術者用雙腳在患者大、小腿後面走動 20 分鐘以上。每日 1～2 次，15 日為一療程。

6. 封閉療法：可用 0.5%～1%利多卡因 4～10 毫升或 0.5%布吡卡因 5～10 毫升加曲安奈德 2.5～5 毫克或強的松龍12.5～25 毫克，加透明質酸酶500～1500 單位做痛點封閉。每週 1 次，3 次為一療程。

【訓練安排與康復】

1. 加強股四頭肌肌力練習及柔韌性訓練（跟臀練習），可減少肌肉損傷（參見股四頭肌拉傷及斷裂訓練安排與康復1）。

2. 大強度訓練時，用布繃帶從膝至腹股溝做包紮或護具固定，可預防拉傷。

大腿內收肌拉傷與斷裂（騎士損傷 Rider's strain）
Strain and Rupture of the Femoral Adductor Muscle

股內收肌（圖 4–6）在內收抗阻力量過大，超過其所能承受的力量時可造成拉傷或斷裂。其患病率為 0.32%，常見於散打（1.16%）、古典式摔跤（1.14%）等項目的運

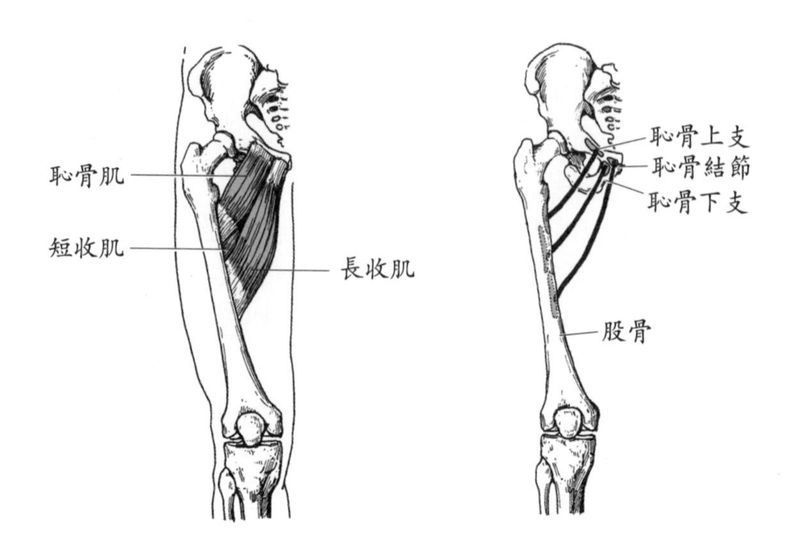

大腿內收肌群（一）　大腿內收肌群（一）起止點

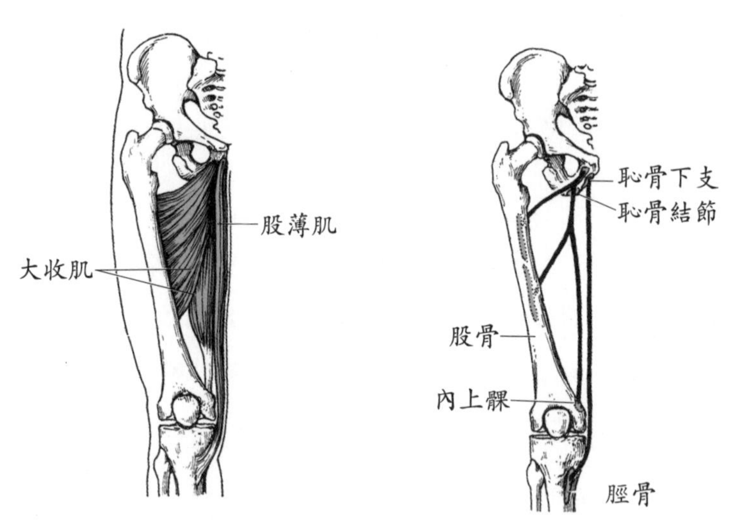

大腿內收肌群（二）　大腿內收肌群（二）起止點

圖 4-6　股內收股組成

動員。

【診斷要點】

1. 有明顯外傷史。

2. 自覺大腿內側痛，站立、行走受限。

3. 檢查：局部可有明顯腫脹，皮下淤血，壓痛，完全斷裂時斷端有異常隆起，並可觸及斷裂處的凹陷，內收抗阻試驗疼痛明顯（圖 4–7）。

【治療方法】

1. 冰療：傷後盡早用冰塊擦或冰袋冷敷患處，每日 4～6 次。

2. 損傷速效止痛劑：每日塗患處 4～6 次，藥乾後白晝加壓包紮固定，夜間去固定，1～2 週。

3. 傷後 24 小時可做光療、水療、熱療、低頻干擾電療等，任選 1～2 種，每日 1～2 次，15 日為一療程。

4. 手法治療：傷後 24 小時，患者取側臥位（傷肢在下），可單獨或交替使用揉法、壓法、揉捏法、抖法、踩法等手法施治 20 分鐘。每日 1～2 次，15 日為一療程。

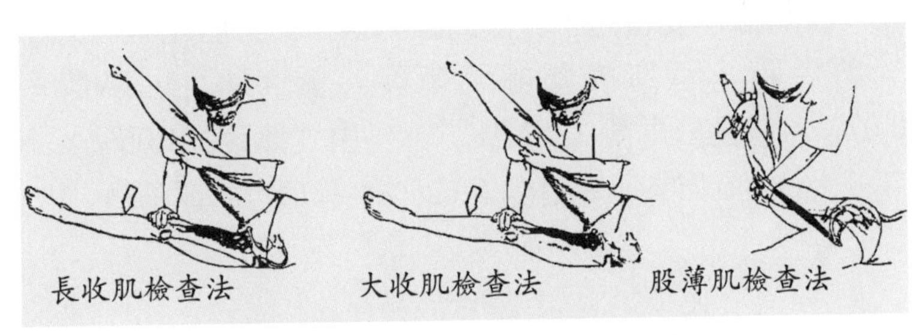

圖 4–7　股內收肌損傷檢查法

5. 踩腿法：患者取側臥位，傷肢在下。術者用足揉、壓、抖股內收肌 10～20 分鐘。每日 1～2 次，15 日為一療程。

6. 封閉療法：可用 0.5%～1%利多卡因 4～10 毫升加曲安奈德 2.5～5 毫克，每週 1 次或 0.5%布吡卡因 5～10 毫升加倍他米松 2.5～5 毫克痛點封閉，1～2 週 1 次，3 次為一療程。

【訓練安排與康復】

1. 加強股內收肌力量及柔韌性訓練：單膝、髖關節屈曲，外展後平放在與髖等高的物體上；另一側肢體下蹲伸展前側股內側肌群或做主動抗阻練習，可減少肌肉損傷的發生。

2. 大強度訓練時，用布繃帶從膝部至腹股溝做包紮或使用護具固定，預防損傷。

膕繩肌斷裂
Rupture of the Hamstring

髖關節極度屈曲，膝關節猛力過伸，當膕繩肌肌力小於前者時，可造成膕繩肌撕裂（圖 4-8），患病率 0.07%。常見於馬術（2.27%）、自由式摔跤（1.06%）、花式游泳（0.75%）、田徑（0.25%）等項目的運動員。

【診斷要點】

1. 有明顯外傷史，常伴有斷裂音響。

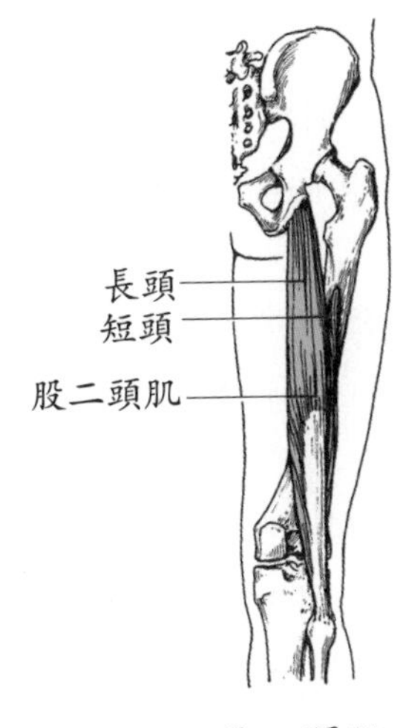

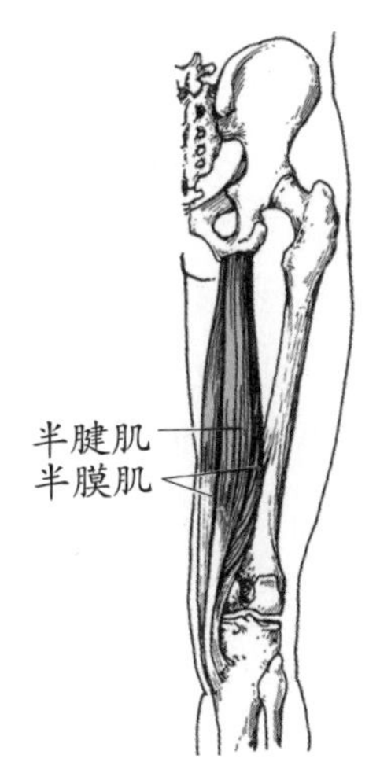

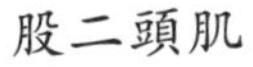
股二頭肌　　　　半腱肌與半膜肌

圖 4-8　膕繩肌組成

2. 自覺大腿後面痛，不能繼續跑動，輕者跛行，重者膝屈曲不能行走。

3. 檢查：可觸及緊張的肌肉條索、硬結、肌肉痙攣，重者可觸及凹陷、腫脹或包塊，可見皮下出血。抗阻屈膝或抗阻伸髖痛。

【治療方法】

1. 冰療：傷後盡早用冰塊擦或冰袋冷敷患處，每日4～6 次。

2. 損傷速效止痛劑塗患處，每日 4～6 次，藥乾後加壓包紮固定 1～2 週（晝固定，夜去固定）。

3. 理療：傷後 24 小時可做光療、水療、熱療、低頻干擾電療、超聲波等治療。任選 1～2 種，每日 1～2 次，

15 日為一療程。

4. 手法治療：傷後 24 小時可以揉法、壓法、揉捏法、抖法等手法放鬆痙攣的肌肉，舒筋活血、促進修復。每日 1～2 次，15 日為一療程。

5. 踩腿法：患者取俯臥位，踝背墊高，踩時膝部勿痛。術者站立於患者股後，反覆走動 20 分鐘。每日 1～2 次，15 日為一療程。

6. 封閉療法：損傷局部痛點局限時，可用 1%利多卡因 4～10 毫升加曲安奈德 2.5～5 毫克每週 1 次，或 0.5%布吡卡因 5～10 毫升加倍他米松 2.5～5 毫克痛點封閉，1～2 週 1 次，3 次為一療程。

【訓練安排與康復】

1. 加強膕繩肌小力量多次數肌力練習和柔韌練習，可減少該肌的損傷發生機會。

2. 短跑、跨欄、跳躍項目的運動員，每次大強度訓練後，應接受踩腿放鬆療法或熱水浴 20 分鐘。此法有預防損傷和消除疲勞的功效。

3. 大強度訓練和傷後康復練習時，應採用布繃帶或護具保護，防止再傷。

4. 傷後暫時停止局部訓練，傷後 1 週開始恢復慢跑訓練，快走訓練有利於功能恢復，防止粘連。

5. 每天訓練和比賽前，充分做準備活動，特別是柔韌性練習，疲勞和天氣寒冷時更應加強熱身活動。

股四頭肌撞傷
Injury of Quadriceps Femoris

股四頭肌撞傷是指大腿前面肌肉的撞傷（擠壓傷），常見於棒球、籃球、橄欖球、足球等項目的運動員。

【診斷要點】

1. 有明顯股四頭肌頂撞史。
2. 自覺大腿前面疼痛，僵硬。
3. 檢查：股四頭肌腫脹、壓痛，膝關節過屈痛，膝關節伸膝抗阻痛。

【治療方法】

1. 冷敷：冰袋或冰塊擦或敷患處 20 分鐘。亦可用制冷機敷墊敷患處（最低可降到 2～3℃），10～15 分鐘，每日 1～2 次。
2. 損傷速效止痛劑：4～6 小時塗1 次，2 週為一療程。
3. 膝屈曲固定：前面處置之後，對傷處加壓包紮。休息時膝關節盡力屈曲，防止肌肉短縮、粘連等。
4. 熱水浴療法：傷後 24 小時開始，水溫調至 38～42℃，使患處浸泡在水中 20 分鐘。每日 1 次，15 次為一療程。
5. 早期抬高肢體，防止腫脹。

【訓練安排與康復】

1. 早期活動，主動屈伸膝關節，逐漸過度到跪位靜力性練習。每次 1～3 分鐘，每日 1～3 次。

2. 靜力半蹲練習（站樁功）：患者取站立位，雙足自然分開與肩同寬，下蹲至大小腿夾角呈 100～110°，上體應盡量與地面垂直，停止不動至無法維持原體位為止（記錄維持時間）。休息 3～5 分鐘，重複練習，總練習累計時間 20 分鐘以上。

3. 半坐位負重靜力伸膝練習：患者半坐位於屈伸膝蹬架上，負重量與自己體重相等，雙下肢同時用力使大小腿夾角呈 100～110°，靜止不動至無法維持原體位為止（記錄維持時間）。休息 3～5 分鐘，重複練習，總練習累計時間 20 分鐘以上。

4. 深蹲起練習：患者取站立位，雙足自然分開與肩同寬，上體盡量與地面呈垂直，反覆練習深蹲起 30～50 次為 1組，每日練習 5～10 組。

5. 半坐位負重伸膝練習：患者半坐位於屈伸膝蹬架上，膝與髖關節盡力屈曲，再用力伸直，每組練習 30～50 次，每日練習 5～10 組。

股四頭肌下血腫

Haematoma of the Quadriceps Femoris

股四頭肌下血腫是由直接暴力撞擊肌肉，造成血管破裂所引起的。常見於足球、排球、籃球、冰球等項目的運動員。

【診斷要點】

1. 有明顯撞擊外傷史。

2. 自覺大腿劇痛，明顯腫脹，活動明顯受限。

3. 檢查：局部迅速腫脹，肌肉僵硬，皮下有瘀斑，壓痛，有波動感，可穿刺抽出血液確診。

【治療方法】

1. 冰療：傷後盡早用冰塊擦或冰袋冷敷患處，每日4～6次。

2. 損傷速效止痛劑：每日塗患處4～6次。

3. 傷後應立即加壓包紮，抬高患肢，臥床休息。

4. 傷後24小時穿刺抽血，用0.25%～0.5%奴佛卡因20～60毫升沖洗血腫，應盡量將淤血抽淨。再加入強的松龍12.5～25毫克、透明質酸酶500～1500單位，注入血腫腔內。加壓包紮，每週1次，3次為一療程。

5. 傷後24小時可任選光療、水療、熱療、低頻干擾電療、超短波、微波等1～2項進行治療，每日1次，15日為一療程。

6. 手術探查：腫脹發展迅速、疑有較粗血管破裂時，可切開止血和沖洗血腫，然後關閉傷口。

【訓練安排與康復】

1. 傷後停止訓練，1週後開始恢復活動，2週後參加訓練。

2. 運動員應學會自我保護，萬一遇到意外盡全力保護自己，使損傷減小到最低限度。

股四頭肌挫傷與骨化性肌炎

Contusion and Myositis Ossificans of the Quadriceps Femoris

股四頭肌遭受直接鈍性撞擊，如膝頂、足踢、摔倒或撞擊可造成本病，患病率為0.07%。常見於冰球（0.86%）、羽毛球（0.69%）、手球（0.68%）、籃球（0.31%）、田徑（0.21%）等項目的運動員。

【診斷要點】

1. 有明顯外傷史。
2. 自覺大腿痛、活動受限、行走和深蹲困難、跛行。
3. 檢查：局部腫脹、瘀斑、壓痛。
4. X光顯示：傷後3～4週可見股四頭肌有絮狀或塊狀鈣化陰影。

【治療方法】

1. 熱水浴：每8小時熱水浴30分鐘，水溫保持在39～42℃。
2. 早期活動：傷後1週，每隔2～3小時伸屈膝、髖關節數十次，防止粘連。
3. 外科手術治療：切除骨化病灶，鬆解粘連部位，術後盡早活動，防止再強直。

【訓練安排與康復】

1. 當伸展受限時，經常做壓腿練習或懸吊肢體；屈曲受限在床上練習屈膝、屈髖，每次 15～20 分鐘，每日 1～3 次。或練習跪、蹲等動作。早期以靜力練習為主，動力練習為輔。傷後 1～2 週以後以動力練習為主，靜力練習為輔。

2. 傷後治療和康復練習應及時、有效，盡力減輕鈣化範圍和程度；逐漸恢復關節活動角度。

膝關節解剖

Anatomy of the knee

膝關節是人體結構中最複雜的關節，包括內外側股脛關節和髕股關節。

膝關節的關節囊和韌帶系統是保護膝關節穩定的重要結構。前方關節囊由股四頭肌肌腱、髕韌帶覆蓋及保護；髕骨及髕腱兩側由內、外支持帶，闊筋膜及股四頭肌腱擴張部加強（圖 4–9）；後方關節囊由半膜肌附著點之一向外上反折部分加強；內側關節囊中部與內側半月板邊緣相連，半月板以上部分稱半月板——股骨韌帶，以下部分稱半月板——脛骨韌帶，後面部分斜行稱後斜韌帶；外側關節囊偏後方有膕肌腱斜行穿過進入關節（圖 4–10）。

膝關節內、外、後側有關節外韌帶保護和加強，內側副韌帶扁、寬而強韌，分深、淺兩層。淺層起自股骨內上髁及其下，止於脛骨內側，有縱行、斜行兩種纖維。前縱

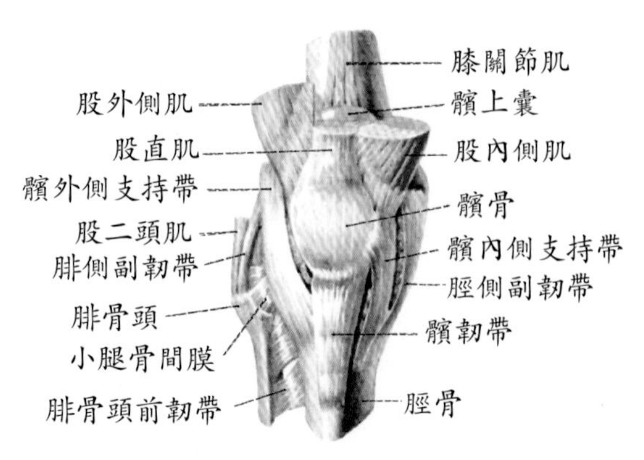

圖 4-9 膝關節前側結構

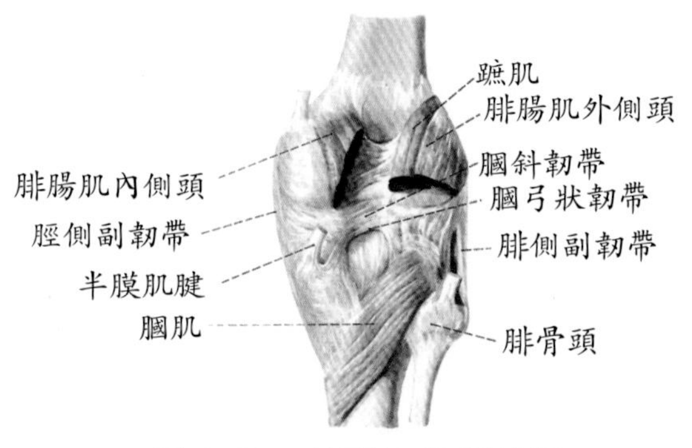

圖 4-10 膝關節後側結構

束起於股骨內上髁內收肌結節下，止於脛骨內側面關節線下脛骨粗隆水平，上方有鵝足腱覆蓋；後斜束上起自前縱束之後呈扇形向後下延伸止於關節囊。外側副韌帶呈圓柱狀，起於股骨外上髁止於腓骨小頭，經過關節隙時有膕肌腱將其與外側半月板隔開。後外方有弓形韌帶，起自腓骨頭，上行分為兩束，外束與膕肌腱共同止於股骨外髁，內束覆蓋於膕肌後上部，止於脛骨後面。

膝前、後交叉韌帶位於膝關節內、滑膜外，加強膝的穩定，防止脛骨前後錯動。前交叉韌帶起自脛骨髁間前窩斜向外後上方，呈散開狀止於股骨外髁內側面的後部，分為前內束和後外束。後交叉韌帶起於脛骨髁間後窩斜向內前上方，止於股骨內髁的外側面（圖 4–11）。

膝關節的半月板內外各一，位於股骨下端和內外側脛骨平臺之間，為纖維軟骨組織，其水平面為半月形，切面為楔形，有穩定關節、緩解衝撞力的作用。內側半月板前角附於前交叉韌帶旁，後角附於脛骨棘後方的凹陷處，側方與關節囊緊密相連；外側半月板較小，前角附於前交叉韌帶外側邊緣，後角附於脛骨棘後方凹陷，緊靠後交叉韌帶。內、外側半月板前角由膝橫韌帶相連（圖 4–12）。

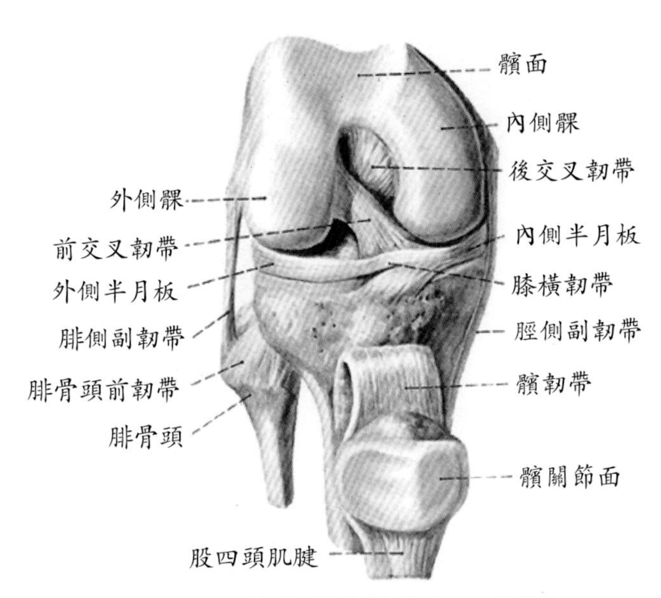

圖 4–11　膝前側（前後交叉韌帶）

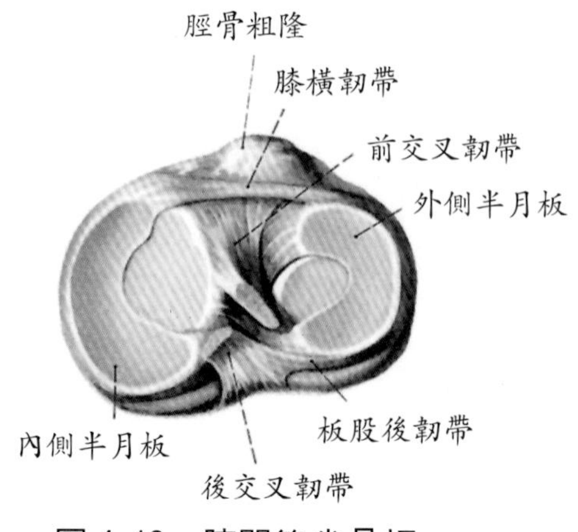

圖 4-12　膝關節半月板

膝關節不穩
Instability of the Knee Joint

膝關節受到直接或間接暴力，且超出韌帶和關節囊所能承受的最大負荷，可導致韌帶和關節囊斷裂或不完全斷裂，進而可導致膝關節不穩。患病率為 2.03%。常見於古典式摔跤（13.43%）、登山（12.3%）、中國式摔跤（10.52%）、柔道（10.22%）、自由式摔跤（10.12%）、足球（5.62%）、壘球（5.46%）等項目的運動員。

【診斷要點】

1. 有明顯外傷史。

2. 自覺傷後出現膝關節疼痛，腫脹，彈響，絞鎖，活動受限。

3. 檢查：關節外損傷者有局部腫脹、壓痛；關節內損傷者，關節腫脹，關節積血或積液。

（1）膝側搬試驗：患者平坐，患肢置於床緣，伸直位或屈曲 30°，術者向內或向外側搬膝關節，出現外或內側副韌帶痛或關節明顯鬆動者為陽性，可確診為外側或內側副韌帶損傷或斷裂（圖 4–13）。

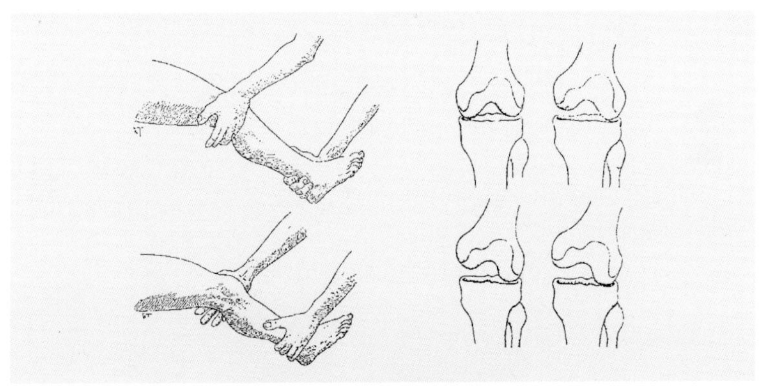

圖 4–13　膝側搬試驗

（2）膝抽屜試驗：

① 屈雙膝呈 30°，雙腳置於床上，術者臀部壓住患者雙足背，用雙手向前拉或向後推脛骨上端（圖 4–14），活動度超過正常側者為陽性。此法用於診斷前或後交叉韌帶斷裂。

② 臥位膝伸直，術者一手握住股骨下端，另一手握脛骨上端，向相反方向推或拉，若出現向前或後異常錯動，可確診為前交叉或後交叉韌帶損傷斷裂。此即 Lachman 試驗（圖 4–15）。

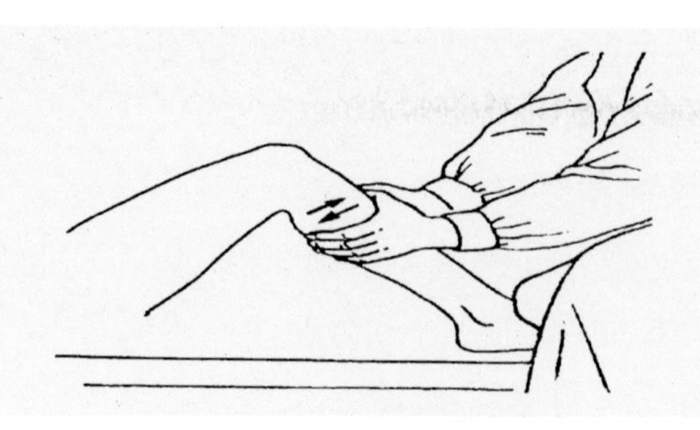

圖 4-14　膝抽屜試驗

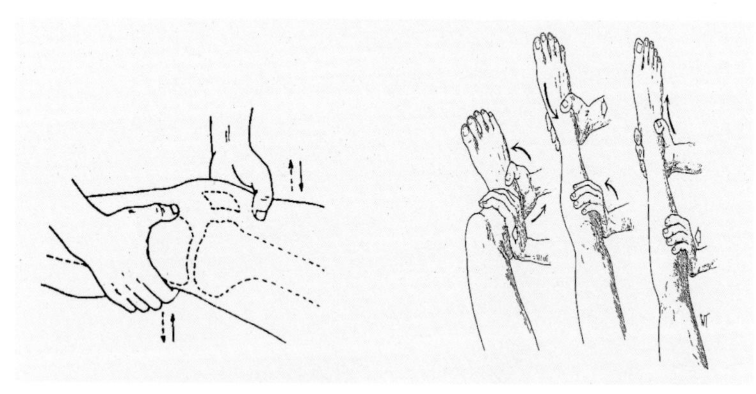

圖 4-15　Lachman 試驗　　圖 4-16　軸移試驗

③ 臥位膝伸直放鬆，踝關節夾在檢查者腋下，雙手於膝關節內、外側交替推膝關節，若有異常鬆動則可確診為前交叉韌帶或內、外側副韌帶損傷或斷裂。

④ 軸移試驗：患者仰臥，術者一手握患者足踝，膝屈 90°，小腿內旋內翻位，使膝逐漸伸至 30°時，此時，若外側股脛關節半脫位增大，再進一步伸直出現突然錯動復位感者為陽性，示前交叉韌帶鬆弛（圖 4-16）。

⑤ 患者臥位，患肢髖外展 90°，膝關節屈曲 90°，一手

指端放在髕骨尖，近端附著在膝下；另一手向前或後推脛骨，若脛骨前移，為前交叉韌帶損傷，向後移為後交叉韌帶損傷。

（3）旋轉不穩檢查：患側屈膝 80°，小腿外旋 30°，做外搬和前抽屜試驗，陽性為前內側旋轉不穩，提示內側副韌帶、前交叉韌帶和後斜韌帶斷裂；小腿內旋 15°，作前抽屜試驗，陽性為前外側旋轉不穩，提示外側副韌帶、前交叉韌帶斷裂；膝伸直或屈曲 30°內搬和後抽屜試驗陽性者，出現脛骨異常外旋，為後外旋轉不穩，提示外側後交叉和弓形韌帶斷裂；膝伸直位、內搬和後抽屜試驗陽性者，出現脛骨異常內旋，為後內旋轉不穩，提示內側和後交叉韌帶斷裂。

（4）前交叉韌帶斷裂臨床分度：脛骨前移 5 毫米為 I 度，5～10 毫米為 II 度，10 毫米以上為 III 度，無移動為 0 度（圖 4–17）。

4. X 光顯示：強力內、外翻前後位片，可見斷裂側關節間隙增寬。強力前、後抽屜試驗側位片可見脛骨向前或後移動比健側增大。

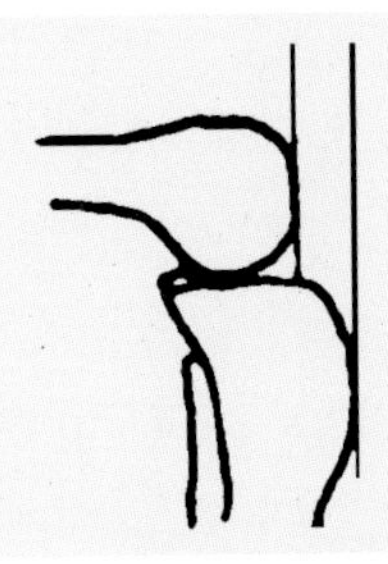

圖 4–17　前交叉韌帶斷裂分度

5. 磁共振成像：前交叉韌帶斷裂可見前交叉韌帶信號不連續，或呈彌散型、波浪型高信號改變，韌帶角度改變，甚至影像缺如（圖 4–18）；後交叉韌帶斷裂可見韌帶信號不連續，或「問號」形狀改變；內外側副韌帶斷裂可見信號不連續、不均勻，且增粗。

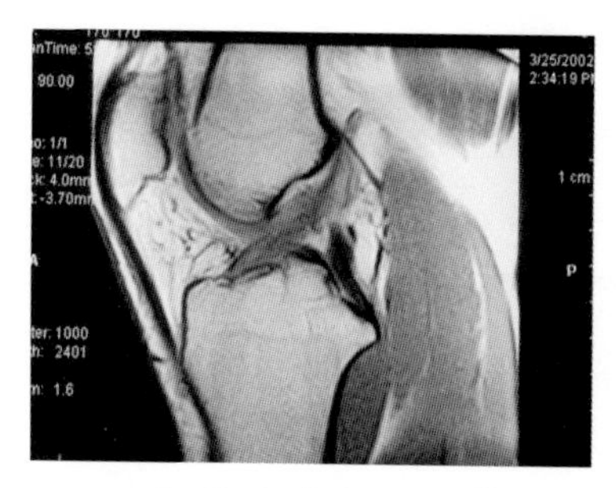

斷裂的前交叉韌帶

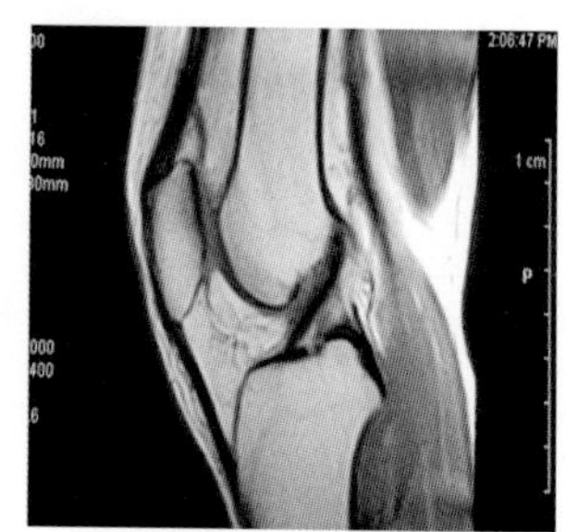

正常的前交叉韌帶

圖 4–18　損傷後及正常的前交叉韌帶 MRI

6. KT–1000 或 KT–2000：將健肢與患肢比較，測量脛骨前後移動度，明確前、後交叉韌帶損傷，通常數值相差 25 毫米即有臨床意義（圖 4–19、圖 4–20）。

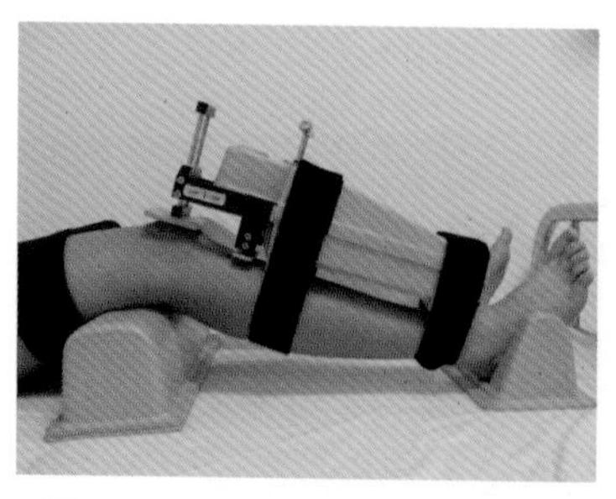

圖 4–19　KT–2000 測量儀

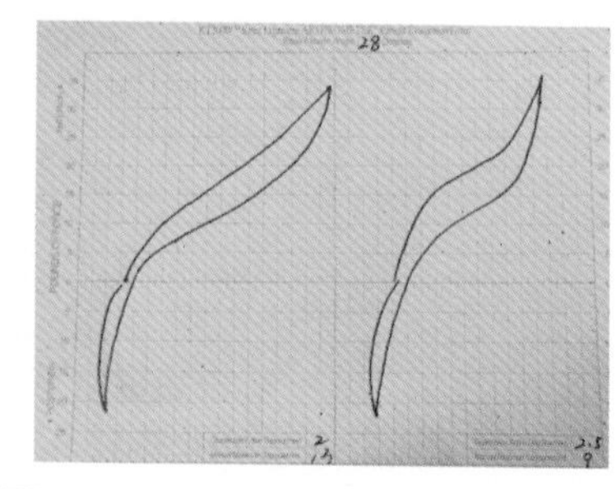

圖 4–20　KT–2000 測量結果圖

【治療方法】

1. 韌帶部分斷裂多數不影響膝關節的穩定性，可選用以下方法治療：

（1）損傷速效止痛劑：每日塗患處 4～6 次。

（2）局部制動：選用固定膝的夾板、紙板、石膏托、繃帶、護具等，開始 24～48 小時連續固定，此後白天固定，夜間去固定，2～4 週。

（3）手法治療：患者取側臥位，損傷部位向上，屈曲近 90°平放。術者（或患者自己）可單獨或交替使用壓法、掐法、定點運穴掐或壓法等，連續操作 200～400 次。每日 1～2 次，15 日為一療程。

（4）封閉療法：壓痛點局部皮膚常規消毒，取曲安奈德 2.5～5 毫克加 2%利多卡因 2 毫升，每週 1 次或倍他米松 5毫克加 0.5%布吡卡因 2 毫升進行痛點封閉，封閉後疼痛應減輕或消失。1～2 週 1 次，3 次為一療程。

（5）針刺療法：壓痛點局部皮膚常規消毒，直刺痛點，提插 10 餘次，1～2 日 1 次，15 日為一療程。

2. 韌帶完全斷裂早期手術縫合，修補，局部制動 4～6 週。目前，大多選擇關節鏡下韌帶重建術（圖4-21）。

3. 傷後超過兩週手術應根據膝關節不穩的類型選用相應的手術方式：交叉韌帶斷裂，可關節鏡下用髕腱、腱肌和股薄肌腱重建術；前內旋轉不穩可用內側副韌帶和後斜韌帶上移縮短術，交叉韌帶重建和鵝足翻轉術；外側不穩多用髂脛束的腱束拉緊術。術後固定 6 週以上。

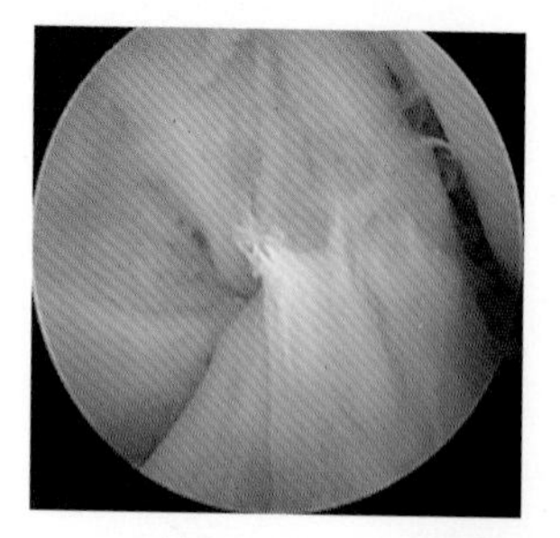
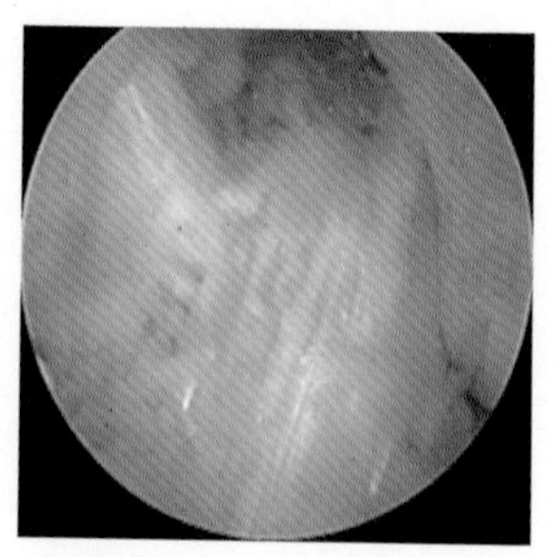

圖 4-21　斷裂與重建後的交叉韌帶

【訓練安排與康復】

1. 傷後制動期可練習直腿屈伸髖和踝關節盡力背伸、跖屈，每日累積次數 200～400 次以上；主動收縮股部肌肉每日累積次數 800～1000 次以上，應分組練習。

2. 術後應在兩週使膝關節屈曲達到 90°，防止粘連或強直。

3. 加強下肢肌肉練習，增強膝關節的穩定性，防止韌帶損傷。

4. 曾患韌帶損傷的運動員，在大運動量、大強度、高密度或比賽時，必須使用粘膏帶或護具保護。

5. 做好練習中的保護和脫保工作，嚴防重複損傷。

外傷性髕骨脫位與半脫位
Traumatic Dislocation and Subluxation of the Patella

在髕骨異常，厚髕骨，小髕骨，指甲髕骨，Wibeg II、

Ⅲ型髕骨，股骨外髁嵴低平，關節間隙狹窄，軟骨面不光滑，膝內、外翻或脛骨外旋畸形，高位髕骨，關節囊及韌帶鬆弛，髂脛束攣縮等條件下，直接外力撞擊髕骨或間接外力使膝內翻、外翻扭轉改變髕骨與脛骨結節間力線關係，加上股四頭肌的突然收縮最易引起髕骨脫位。患病率為 0.01%。常見於柔道、舉重、籃球、足球、體操、標槍等項目的運動員。

【診斷要點】

1. 有明顯外傷史。

2. 自覺髕骨絞鎖卡住、錯動，可自行或他人幫助還納。膝關節腫大，活動不便，行走時常打軟腿、易跌倒，跑、上下樓時更明顯。

3. 檢查：患膝伸直位，放鬆股四頭肌，髕骨向膝外側活動度大，有的伴有疼痛。膝關節腫大，可抽出積血或積液。

4. X 光顯示：軸位片凡髕骨中央嵴超越股骨外髁頂點的外側或髕骨向外偏移 5 毫米以上或傾斜 15°以上，即可確診為髕骨脫位。

5. 髕骨脫位分型見圖 4–22。

【治療方法】

1. 手法整復：患者取平坐位，膝盡力伸直。術者將脫位髕骨由膝關節外側向內側推動，同時令患者逐漸伸膝即復位。

2. 包紮固定：復位後，在髕骨外側放置一長梯形墊或

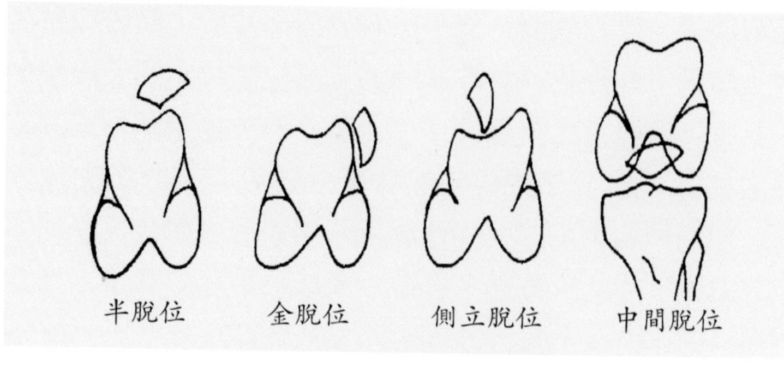

圖 4-22　髕骨脫位分型

棉柱形墊加壓包紮。繃帶走向必須由髕骨外側經前面至內側呈 8 字帶。最後將膝關節伸直位固定在夾板或石膏托上，固定 2～4 週。可行走，勿屈膝。

3. 手術治療

（1）Campbell 法：用髕骨內側支持帶的中心部作筋膜瓣，將其從股四頭肌附著處下方穿過外側部位拉出，然後向內側翻轉縫合於股骨內上髁，同時將內側支持帶縮短縫合。

（2）Roux-Goldthwait 法：縱行切開髕韌帶，將外側部從脛骨結節上剝離，拉向內側，縫合於脛骨結節內緣。

（3）楔狀瓣和外側鬆解術：廣泛的外側鬆解後，在內側支持帶三角形的楔狀瓣，將髕骨向內側推移縫合。學齡兒童和幼兒常用此法。

（4）Galeazzi 法：在半腱肌腱中部切斷，將遠端從髕骨的內下方斜行拉向外上方，然後靠近內側部固定。最好在外側鬆解和內側縮短縫合後，效果更好。

（5）Hauser 法：將內側髕韌帶連同骨皮質向遠端移

行、固定。對於患者骨骺已閉合的習慣性髕骨脫位者，這是有效的治療方法。

（6）脛骨結節內移和外側鬆解術：使脛骨結節向內旋轉、固定；同時鬆解髕骨外側部。

（7）體育醫院方法：關節鏡下鬆解外側髕骨支持帶，關節外褥式縫合緊縮內側髕骨支持帶（圖 4–23）。

【訓練安排與康復】

1. 急性期復位固定後可行走，勿屈膝，四周後開始恢復練習。

2. 軟組織手術後 15～2 個月開始恢復練習，骨組織手術後 2～3 個月開始恢復練習。

3. 加強股四頭肌肌力訓練是預防和康復的最好方法。

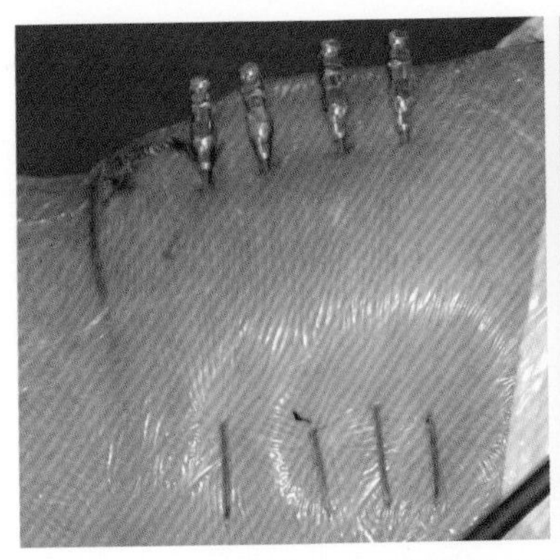
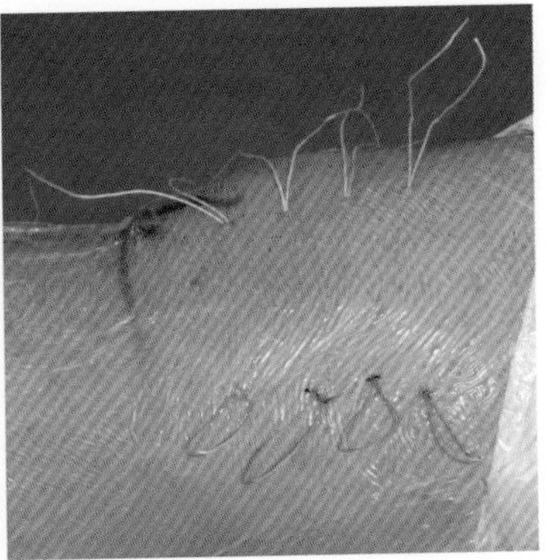

圖 4–23　關節鏡下鬆解外側髕骨支持帶，關節外縫合緊縮內側髕骨支持帶

髕骨軟骨軟化症

Chondromalacia of the Patella

正常的髕骨在股骨的滑車上面沿一定的軌跡滑行——伸膝時髕骨由內下滑向外上，屈膝時相反。若直接暴力破壞了髕骨正常運動軌跡，出現不合槽的運動，易產生髕骨軟骨軟化症。它可以由一次或多次的急性損傷或微細損傷積累而成，患病率為25.7%。常見於中國式摔跤（10.53%）、手球（9.46%）、排球（7.47%）、冰球（6.03%）、籃球（5.85%）、測向（5.75%）、壘球（5.45%）、賽艇（4.55%）等項目的運動員。

【診斷要點】

1. 有明顯外傷史或反覆多次微細損傷史。

2. 自覺膝痛，軟而無力，跑、蹲、跳等動作時均痛。重者走路、上下樓梯甚至休息時亦痛。

3. 檢查：髕骨壓痛試驗（圖4–24）有髕骨後壓痛；髕骨研磨試驗（圖4–25）髕下摩擦有音響、伴有疼痛；髕股分離試驗（圖4–26）做蹲起或伸膝抗阻時，術者將髕骨向內側或外側推壓，髕股關節面的疼痛減輕或加重與後壓痛呈相反感覺，即為分離試驗陽性。

4. X光顯示：側位片上可見髕骨關節面上，下緣脫鈣，逐漸形成軟骨邊緣性骨贅，髕骨軟骨腫脹軟化、壞死、軟骨下增生，骨化成軟骨下骨贅。軸位片亦可見前述諸變化（圖4–27）。

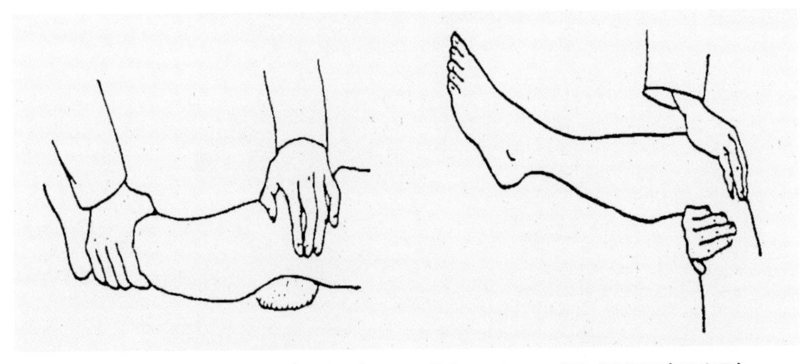

圖 4-24　髕骨後壓痛試驗　　圖 4-25　髕骨研磨試驗

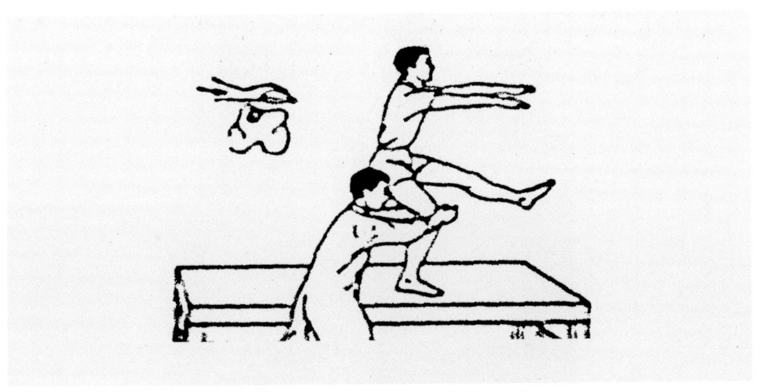

圖 4-26　髕股分離試驗

【治療方法】

1. 手法治療：患者平坐位，膕窩下墊一軟墊。術者可單獨或交替使用揉法、揉捏法、壓法、叩擊法、抖動法、彈撥法等手法，放鬆下肢緊張、僵硬、痙攣的肌肉至鬆弛為止。

（1）定點掌壓法：術者全手掌著實在髕骨上，稍加壓

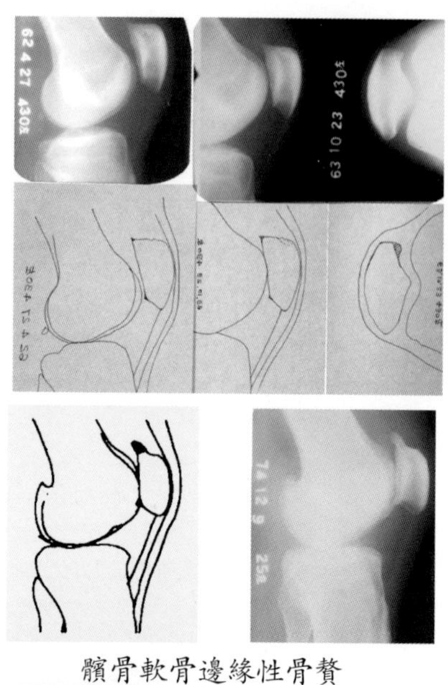

髕骨軟骨邊緣性骨贅

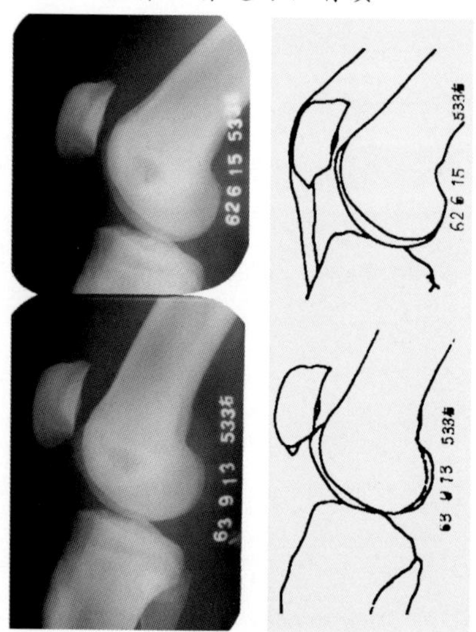

髕骨軟骨下骨質增生

圖 4-27　髕骨軟骨軟化症 X 光顯示

力向各方向滑動，找準最痛的部位。適當加壓，以患者有酸痛感為度，停止不動，待疼痛減輕或消失後，再重複前述全過程 2 次；徐徐抬手，用毛巾被將膝關節蓋好，休息 3～5 分鐘。每次治療重複前述手法 3 次，每日 1～2 次，30 日為一療程。

（2）定點輕壓法：術者手勢同前，找到最痛部位後，連續壓 200～400 次，以患者有痛感為度。每日 1～2 次，30 日為一療程。

（3）研磨法 1：術者用雙手拇、食指捏住髕骨，沿順、逆時針方向研磨 50～200 次。研磨時以患者有痛感為度。嚴禁將膝關節磨出積液。如出現積液，應減少研磨次數和減輕研磨力或暫停治療數日，積液會逐漸減少和吸收。

（4）研磨法 2：一手拇指壓住髕軟骨邊緣壓痛點，另一拇指壓在前拇指背上，反覆屈、伸膝關節 50～200 次，以患者有痛感為度。1～3 日 1 次，15 日為一療程。

2. **理療**：超短波、微波、脈沖磁療、蠟療、直流電導入、中草藥導入等任選 1～2 種，每日做 1 次。

3. **手術治療**：可根據傷情，選擇軟骨 Ⅰ、Ⅱ 層做片狀切除，局部清除至骨，並以細克氏針鑽孔以期新生組織化生修復。髕骨橫行鑽孔，髓腔減壓，改善血運，髕骨部分切除或全切除，髕外側支持帶鬆解術等（圖 4–28）。

【訓練安排與康復】

1. 根據髕後壓痛和膝關節伸膝裝置機能檢查的結果，可以把髕骨軟骨病分為四度，其分度標準與訓練安排如下：

Ⅰ 度患者：自覺無任何不適和疼痛，僅有髕後壓痛，

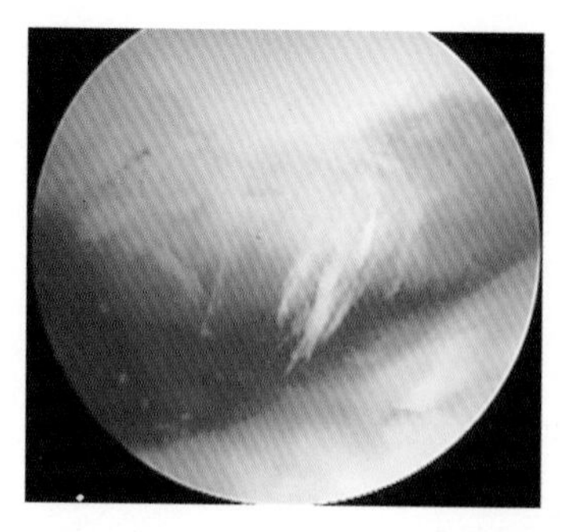
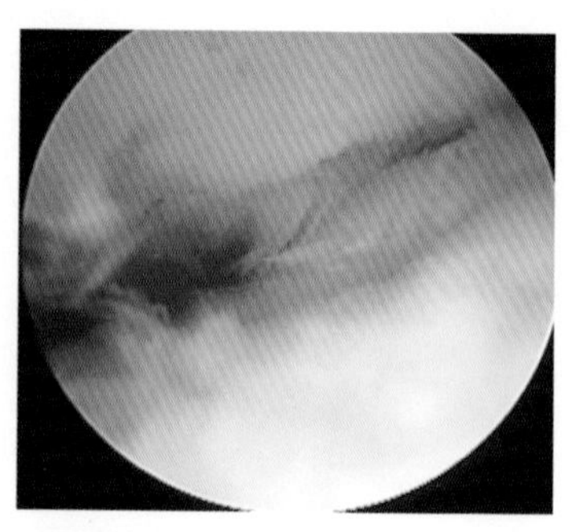

圖 4–28　關節鏡下髕骨關節面損傷、關節軟骨損傷和滑膜增生情況

應定期復查，防止惡化。可參加正規訓練。

Ⅱ度患者：自覺用力跑、跳躍時疼痛，檢查時髕骨後壓痛，單腿蹲起痛，雙腿蹲起不痛者為Ⅱ度。可參加正規訓練，但應適當減少患肢局部的負擔量，加強股四頭肌的功能練習。

Ⅲ度患者：自覺跑、跳均痛，檢查時髕骨後壓痛，單、雙腿蹲起痛者為Ⅲ度。可參加部分專項訓練，適當參加強度大而量小的訓練，採取邊練邊治的原則。

Ⅳ度患者：自覺走路或靜止痛，檢查時髕骨後壓痛，單、雙腿蹲起和休息時痛者為Ⅳ度。可參加最簡單最基本的專項技術訓練，保持專項技能，停止大強度、大負荷量的訓練，加強腿部功能練習，防止肌肉萎縮，採取以治療為主，訓練為輔的原則。髕骨軟骨軟化症病情分類與訓練安排見表 4–1。

2. 加強股四頭肌肌力練習，可採用仰臥負重蹬腿練習（同髕骨末端病）、靜力半蹲（站樁）、蹲起，負重蹲起，進行上臺階、主動伸膝、負重伸膝等練習。

表 4-1　髕骨軟骨軟化症病情分類與訓練安排

分度	症狀	後壓痛	單蹲痛	雙蹲痛	靜止痛	訓練安排	
						運動量	致痛動作
Ⅰ	–	+	–	–	–	正常	
Ⅱ	+	+	+	–	–	正常	調整
Ⅲ	+	+	+	+	–	邊練邊治	減量
Ⅳ	+	+	+	+	+	以治為主	停訓

髕股關節骨性關節炎

Patellofemoral Joint OA

本病由髕股關節使用過度造成四周拉力失衡，引起髕股關節在股骨髁上移動脫離了正常軌跡後，長時間磨損和撞擊導致的微細損傷積累而成。病理變化以髕股關節軟骨退化變性為主，早期由髕骨軟化和半脫位演變而成；另一種是膝關節或全身多關節骨性關節炎（病因不明）。

【診斷要點】

1. 有髕股軟骨軟化症或髕骨半脫位、或髕股關節的過度負荷史。

2. 自覺膝關節疼痛，上下樓痛，蹲起痛，活動受限，不能跪。膝關節多呈內翻畸形，髕骨活動度明顯減小。

3. 檢查：髕股活動明顯受限，伴有疼痛，膝伸直稍受限，跟臀試驗明顯受限，伴有劇痛難忍。

4. X 光顯示：髕骨軸位像顯示，髕股關節間隙狹窄小於 3 毫米，周圍骨硬化，軟骨邊線骨贅外緣明顯。髕股關節側位像顯示，髕骨股骨相接邊緣骨贅，其上下邊緣最明顯，易形成鳥嘴狀，軟骨下骨化。

5. CT 顯示：髕股關節間隙狹窄，關節面不整齊，邊緣硬化。

【治療方法】

1. 手法治療：患者取仰臥位，膕窩墊一軟墊，術者可單獨或交替使用揉法、壓法、揉掐法、抖法、叩擊法等手法，將股四頭肌、膕繩肌、小腿三頭肌等放鬆，調整髕骨四周的拉力。

（1）定點掌壓法：術者全手掌著實在髕骨上，稍加壓力向各方向滑動，找準最痛的方位，適當加壓，以患者有酸痛感為度，停止不動 15～2 分鐘；待疼痛減輕或消失，再適當加壓重複前述全過程二次；徐徐抬手，用毛巾被將膝關節蓋好，休息 3～5 分鐘。每次治療重複前述手法 3 次，為一次治療，每日 1～3 次，30 日為一療程。

（2）定點輕壓法：術者手勢同前，找準痛點後，連續壓 200～400 次，以患者有痛感為度。每日 1～2 次，30 日為一療程。

（3）環形研磨法：術者用雙手拇、食指捏住髕骨，適當向下用力，沿順、逆時針方向研磨 50～200 次，以有痛感為度，可分組進行。每日 1～2 次，30 日為一療程。

（4）定點研磨法：一手拇指壓住髕骨邊緣壓痛點，另一拇指壓在前拇指上，反覆被動屈伸膝關節，以患者有痛感為度，50～200 次，可分組進行。1～3 日 1 次，15 日為一療程。

2. 理療：每日做一次脈沖磁療，沖擊波，PEMF（復合型脈沖磁多信號生物療法）。

3. 藥物注射：取 1%利多卡因 5～10 毫升加曲安奈德 40 毫克加透明質酸酶500 單位做膝關節腔內注射，每周 1 次，3 次為一療程。玻璃酸鈉 2 毫升做膝關節腔內注射，每日 1 次，5 次為一療程。

4. 手術治療：脛骨結節前移術，外側支持帶鬆解術，內側支持帶緊縮術，軟骨成形術，髕腱成形術，截骨術，髕骨切除術，髕骨置換術，關節鏡軟骨病灶磨削術，軟骨面修整術，軟骨下骨鑽孔術（圖 4–29）。

【訓練安排與康復】

1. 墊上、床上練習：患者仰臥位，主動做膝關節屈伸練習——伸直時拉伸屈肌，屈曲時增加膝關節屈度。每次

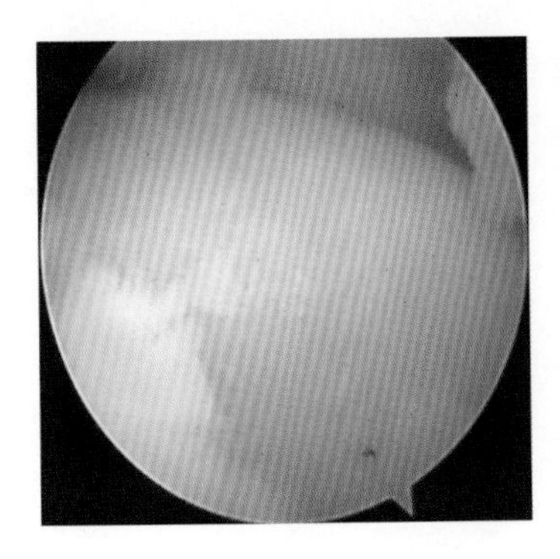
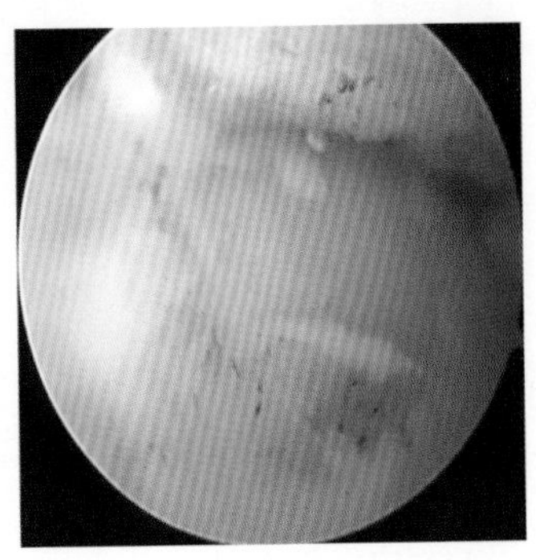

圖 4–29　關節鏡下軟骨病灶磨削術、軟骨面修整術和軟骨下骨鑽孔術

練習次數以練習後次日不加重為度。

2. 被動屈曲練習：患者仰臥位，單肢或雙肢盡力屈髖，屈膝，雙手握住小腿遠端，反覆被動屈膝、屈髖200～400次，可分組進行。每日1～3次。

3. 跪住靜力練習：患者取跪位，臀部盡力靠近跟部（如有困難臀跟間可墊一軟墊）。每次練靜跪1～2分鐘，重複3次，為一次練習。每日1～3次。

4. 深蹲靜力練習：患者雙手握住把桿，逐漸下蹲至最大角度，靜止不動1～2分鐘，重複3次。每日1～3次。

5. 蹲起練習：患者雙手握住把桿，盡最大努力做蹲起練習，70～80次為一組。每日1～3組。

膝關節半月板損傷
Meniscus Injury of the Knee Joint

本病因間接暴力使膝關節位於伸、屈位同時內、外旋或內、外翻時，半月板與其活動失調或因膝過伸、過屈、過度外展和內收；或因長期反覆多次的微細損傷累積而成。患病率為4.20%。常見於速滑（9.61%）、自由式摔跤（8.51%）、帆船（8%）、古典式摔跤（7.95%）、足球（7.69%）、柔道（7.11%）、手球（6.78%）、高臺跳雪（6.67%）、散打（5.81%）、籃球（5.23%）等項目的運動員。

【診斷要點】

1. 有明顯外傷史或膝關節長期反覆強迫體位史、運動量過大等。

2. 自覺膝關節痛、打軟腿、有絞鎖感、關節積水、活動受限。

3. 檢查：膝過伸痛，前角損傷；被動內收及外展痛，體部損傷；過屈痛，後角損傷。術者一手握患者踝部，另一手扶膝上，使小腿外展外旋，然後膝由極度屈曲緩緩伸直，如內側關節間隙處有響聲及疼痛為陽性，表示內側半月板損傷；也可反方向進行，外側彈響疼痛為陽性，表示外側半月板損傷，稱麥氏症，即膝扭轉屈伸試驗（圖 4–30）。患者仰臥位，屈膝屈髖近 90°，髖關節放鬆。術者雙手拇指指端或指腹置於患膝內外側關節縫上，將患膝被動反覆內外翻轉，如拇指下有凸出物或音響者為陽性，稱膝內外翻試驗陽性。病人仰臥，術者一手握住小腿，另一手拇指按住損傷半月板側的關節間隙，雙手同時向相反方向左右推拉小腿和膝關節間隙，可觸及半月板活動度增大伴有疼痛和雜音者為陽性，稱搖擺試驗陽性（圖 4–31）。

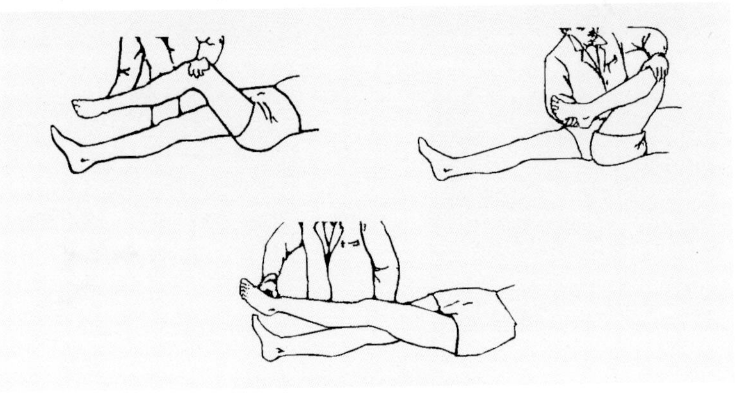

圖 4–30　麥氏症

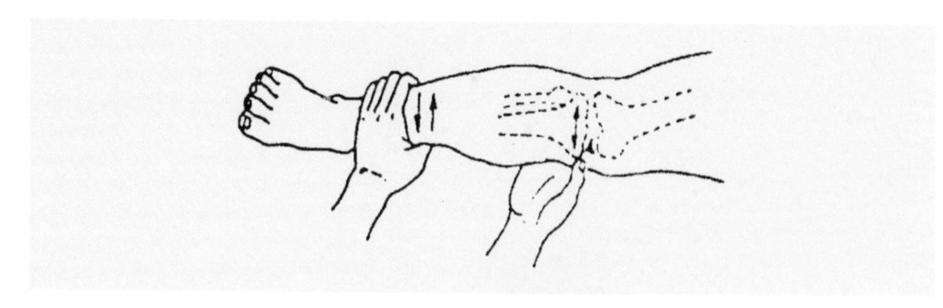

圖 4-31　搖擺試驗

4. 膝關節造影顯示：半月板損傷處有造影液填充，呈透明帶。

5. 磁共振成像檢查：可見半月板低信號中線狀高信號影，貫穿至關節面（圖 4-32），或「領結」狀影像變形。

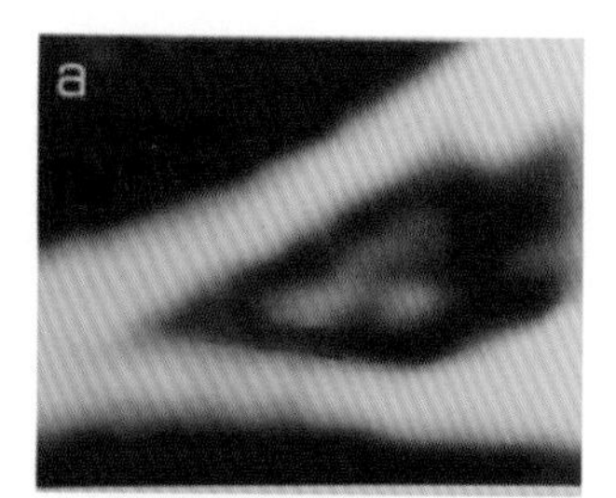

Ⅰ度提示軟骨細胞減少

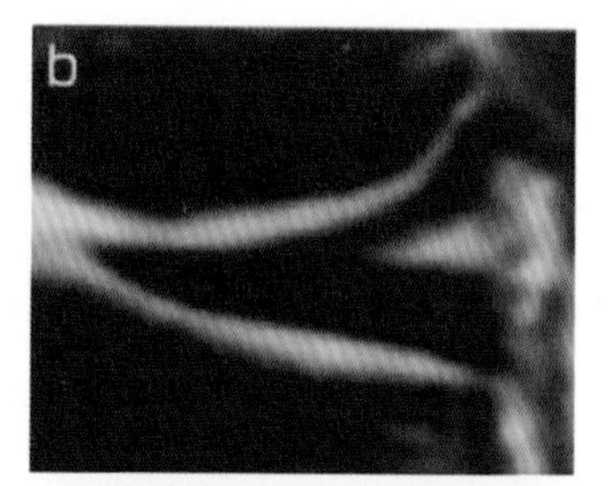

Ⅱ度提示半月板變性

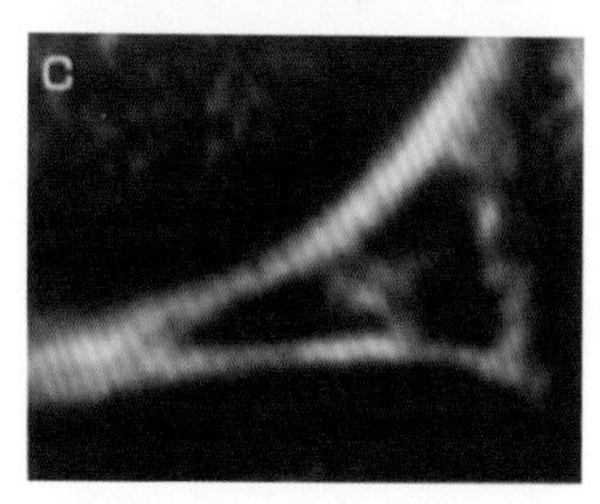

Ⅲ度提示半月板損傷

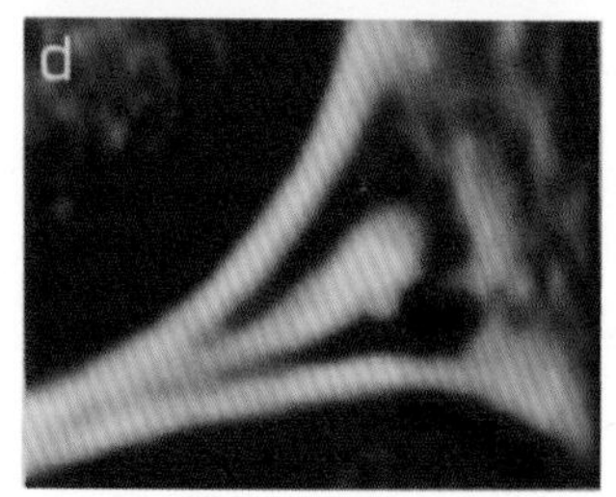

Ⅳ度提示半月板損傷

圖 4-32　MRI 半月板影像的表現

6. 關節鏡檢查：對關節內結構可提供直觀形象，對於不典型的半月板損傷病例有應用價值，外側半月板的觀察較滿意，而對內側半月板後角觀察不滿意。因各種因素的干擾，陽性率在 90%左右（圖 4–33、34）。

【治療方法】

1. 手法治療：半月板損傷後，一般都有不同程度的移位，移位的方向與疼痛部位相一致。可採用壓法、掐法、整復等手法，使局部消腫、止痛、復位。

壓法：患者取側臥位，患側髖膝屈曲近 90°，平放在墊或床上。術者拇指腹著實在壓痛部位，另一手掌心壓在拇指指背上，做有節律的按壓，以患者有痛感為度，連續 200～400 次。每日 1～2 次，15 日為一療程。適用於半月板體部損傷。

掐法：患者取平坐位。術者一拇指尖掐在最痛處，另一拇指指腹壓在前一拇指背上，雙手其餘指環抱在膝關節

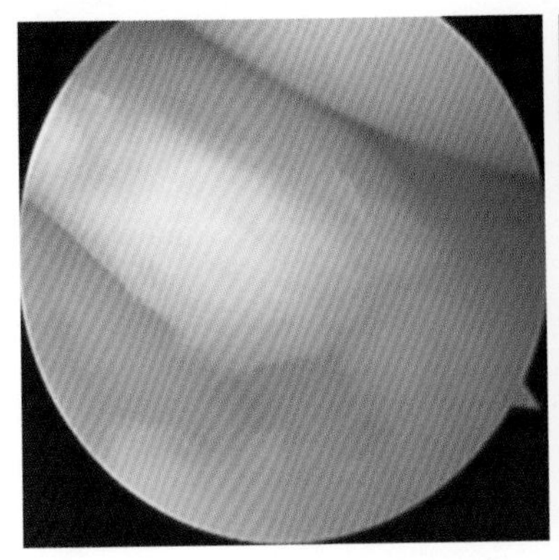

圖 4–33　外側半月板損傷

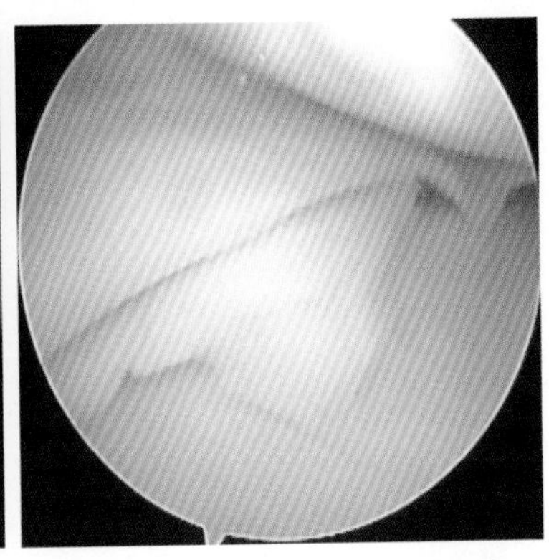

圖 4–34　內側半月板損傷

周圍，被動稍屈伸膝，患者有痛感，重複數十次（患者有劇痛感，重複數次），每日 1 次。適用於半月板前角損傷。患者取俯臥位。術者用中指端掐在膕窩兩旁最痛處，另一手握住患肢踝前，盡力屈曲膝關節，患者有痛感，重複數十次（患者有劇痛感，重複數次），每日 1 次，15 日為一療程。適用於半月板後角損傷。

整復手法：患者站立位，患肢抬起，術者用拇指尖掐或壓住最痛處，如在前角，令患肢支撐，膝盡力伸直，重複數次至數十次；壓痛在旁關節縫，術者手勢同前，令患肢支撐，反覆蹲起數次至數十次；壓痛在膕窩兩旁，令患肢支撐，盡力深蹲，重複數次至數十次。每日 1～3 次，15 日為一療程。

2. 包紮固定：用棉花沿單方向搓成梭形，直徑 3～8 毫米，長 10 毫米。將棉柱固定在壓痛明顯處，用膠布固定 2～4 週。重複致痛動作，疼痛減輕或消失者為最佳。否則均應調節棉柱大小，固定位置和固定的鬆緊，至達到前述要求為止。訓練前包紮固定，訓練後去掉。

3. 封閉方法：壓痛點表淺局限可用 2%利多卡因 2～4 毫升或加曲安奈德 2.5～5 毫克，每週 1 次或倍他米松 2.5～5 毫克加 0.5%布吡卡因 2～4 毫升進行痛點封閉，1～2 週 1 次，3 次為一療程。

4. 物理療法：凡加速血液循環，鬆弛肌肉的理療均可使用，如熱水浴、超短波、微波、神燈、低中頻干擾電療等，可任選 1～2 種。每日 1 次，15 日為一療程。

5. 手術療法：目前已全部在關節鏡下手術。

（1）關節鏡下半月板縫合術（圖 4-35、36）。

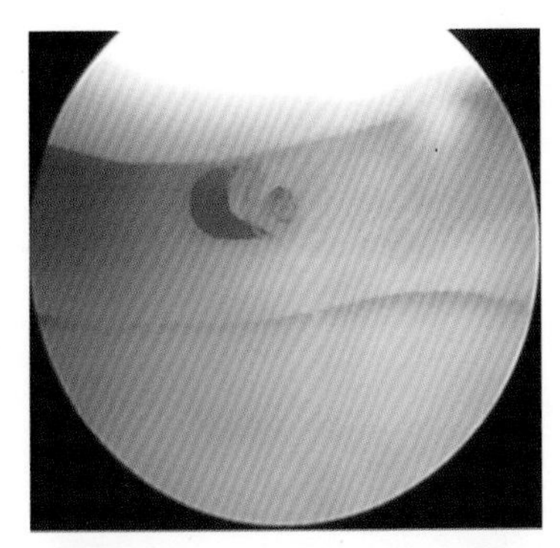

圖 4–35　半月板縫合錨

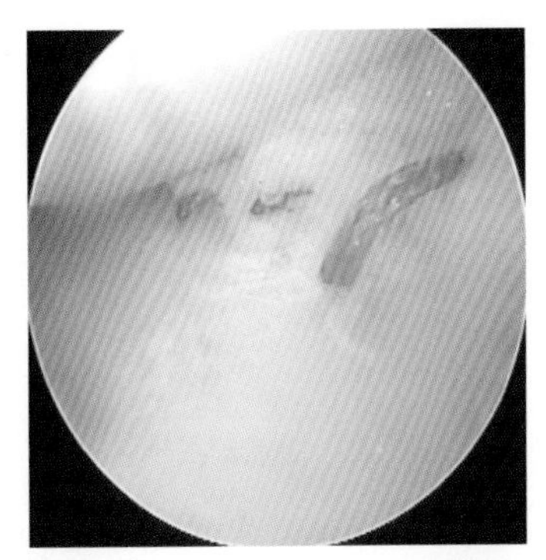

圖 4–36　不可吸收縫線

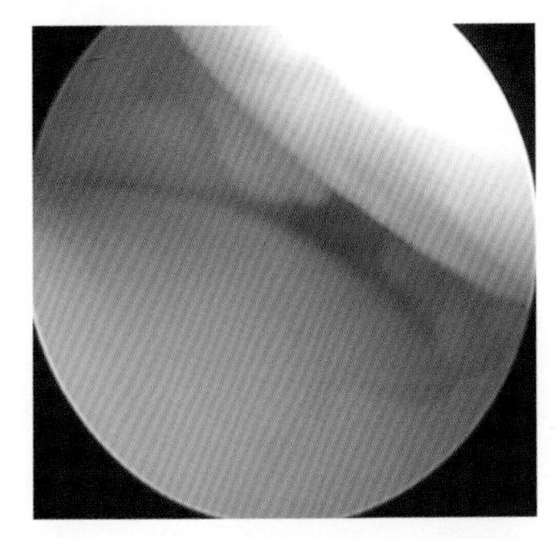

圖 4–37　半月板部分切除

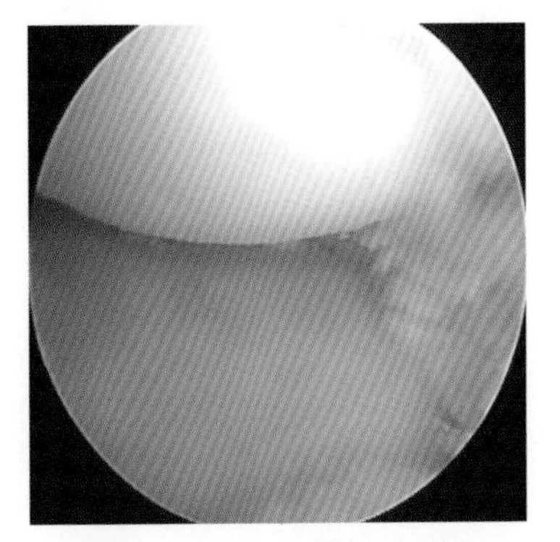

圖 4–38　半月板切除

（2）關節鏡下手術切除半月板（圖 4–37、38）。

（3）關節鏡下探查清理術，沖洗關節腔等。

【訓練安排與康復】

1. 凡關節無積液者，可參加正常訓練或適當調整運動量。關節積液Ⅱ度以內，應控制下肢訓練量，關節積液Ⅲ度以上減少運動量。

2. 必須適當進行下肢功能練習，以改善或保持膝關節穩定性，有益於修復和防止重複損傷。凡膝關節無積血、積液者，可仰臥位進行負重蹬腿或站樁、負重半蹲、深蹲、上凳、上臺階等練習，每週 2～3 次；有積血、積液者，練習靜力半蹲（站樁練習），每次最低不得少於 20 分鐘，或仰臥負重（2 / 3 體重）蹬腿，在疼痛角上或下位置靜止不動 20 分鐘，每日 1～2 次。

髕軟骨或骨軟骨骨折

Fracture of the Patellar Cartilage or Osteochondral Fracture of the Patella

髕骨和股骨軟骨及骨軟骨骨折由髕骨關節間捻錯應力，髕骨被直接撞擊，髕骨脫位、半脫位或半月板撕裂等原因引起，患病率為 0.12%。常見於舉重（1.13%）、排球（0.41%）、體操（0.37%）、足球（0.3%）等項目的運動員。

【診斷要點】

1. 有明顯外傷史。

2. 自覺膝關節突然酸痛，逐漸加重，出現起跳無力，半蹲和上下樓痛，偶爾有瞬時絞鎖感。

3. 檢查：髕骨和股骨多有壓痛及摩擦音。髕股分離試驗陽性。關節積血或積液，穿刺抽出積血中含有大小不等的脂肪球。

4. X 光顯示：側位或軸位片均可見髕骨切線骨折透明帶或移位；股骨早期很難顯示，晚期可見股骨髁的弧線上有局限性隆起、缺損、翹起、關節游離體等（圖 4–39）。

5. CT 或磁共振成像檢查：可見髕骨或股骨上的骨折線或移位軟骨或骨軟骨、關節游離體等（圖 4–40）。

6. 關節鏡檢查：可直視下發現軟骨或骨軟骨骨折，關節游離體積血或積液等（圖 4–41）。

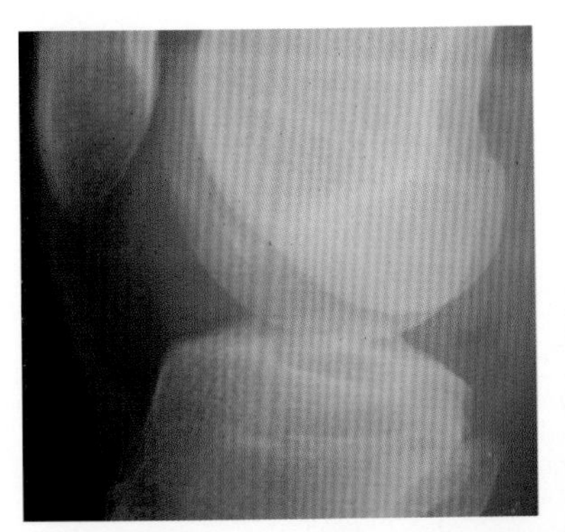
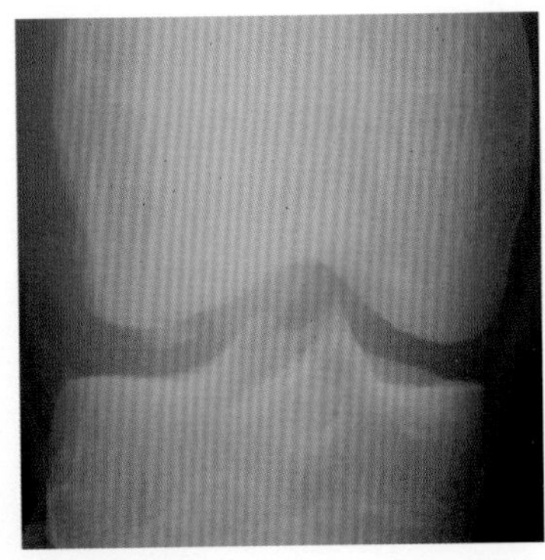

圖 4–39　膝關節游離體

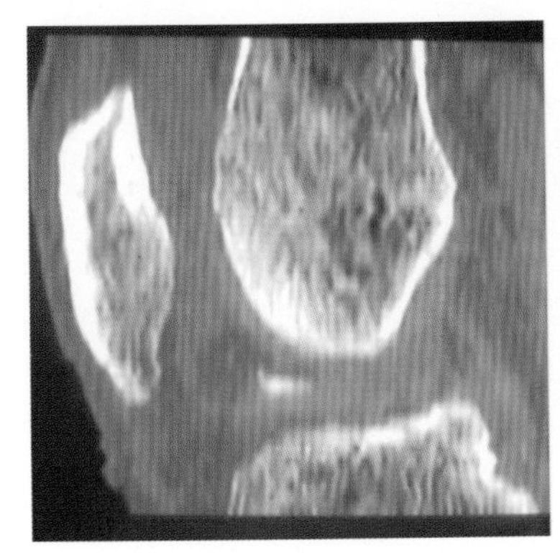
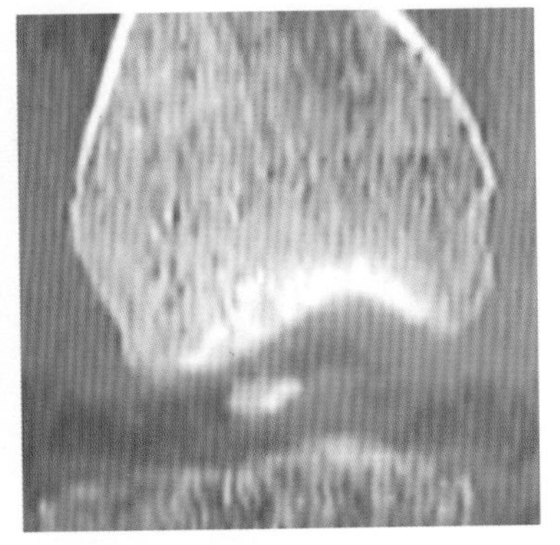

圖 4–40　CT 顯示膝關節游離體

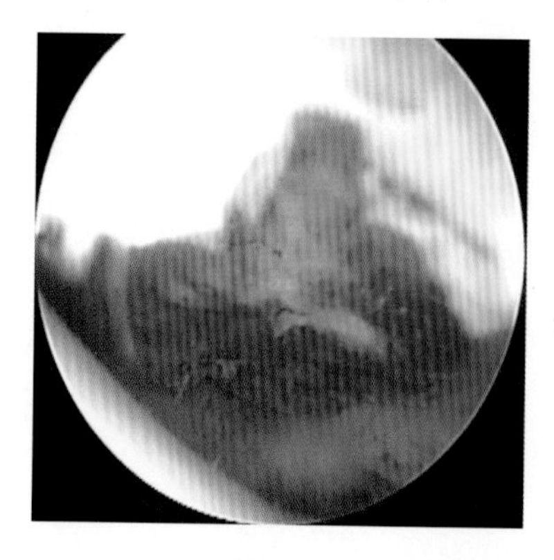

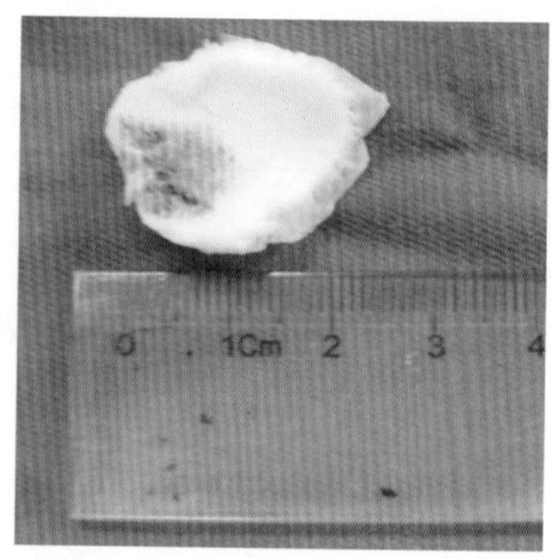

圖 4-41　關節鏡下軟骨損傷的顯示

【治療方法】

1. 冰療：傷後盡早用冰塊擦或冰袋冷敷患膝，每日4～6 次。

2. 傷後加壓包紮、固定：24 小時後如有關節內積血，應及時抽出，並用 0.25%～0.5%利多卡因或 0.5%布吡卡因沖洗至抽出液無血性為止。包紮固定 1～2 週。

3. 手法治療：傷後 24 小時開始，將患膝屈曲至疼痛最明顯的角度，採取與損傷相反的方向，反覆壓推髕骨，以患者有痛感為度。重複 200～400 次。每日 1 次，15 日為一療程。

4. 痛點半蹲位靜力練習：患者站立位，逐漸下蹲有痛即停，待疼痛減輕或消失，再往下蹲，有痛再停止不動，待疼痛減輕或消失，再往下蹲，連續 3 次為一次治療。每日 1～2 次，15 日為一療程。

5. 關節鏡下修補：損傷處如能修補時，可行軟骨移植；小的和粉碎的骨軟骨片清除，骨床整修。

6. 手術治療：陳舊軟骨或骨軟骨骨折，手術清除骨片或關節鼠，並將傷部深鑿至髓腔，以期由新生肉芽生成新的關節軟骨。

【訓練安排與康復】

增加股四頭肌肌力練習：無傷有預防作用；損傷早期以靜力練習為主；受傷兩個月以後應以動力練習為主，靜力練習為輔。每週至少 2～3 次練習。

膝關節創傷性滑膜炎
Traumatic Synovitis of the Knee Joint

運動員的跑、跳、蹲等單一動作訓練，易使關節所屬的某些肌群（或肌肉）處在過度負荷的狀態，從而降低了自動控制的能力，增加了不必要的滑膜與關節面之間的摩擦或撞擊，也易使其直接受到外力碰撞而造成扭傷、挫傷，並導致滑膜充血、滲出、出血，這些都是造成急性創傷性滑膜炎的原因。如訓練和治療處理不當，久而久之滑膜腫脹增厚並逐漸形成滑膜翳，急性創傷性滑膜炎便會轉為慢性創傷性滑膜炎。

關節肌肉活動時會產生大量的熱，這是滑膜內血液循環加速的結果。如滑膜因上述原因引起腫脹充血、滲出，便會直接影響血液循環的正常進行，破壞新陳代謝的交替，使肌肉活動時產生的大量的熱不能得以及時散發。這些熱對局部組織特別是滑膜有一定的不良刺激作用，從而誘發了滑膜損傷的發生。患病率為 0.87%。常見於帆船（4%）、足球（2.66%）、籃球（2.46%）、古典式摔跤（2.27%）、手球（2.03%）、自由式摔跤（1.86%）等項目的運動員。

【診斷要點】

1. 有過度負荷和強迫體位史。

2. 自覺膝關節深蹲時脹滿，膝關節深蹲時後面外側不適或有異物堵塞感或蹲不下，活動不靈活，個別有「卡」住感，訓練後關節腫脹，休息後好轉。

3. 檢查：伸膝活動尚可，屈曲受限，全蹲時困難，蹲不下，伴有不適或疼痛。關節縫邊緣壓痛，關節腫脹。患者膝關節伸直平放在床上，醫者用全手掌附貼在髕骨周圍，當手指擠壓髕兩側關節囊時，有關節囊與關節分離和浮髕感；將膝關節屈曲，兩膝眼脹滿膨出，壓內膝眼時外膝眼有波動感。

4. X 光顯示：膝關節側位片，脂肪墊區翼狀皺襞與關節軟骨呈分離狀態，髕腱向表皮隆起，籽骨向後方移位。

5. MRI 檢查：膝關節腔積水（圖 4–42）。

6. 病情分度：

（1）滑推試驗。

站位滑推：患者取站立位，醫者先由下向上滑推膝關節內側面，然後再由下向上滑推膝關節外側面，如膝關節內側面關節囊有波動，而浮髕試驗陰性時，積水量為 I 度。

坐位滑推：患者取平坐位，醫者重複上述動作，膝關節的內側面出現關節囊波動，則積水量為 II 度。

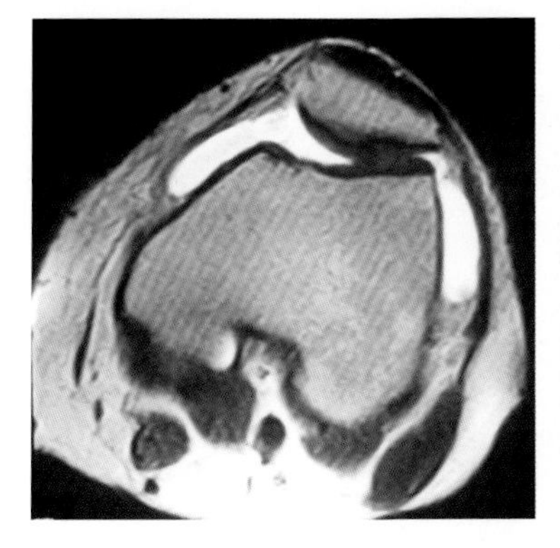
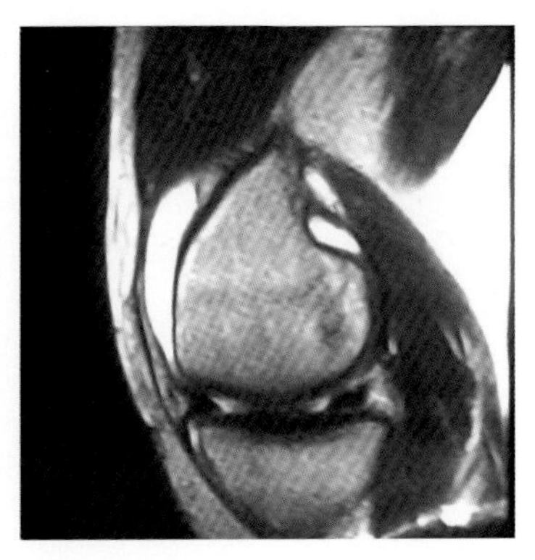

圖 4-42　MRI 膝關節腔積液

（2）相對擠壓試驗。患者取平坐位，醫者先壓膝關節內側面，再壓膝關節外側面，如膝內側關節囊出現波動，則關節腔積水量為Ⅲ度。

（3）快速擠壓試驗。患者取平坐位，醫者壓膝關節內側面，當手抬起時原地出現關節囊波動，則關節腔積水量為Ⅳ度。

（4）浮髕試驗。患者膝關節伸直，股四頭肌放鬆。醫者雙手拇、食指分別環抱在膝關節前上、下邊緣，同時由邊緣向髕骨（膝關節中心）擠壓、固定，迫使關節積液集中於關節中心，將髕骨浮起。醫者再用一食指突然按壓一下髕骨，如能感到髕骨與股骨撞擊後立刻又浮起時，為浮髕試驗陽性。關節腔穿刺可抽出淡黃色黏稠透明液體，但有時液體混濁（關節液應作細胞計數、分類和蛋白定量等分析）。

【治療方法】

1. 手法治療：患者膝關節伸直平放床上。術者可單獨或交替使用拳壓法、揉法、揉捏法、叩擊法、踩法等手法施治，直至下肢僵硬緊張的肌肉鬆弛為止。

2. 雙拳壓法：術者雙手握實拳，用第二、三、四指的第一指關節的背面壓髕骨四周，重點放在髕上腔和翼狀皺襞上的壓痛最明顯處，連續壓 200～400 次。每日 1～2 次，15 日為一療程。

3. 五十指掐法：在明顯壓痛處，可採用五十指掐法，連續掐 200～400 次。每日 1～2 次，15 日為一療程。上述方法可教給患者自我按摩治療。

4. 針刺療法：患者膝關節伸直平放床上。術者在髕上腔（囊）和翼狀皺襞及髕骨內外側邊緣取壓痛或壓之酸疼部位，常規消毒，直刺入關節腔內，提插十餘次，以有酸脹感為度。每日 1 次，15 日為一療程。也可在髕骨內外側邊緣選 3～4 個阿氏穴，先後刺入關節腔，以患者感覺酸脹為好，留針 10～20 分鐘。每日 1 次，15 日為一療程。

針雙膝眼（犢鼻穴），必須刺到滑膜層，針感以酸痛為度，每日 1 次，15 日為一療程。

在膝關節上下部位的肌肉上找明顯壓之酸痛處或痛點，直刺提插捻轉，以有明顯酸脹感為度。每日 1 次，15 日為一療程。上述方法可配合或交替使用。

5. 中藥薰洗療法：牛膝 12 克、當歸 16 克、祁艾 12 克、木瓜 12 克、甲珠 12 克、白芷 12 克、川椒 16 克、乳香 12 克、沒藥 12 克、首烏 16 克、桂枝 12 克、透骨草 16 克、羌活 12 克、葛蒲 12 克、甘草 16 克、大青鹽 12 克。將上藥水煎後薰洗膝關節。每劑藥可用 3～6 天，每天薰洗 1～2 次，每次 20～30 分鐘，15 日為一療程。

6. 無熱超短波療法：將兩電極分別平放在膝關節兩側面，電療 15～20 分鐘（電量 150～200 毫安）。每日 1 次，15 次為一療程，兩療程之間隔 3～7 天。

7. 蠟療：將事先準備好的兩塊蠟塊或蠟袋分別敷在膝關節兩側面；或用刷蠟的方法，將膝關節四周均刷蠟，連續 10～20 層，約 20～30 分鐘。每日 1 次，15 日為一療程。

8. 微波療法：將微波輻射置於膝關節前側，距離皮膚 5～10 公分，照射 15～30 分鐘，1～2 日 1 次，15 次為一療程。

9. 踩療：同髕骨張腱末端病治療方法 1。

10. 在關節鏡直視下定期沖洗關節腔或滑膜切除術。

【訓練安排與康復】

1. 根據膝關節內積液多少將滑膜炎分為四度。

Ⅰ度：應定期復查（每週 1 次），防止惡化。可參加正規訓練，加強股四頭肌靜力性功能練習。

Ⅱ度：可參加正規訓練，但應適當減少患肢局部的負擔量（少做屈伸或蹲起動作）。應加強股四頭肌的靜力性功能練習。

Ⅲ度：暫停最大限度屈曲和深蹲的訓練，可參加其他訓練，以保持較好專項機能狀態。應採取邊練邊治的原則。

Ⅳ度：暫停患肢的屈伸、蹲起的一切訓練，可參加其他的專項或輔助訓練，加強股四頭肌的靜力訓練，防止肌肉萎縮。採取治療為主，訓練為輔的原則。

2. 基本同髕骨張腱末端病，但因滑膜炎關節積液，故在做功能練習時，應盡量減少動力性活動，多做靜力性活動，防止增加滑膜的炎症。

膝滑膜嵌頓症
Synovialinterposing of the Knee Joint

任何原因引起的滑膜反應或慢性滑膜炎所致之滑膜增生或髕軟骨軟化症，使附近的滑膜腫脹、有充血反應，嵌入關節間隙都可導致本病，患病率為 0.12%。常見於水球（1.35%）、網球（0.93%）、冰球（0.86%）、花樣游泳（0.75%）、武術（0.69%）、皮艇（0.65%）等項目的運動員。

【診斷要點】

1. 有外傷史或長期過度的膝關節負荷史。

2. 自覺膝半蹲痛、跳痛、上下樓痛，重者膝關節腫脹，伸屈受限，行走困難。

3. 檢查：患膝伸直，將髕骨推向內、外側下緣，在髕骨外、內側及下緣深處壓痛；令患膝盡力屈曲位，在髕骨上緣壓痛。

突屈試驗：患膝伸直放鬆位。術者分別壓迫髕上、下、內外邊緣，突然被動稍屈曲膝關節，則被壓迫部位明顯疼痛為突屈試驗陽性。

封閉試驗：在髕股間隙壓痛點用 2%奴佛卡因封閉 2 毫升，症狀立即消失為陽性，即可確診。

4. 關節鏡檢查：可直視到滑膜水腫、充血、肥厚及絨毛增生嵌入關節間隙（圖 4–43）。

【治療方法】

1. 手法治療：患者平坐位，膝伸直，膕窩墊一枕。術者雙手握實拳在髕骨上下緣，內外緣反覆按壓，以患者有痛感為度，連續按壓 200～400 次。每日 1～2 次，15 日為一療程。

2. 針刺療法：在髕股關節間隙，找準壓痛點，皮膚常規消毒，直刺痛點，提插十餘次。每日 1 次，15 日為一療程。

3. 封閉療法：取 2%利多卡因 2～4 毫升加曲安奈德 2.5～5 毫克，每週 1 次或倍他米松 5 毫克加 0.5%布吡卡因 2～4 毫升，進行痛點封閉。1～2 週 1 次，3 次為一療程。

4. 手術治療：在關節鏡直視下切除嵌入的滑膜。

5. 踩療：同髕骨張腱末端病的治療方法 1。

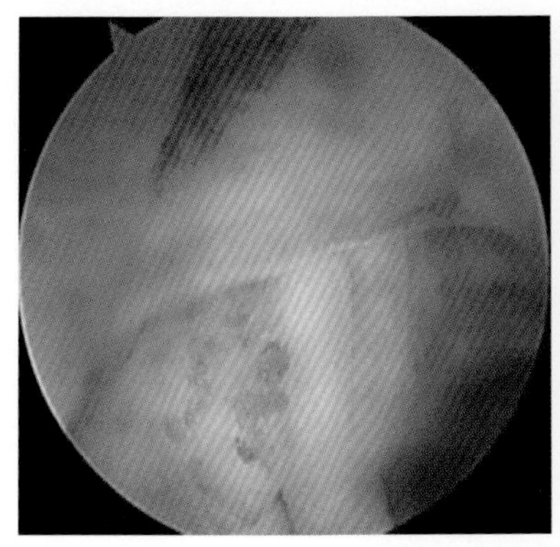

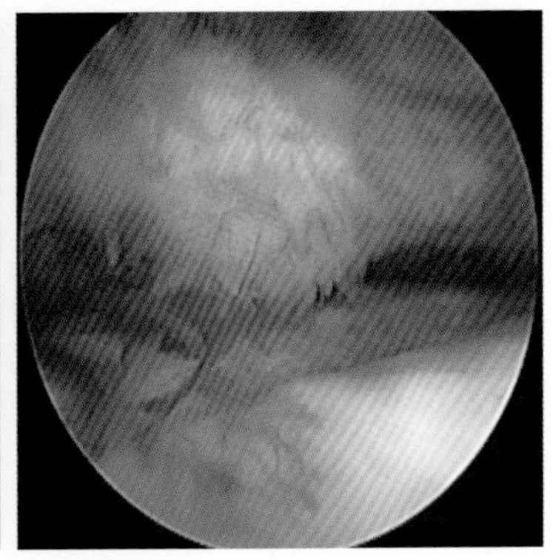

圖 4–43　關節鏡下膝關節髕前增生滑膜嵌頓

【訓練安排與康復】

1. 增加股四頭肌等長肌力量的練習，有利於減少滑膜炎症，及時解除肌肉疲勞。

2. 膝關節無積液可參加正常訓練；積水在Ⅱ度以上應減少蹲、跳躍動作。

3. 積水Ⅲ～Ⅳ度同膝關節創傷性滑膜炎。

膝色素沉著絨毛結節狀滑膜炎
Pigmented Villonodular Synovitis of Knee

發病原因不明，可能與創傷有關。常見於籃球、排球等項目的運動員。

【診斷要點】

1. 有膝關節慢性腫脹史。

2. 自覺膝關節腫脹，下蹲受限，深蹲時膕窩外側有堵塞感或疼痛。有時有關節卡住感。

3. 檢查：膝關節明顯腫脹，滑推試驗、浮髕試驗陽性。膝關節抽液為暗紅色或棕紅色積液，其中含有紅細胞。

4. 膝關節空氣造影：可顯示有大小不等的絨毛結節影。絨毛侵入骨質時，出現大小不等的泡沫狀肌缺損。

5. CT 和核磁共振顯示比空氣造影更清晰。

【治療方法】

手術切除病變滑膜（圖 4-44）。術後早期康復治療，

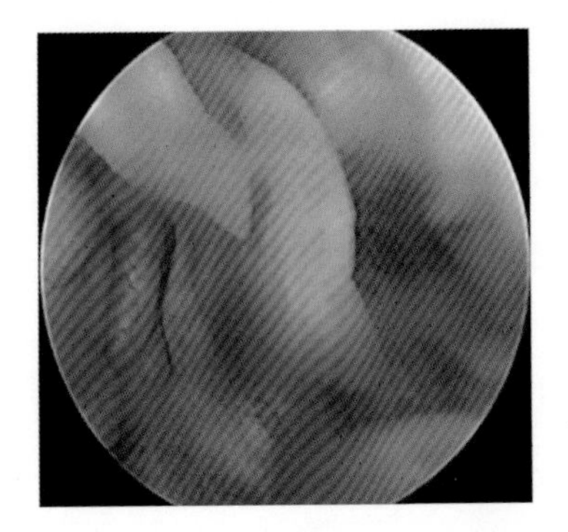
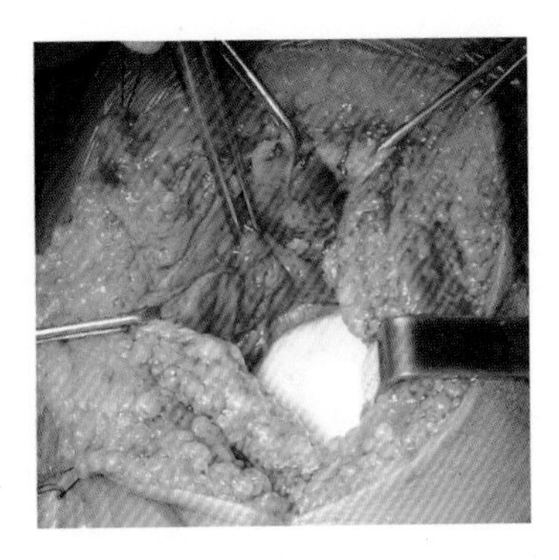

圖 4-44　膝關節色素沉著滑膜

嚴防關節強直。術後小劑量放射治療，防止復發。

【訓練安排與康復】

術後加強股四頭肌和膕繩肌力量和柔韌練習。嚴格控制膝關節積水，若有積水按滑膜炎繼續治療。

創傷性膝關節積血

Traumatic Haemarthrosis of the Knee Joint

膝關節外傷後常可導致滑膜血管損傷，並交叉韌帶撕脫骨折、骨軟骨骨折、關節內骨折、脫位、關節囊撕裂、骨性關節炎自發性關節積血等。患病率為 0.04%，常見於冰球（0.86%）、籃球（0.31%）、田徑（0.12%）等項目的運動員。

【診斷要點】

1. 有明顯外傷。

2. 自覺膝關節明顯腫脹，深蹲受限，伴有膕窩外側堵塞感或疼痛。

3. 檢查：膝關節腫脹，伴有明顯的活動痛。滑推試驗、相對擠壓試驗、快速擠壓試驗共分四度（同膝關節創傷性滑膜炎）。

4. 膝關節腔穿刺可抽出血性液體，可作確診依據。

5. 鉬靶 X 光顯示：兩側膝關節側位片對比可見髕腱向皮膚表面隆起，翼狀皺襞與膝關節間隙分離，髕股關節間隙增寬，籽骨向後移位。X 光側位片亦可顯示，但比鉬靶 X 光陽性率低。

6. MRI 檢查：同膝關節創傷性滑膜炎。

【治療方法】

1. 傷後及早用冰塊擦或冰袋敷膝關節兩側。冷敷後加壓包紮 24 小時，次日關節穿刺抽血，並用 0.25%～0.5%利多卡因或 0.5%布吡卡因數十毫升沖洗關節，待無血性積液後，注入曲安奈德 10～20 毫克或強的松龍 1～2 毫升（25～50 毫克），加入與抽出的血等量的利多卡因或 0.5%布吡卡因，再加壓包紮 1～2 天。

2. 損傷速效止痛劑塗患膝每日 4～6 次。

3. 薰蒸療法或熱敷：同膝關節創傷性滑膜炎治療方法 5。

4. 手法治療：交替使用揉法、揉捏法、壓法、叩擊法等方法，放鬆大小腿前後肌群。每日 1～2 次，15 日為一療程。

5. 踩療：同髕骨張腱末端病治療方法 1。

【訓練安排與康復】

停止訓練，嚴格防止膝關節再傷和感染。治癒後方可恢復訓練。

膝脂肪墊損傷

Injury of the Knee Fat Pad

因膝關節突然過伸活動或反覆跳躍過度，股四頭肌和膕繩肌疲勞，膝關節失控，可引起膝關節過伸，進而造成脂肪墊（圖 4-45）急性或慢性損傷。其總患病率為0.43%。常見於現代五項（1.75%）、滑雪（1.71%）、技巧（1.61%）、體操（1.48%）、散打（1.16%）、古典式摔跤（1.14%）等項目的運動員。

【診斷要點】

1. 有膝關節過伸致傷史。

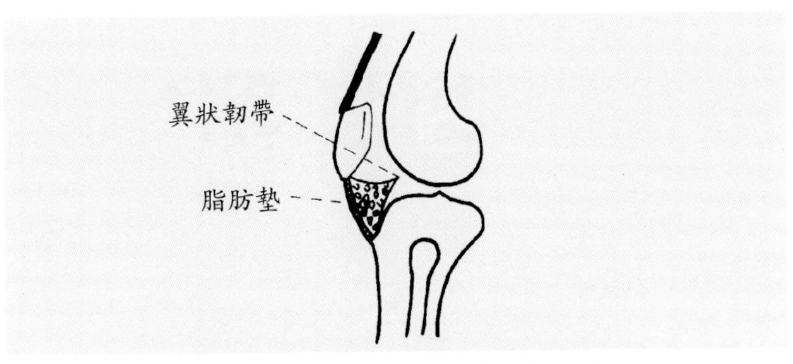

圖 4-45　膝脂肪墊及翼狀韌帶

2. 自覺膝關節伸直痛或不敢伸直。

3. 檢查：雙膝眼處明顯腫脹、隆起、皮下脂肪明顯增厚，伴有疼痛，主動或被動過伸位痛更明顯。擠壓脂肪墊伸直痛明顯，壓脂肪墊突屈試驗陽性。

4. 鉬靶 X 光顯示：側位片脂肪懸韌帶支架紋理增強，出現鈣質沉著。

5. CT、磁共振成像顯示：脂肪墊內懸韌帶支架紋理增強，出現鈣質沉著。

【治療方法】

1. 手法治療：放鬆股四頭肌、膕繩肌，手法治療同髕腱腱病。在脂肪墊局部採取揉法、壓法、掐法，以有痛感為度，連續 200～400 次。每日 1～2 次，15 日為一療程。

2. 針刺療法：找準壓痛點，皮膚常規消毒，直刺提插十餘次。1～2 日 1 次，15 次為一療程。

3. 微型刀鬆解術：找準壓痛點，用 2%利多卡因或 0.5%布吡卡因 2～4 毫升局麻，用同一針孔刺入微型刀，沿縱軸或橫軸鬆解 2～3 刀。每週 1 次，3 次為一療程。

4. 封閉療法：找準壓痛點，皮膚常規消毒，取 2%利多卡因 2～4 毫升加曲安奈德 2.5～5 毫克每週 1 次，或倍他米松 5 毫克加 0.5%布吡卡因 2～4 毫升進行痛點封閉，1～2 週 1 次，3 次為一療程。

5. 手術治療：可行滑膜下脂肪墊切除術，如其周圍有粘連應施鬆解術（圖 4–46）。

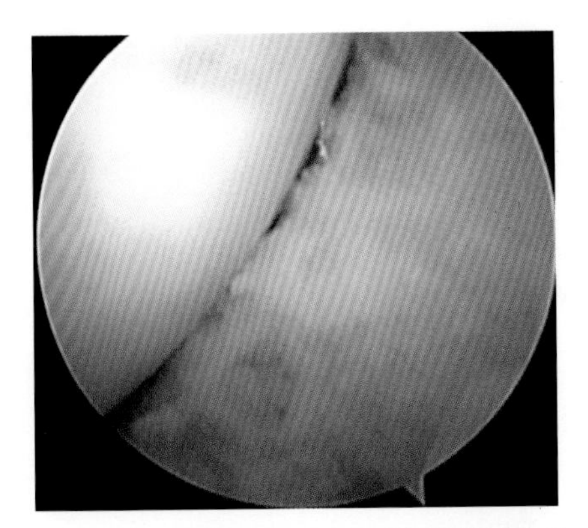

圖 4–46　關節鏡下脂肪墊纖維化

【訓練安排與康復】

根據髕腱鬆弛壓痛試驗和過伸試驗，可將脂肪墊損傷分為兩度，其分度標準與訓練安排如下。

I 度患者：自覺無任何不適或疼痛，檢查時髕腱鬆弛壓痛試驗陽性、過伸試驗檢查時為陰性者，應定期復查，防止惡化，可參加正規訓練，但應注意減少膝關節過伸的練習。

II 度患者：自覺膝關節向後伸痛，髕腱鬆弛壓痛試驗陽性、過伸試驗陽性者，可參加正規訓練，但應暫停膝關節過伸動作的練習。

跟腱斷裂

Rupture of the Achilles Tendon

肌肉因疲勞彈力減弱或跟腱變性，踝關節於背伸位起跑或起跳時，小腿三頭肌猛烈收縮牽拉可造成跟腱斷裂。常見跟腱腱病、跟腱變性引起之跟腱斷裂，在小腿過度疲勞基礎上多發生在跟骨結節上 2～6 公分跟腱與肌肉連接處，有的還可造成撕脫骨折。外力直接撞擊跟腱引起跟腱撕裂者較少見。總患病率為 1.91%。常見於技巧（2.42%）、籃球（0.62%）、體操（0.37%）、田徑（0.12%）等項目的運動員。

【診斷要點】

1. 有跟腱炎或腱圍炎史，明顯外傷。小腿過度疲勞史。

2. 自覺跟腱有撕裂音，踢傷感或物擊感，隨即不能活動，伴有疼痛。

3. 檢查：局部有觸痛，並有凹陷，捏小腿三頭肌 Thompson 氏試驗陽性（捏小腿時踝關節無跖屈動作），見圖 4–47。

4. 鉬靶 X 光顯示：跟腱由斷裂處向上下兩端分離。

5. MRI 顯示：同上（圖 4–48）。

【治療方法】

1. 手術治療：跟腱割傷，斷端較齊，手術縫合較容易。間接暴力致傷斷端呈馬尾狀，修補時先將斷端纖維稍加縫合，同時用腱瓣加固修補。陳舊

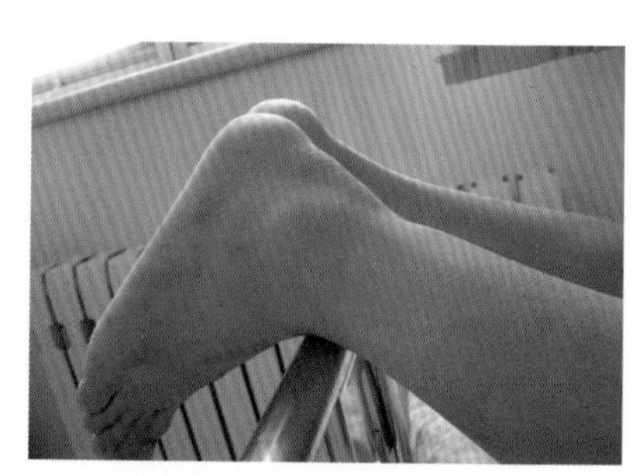

圖 4–47　跟腱呈凹陷

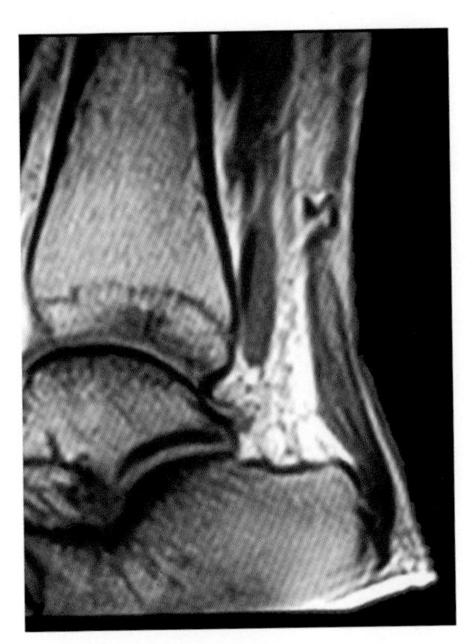

圖 4-48　MRI 顯示跟腱由斷裂處向上下兩端分離

性斷裂將腱瓣嵌接遠端的斷腱中，腱瓣折疊成索條狀加固修補。

2. 非手術治療：跟腱部分斷裂者，膝關節屈曲，踝關節跖屈，再用手法理順斷端，夾板、護具托膝關節屈曲固定 1～2 週。同時每日噴塗損傷速效止痛劑 4～6 次。去固定後穿高跟鞋練習走路 2～4 週，逐漸降低鞋跟至平底鞋。此後開始練習下蹲。

【訓練安排與康復】

1. 停止膝、踝關節活動 1～2 週。此後開始主動做膝關節伸屈和踝關節背屈等練習，以有痛感為度，由少量逐漸增加至每日 1000 次，應分組練習。

2. 加強踝關節周圍屈伸肌的肌力訓練，防止損傷發生。

3. 將前足踏跳技術改為前足跖趾踏跳，利用跖趾關節的盡量背伸以減少踝關節的背伸角，減輕跟腱負擔。

4. 空翻時的直臂推手改為屈臂推手，增加上肢推力，提高翻騰高度。

5. 必要時使用跟腱保護粘膏帶和保護皮帶，以踝關節背伸至 80°角粘接固定為宜。

跟腱腱圍炎
（包括跟腱末端病、腱病、腱圍炎）
Achilles Tendinitis and Peritendinitis（Including Enthesiopathy,Tendinosis and Peritendinitis）

本病因跑、跳過多所致之局部微細損傷不斷累積而成，少數有跟腱拉傷史。總患病率為 1.94%。常見於田徑（7.16%）、體操（4.8%）、藝術體操（4.55%）、技巧（3.23%）、籃球（3.08%）、拳擊（2.82%）等項目的運動員。

【診斷要點】

1. 有跟腱過度負荷史或外傷史。

2. 自覺跑、跳開始時痛，活動開減輕，訓練後加重。重患者早晨起床下地時疼痛明顯，行動困難，活動後逐漸減輕。

3. 檢查：跟腱表面不光滑，用指端掐腱時疼痛明顯，有時伴有捻發音。跟腱被動伸展痛，踝過度背伸跖屈抗阻痛，跟腱緊張壓痛試驗陽性。

4. 鉬鈀 X 光顯示：腱與圍分離，腱腫脹，偶有鈣質沉著或骨島。

【治療方法】

1. 手法治療：患者俯臥位，踝前墊一枕。術者選用㨰法、揉捏法、壓法、叩擊法等將小腿的緊張、僵硬部位放鬆；跟腱局部壓痛部位用輕掐法、壓法連續做 200～400 次。每日 1～2 次，15 日為一療程。

2. 踩療法：患者俯臥位，踝前墊一枕（以踩時膝關節不痛為準）。選一位與患者體重相似者（±5～10 公斤），站立在患者小腿後面，原地踏步，患者有酸痛感為度。連續踩 10～20 分鐘，每日 1～2 次，15 日為一療程。

3. 封閉療法：找準壓痛點，皮膚常規消毒，取曲安奈德 2.5～5 毫克加 2%利多卡因 2 毫升，每週 1 次，或倍他米松 5 毫克加 0.5%布吡卡因 2 毫升，注入腱圍與腱之間，勿注入腱內。1～2 週 1 次，3 次為一療程。

4. 針刺療法：在小腿三頭肌上找準壓痛、僵硬、痙攣的部位，常規皮膚消毒，用 26 號毫針斜行刺入，酸脹明顯為好，待針感消失後起針。1～2 日 1 次，15 次為一療程。

5. 低頻電療：每日可做 1～2 次間動電或音頻、干擾電治療。每日 1～2 次，15 日為一療程。

6. 直流電離子導入療法：使用較低電壓（50～80 伏）的直流電，選用外敷藥治療。每日 1～2 次，15 日為一療程。

7. 熱水藥浴：選用熱水或中藥水（保持 39～42℃），

每日 1～2 次，每次 20 分鐘以上，15 日為一療程。

8. 微型刀鬆解術：在跟腱中心，皮膚常規消毒，用 2%奴佛卡因或利多卡因 2～4 毫升局封，將微型刀由針孔刺入皮膚，沿正中線向上和向下切開腱圍。

9. 鬆解術：沿矢狀軸劈開腱圍或切除腱圍，鬆解粘連。

【訓練安排與康復】

1. 停止大運動量、大強度訓練，每日慢跑 2000～3000 公尺以上，速度控制以訓練後症狀和體徵不加重為原則，否則應減慢速度。

2. 每日必須進行跟腱的柔韌性練習，如做弓箭步，在斜板上取趾高跟低位站立或深蹲，主動背伸踝關節等。每日各種活動的總量為 400～800 次，可分組進行。

3. 以跑、跳為主的運動員，踩下肢後群肌肉，連續踩 10～20 分鐘，每日或隔日進行，以促進血運、緩解痙攣、消除疲勞，防止損傷再發生。

表 4-2 病情分類與訓練安排

分度	自覺症狀	壓痛	緊壓試驗	單蹲痛	雙蹲痛	靜止痛	訓練安排	
							運動量	致痛動作
Ⅰ	–	+	+	–	–	–	正規	
Ⅱ	+	+	+	+	–	–	正規	適當減少
Ⅲ	+	+	+	+	+	–	邊練邊治	明顯減少
Ⅳ	+	+	+	+	+	+	以治為主	不參加

4. 加強小腿後群肌的肌力訓練，如手扶肋木做原地提踵練習或足尖走、前腳掌跖屈抗阻練習等。病情分類與訓練安排見表 4–2。

踝關節韌帶損傷
Injury of the Ankle Joint Ligament

踝關節韌帶損傷在關節韌帶損傷中居首位，為運動常見損傷。主要分為踝外側韌帶損傷、踝關節旋前損傷和踝關節外旋損傷三種類型。

踝外側韌帶損傷（旋後位損傷）
Injury of the Lateral Ligament of the Ankle

踝外側韌帶（圖 4–49）損傷係因在運動中身體失去重心或被踩、被絆引起。距腓前韌帶損傷在運動創傷中最為常見且為多發病之一，居運動創傷第二位。發病率為

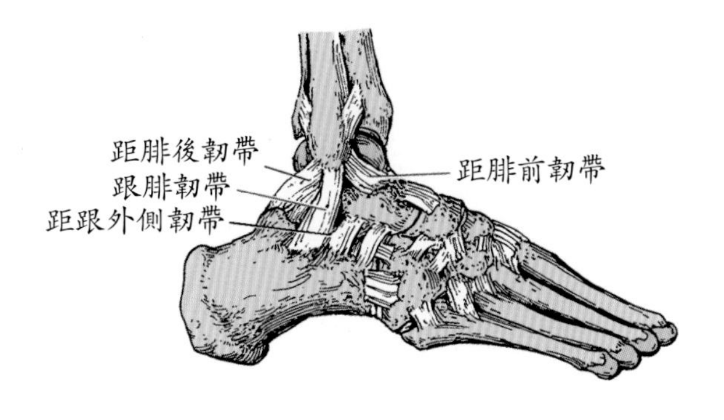

圖 4–49　踝外側韌帶

4.40%。常見於足球（7.10%）、藝術體操（6.82%）、跳水（6.02%）、籃球（5.54%）、壘球（5.46%）等項目的運動員。

【診斷要點】

1. 有明顯外傷。

2. 自覺外踝周圍痛，腫脹，瘀血，跛行，活動受限。

3. 檢查：外踝腫脹，壓痛點在外踝前下方為距腓前韌帶、在外踝尖偏後下約一橫指為跟腓韌帶、在外踝尖下與跟骨間為距腓後韌帶損傷，積血伴有波動感。當踝跖屈位旋後時，距腓前韌帶首先被牽拉，其次是跟腓韌帶，最後是距腓後韌帶，其被拉傷順序亦如此（偶爾可損傷內側的距脛前韌帶）。若為踝 90°旋後損傷，則外側三條韌帶都可同時受傷，嚴重者可伴有跟距關節間韌帶損傷。外側韌帶全斷時關節積血與腓骨肌腱鞘相通，擠壓時有波動感。若將踝強力內翻或將足向前牽拉做抽屜試驗時，有關節不穩「開口感」。

4. 雙踝強力內翻攝前後位 X 光對比，顯示距上關節面傾斜不平，關節面交角超過 5°；踝關節碘水造影時造影劑溢入腓骨肌腱鞘內，為外側韌帶全斷裂。

【治療方法】

1. 冰敷：用冰塊擦患處或冰袋放在腫脹處。

2. 手法整復：患者取坐位，術者牽引踝關節後，盡力背屈 20～30°角。若達不到此角度時，再次牽引踝——術者雙手拇指著實在脛腓骨前向後推，另四指向前推足跟，重複 3～5 次——測背屈角，盡力達到 20～30°。

3. 損傷速效止痛劑：每日塗患處 4～6 次。

4. 加壓包紮：用棉花、海綿、壓痛處，再用布帶包紮。亦可用粘膏支持帶保護。

5. 穿刺抽血：關節積血多，疼痛明顯，活動受限。在波動明顯處，皮膚常規消毒，用 20 毫升空針管先抽積血，再用 0.25%～0.5%利多卡因或 0.5%布吡卡因 10～20 毫升沖洗關節腔，最後注入曲安奈德 5～10 毫克或倍他米松 5 毫克，加入與抽出積血等量的 0.25%～0.5%利多卡因，加壓包紮 24 小時。

6. 痛點封閉療法：每一處壓痛點用曲安奈德 25～5 毫克加 2%利多卡因 2 毫升，每週 1 次，或倍他米松 25～5 毫克加 0.5%布吡卡因 2 毫升，或當歸注射液 2～4 毫升封閉痛點。封後疼痛應消失，否則重封。1～2 週 1 次，3 次為一療程。

7. 手術療法：損傷早期手術縫合，晚期應行韌帶重建術，如 Watson Jones 術式是較常用的方法。

踝關節旋前損傷（三角韌帶損傷）
Pronation Trauma of Ankle (Injury of the Deltoid Ligament)

因身體失去重心迫使踝關節外旋（脛骨內旋），即足外展、外翻位的聯合動作導致成踝內側三角韌帶損傷（圖 4–50）。常見於足球、籃球、體操、排球等項目的運動員。

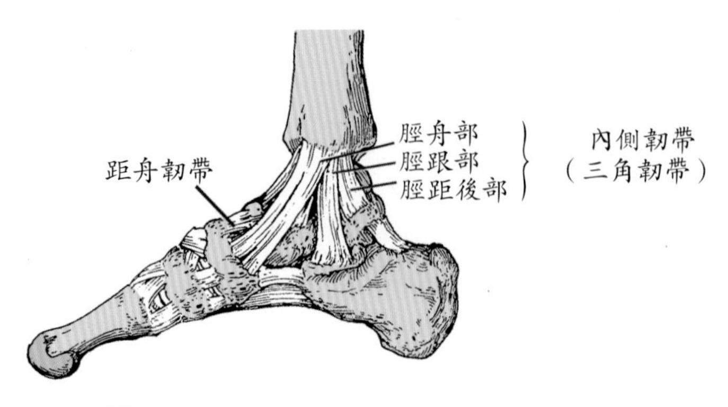

圖 4-50 踝內側韌帶

【診斷要點】

1. 明顯外傷。

2. 自覺內踝周圍疼痛，腫脹、瘀血、跛行，活動受限。

3. 檢查：內踝周圍腫脹，壓痛在內踝下方，為脛跟韌帶損傷；其後為脛距後韌帶損傷；其前為脛距前韌帶損傷；前下方為脛舟韌帶損傷。積血伴有波動感，斷裂部有凹陷，踝關節外翻不穩。後期因三角韌帶深層纖維部分撕裂瘢痕化，可導致踝關節前內側撞擊綜合徵。

4. 雙踝強迫外翻位攝 X 光片，顯示關節間隙明顯增寬。

5. 關節鏡檢查：可見深層韌帶撕裂，瘢痕，肥厚增生，絨毛增生，軟骨損傷等。

6. MRI 檢查：可見與關節鏡相同表現。

【治療方法】

1. 冰敷：用冰塊擦患處 5～10 分鐘或冰袋敷在腫脹處。

2. 手法整復：患者取坐位。術者牽引踝關節，同時將損傷部位韌帶理順，踝關節盡力背屈數次。

3. 損傷速效止痛劑塗患處，每日 4～6 次。

4. 加壓包紮固定：採用棉花、海綿於壓痛、腫脹處用布帶、粘膏支持帶或管型石膏、小夾板固定。

5. 關節積血，應在傷 24 小時後抽出，並沖洗關節腔。選用 0.25%～0.5%利多卡因或 0.5%布吡卡因沖洗，至無血色時注入曲安奈德 2.5～5 毫克或倍他米松 2～5 毫克，並注入與抽出液體等量的利多卡因，並加壓包紮 24 小時。

6. 痛點封閉療法：在傷 24 小時後每一處痛點用曲安奈德 2.5～5 毫克或當歸注射液 2～4 毫升作痛點注射，每週 1 次，或倍他米松注射液 2.5～5 毫克，1～2 週 1 次，3 次為一療程。

7. 手術治療：有踝脫位的三角韌帶斷裂，閉合復位困難者多有脛後肌或韌帶嵌頓，應手術整復修補治療。陳舊損傷關節鬆弛者，可施行韌帶上移緊縮術。斷端嵌入關節或韌帶鈣化，關節活動明顯受限，應手術切除。

8. 撞擊綜合徵或僵硬、強直可採用手法治療：患者取平臥位，術者一手托足跟，另一手握足背，雙手同時用力向離心方向牽引 30～60 秒，反覆多次，牽引同時被動跖屈和背伸至最大角度。

9. 牽引治療：患者俯臥位，雙手握住床邊，將踝關節上部帶好牽引套，足下負重 50～60 公斤牽引力，牽引時間 10～20 分鐘，每日 1～3 次。

【訓練安排與康復】

1. 傷後 24 小時開始練習踝關節主動背屈和跖屈，每日 200～400 次，可分組進行。

2. 傷後 24 小時，如雙足站立無明顯疼痛，應開始練習深蹲起，每次練習 30～50 次，每 8 小時練習一次。

3. 加強踝關節背屈、跖屈、足尖走、提踵練習等，增強踝部的穩定性。

4. 柔韌練習：每次訓練前後，做壓足背、伸展小腿後群肌肉和弓箭步等練習，踝盡力背屈。

5. 踩腿：每次訓練後兩人體重相近者為一組。被踩者俯臥位，足背墊一高枕；踩者雙足分別站立在被踩者雙側小腿後面，反覆走動 10～20 分鐘。1～2 日 1 次。

距骨骨軟骨切線骨折

Tangent Osteochondral Fracture of Talus

本病由踝內翻或外翻扭轉時距骨鞍狀關節面的內外上嵴與內外踝關節面相互撞擊產生的切線力所致。易漏診。

【診斷要點】

1. 踝關節外傷。

2. 自覺站立、走、跑、跳時踝關節疼痛、乏力，伴有腫脹、絞鎖感。

3. 檢查：踝關節腫脹、擠壓痛，活動踝關節有摩擦音，伴有疼痛。

4. 關節穿刺抽積血，塗片時可見脂肪滴。

5. X 光顯示：距骨鞍狀關節面的內外嵴處有骨軟骨分離或折線。

6. CT、MRI 檢查：骨軟骨分裂、骨折線或缺損呈凹陷等（圖 4-51）。

【治療方法】

1. 急性期經確診應手術切除骨折片，修復關節面。

2. 漏診呈骨軟骨骨折不癒合期，可採用足球踝的治療方法。如經常有絞鎖，踝關節活動明顯受限者，亦應手術切除骨折片。

3. 牽引、擠壓、磨造踝關節：術者雙手環抱內外踝，

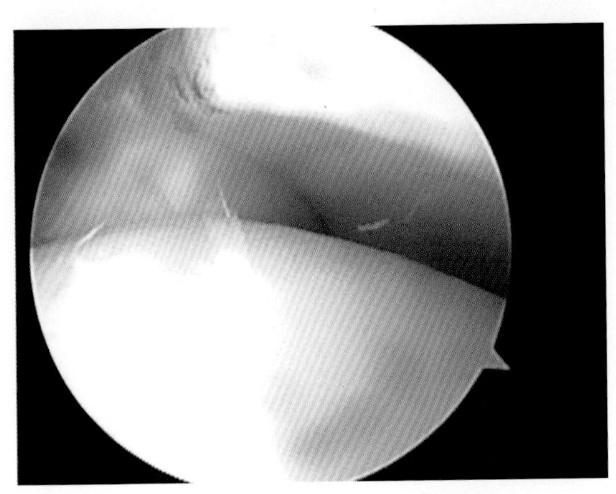

圖 4-51　距骨骨軟骨切線骨折

雙拇指擠壓前踝，踝關節被迫背伸，然後雙手四指推足跟向前，活動同時做離心式牽引，反覆數次。每日 1～2 次，15 日為一療程。

【訓練安排與康復】

傷後和術後應早期主動活動關節，防止粘連和關節功能受限；同時此法對損傷軟骨面可起磨合作用，有利於康復。

踝關節周圍創傷性腱鞘炎和滑囊炎

Traumatic Tenosynovitis and Bursitis of Ankle

踝關節周圍韌帶、肌腱多，其活動範圍和負荷量又大，當外力或局部的負荷量超過組織所能承受的極限時，由於皮下、韌帶、腱鞘、腱、關節囊和骨之間的摩擦增加，從而可導致腱鞘炎、滑囊炎。常見於足球、摩托車項目的運動員。

解剖特徵：內踝或外踝有皮下滑囊。踝前部位於小腿橫韌帶和十字韌帶深面，由內向外有脛骨前肌腱鞘、拇長伸肌腱鞘、趾伸肌腱鞘、拇長屈肌腱鞘。外踝後與腓骨上、下支持帶深面，由前向後有腓骨短肌腱鞘、腓骨長肌腱鞘。內踝後由前向後有脛骨後肌腱鞘、趾長屈肌腱鞘、拇長屈肌腱鞘和深層帶與分裂韌帶（圖 4–52）。足跟後有跟骨皮下滑囊、跟腱下滑囊，足跟骨下有跖肌下滑囊（圖 4–53）。

【診斷要點】

1. 局部組織間有過度負荷和摩擦過度史。

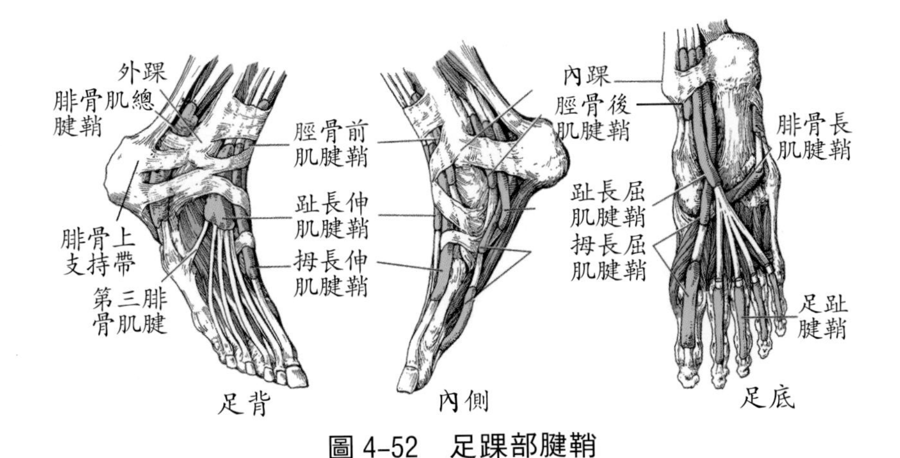

圖 4-52　足踝部腱鞘

圖 4-53　踝關節與跟骨周圍滑囊

2. 自覺踝關節周圍腫脹、隆起、不適，嚴重者發力時疼痛、無力，活動受限。

3. 檢查：令患者將踝關節周圍有關的肌肉、腱先被動展長，後抗阻，重者視診可見囊形或管形物，觸診可及囊形或管形物，伴有張力、波動感或捻發音。肌腱緊張壓痛試驗陽性；鬆弛壓痛試驗則減輕或消失。

4. 穿刺抽液：如可抽出淡黃色黏液，可作確診依據，但液體少不易抽出。

【治療方法】

1. 手法治療：術者可用揉法、揉捏法、壓法、叩擊法、彈撥法、展長的動作等，將與滑囊、腱鞘有關的肌肉放鬆；對滑囊、腱鞘的局部採用五、十指掐法、指壓法連續操作 200～400 次，每日 1 次。對較大的滑囊可設法強行推破，破口應向下以利引流，加壓包紮 1～2 週。

2. 針刺療法：皮膚常規消毒，刺入滑囊，多方提插十餘次，擠壓盡力將滑液排出囊外，加壓包紮 1～2 週。

3. 封閉療法：皮膚常規消毒，用 0.5%利多卡因沖洗滑囊後盡力抽淨，注入曲安奈德 2.5～5 毫克或倍他米松 5 毫克加壓包紮 1～2 週。腱鞘炎封閉時，患者取將被封閉腱鞘展長後抗阻的體位，皮膚常規消毒，用 2%利多卡因 2～4 毫升和曲安奈德 2.5～5 毫克每週 1 次，或倍他米松 5 毫克，加 0.5%布吡卡因 1～2 毫升，施靜脈穿刺方式，注入腱與鞘之間，勿注入腱內，1～2 週 1 次，3 次為一療程。

【訓練安排與康復】

參加正常訓練，但踝關節局部負荷量應減少，增加有關肌肉伸展和關節柔韌性練習。

跖腱膜損傷

Injury of the Plantar Fascia

因跖腱膜和足部第一層拇展肌、趾短屈肌、小趾展肌止

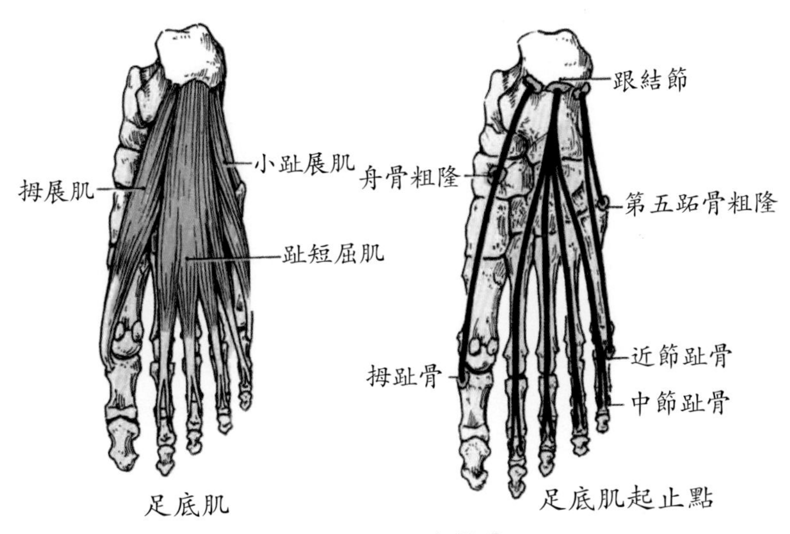

圖 4–54　足底肌肉

於跟骨結節前面（圖 4–54），當足發力過度或前述肌肉反覆牽拉損傷長期累積可致本病。患病率為 0.22%，常見於飛躍跳雪 （2.22%）、測向（1.15%）、籃球（0.92%）、田徑（0.86%）、擊劍（0.48%）、排球（0.41%）、足球（0.37%）等項目的運動員。

【診斷要點】

1. 足有過度跑跳史或外傷史。

2. 自覺起跑、起跳、落地時疼痛。

3. 檢查：跟骨結節前方壓痛、腫脹，足被動背伸有牽扯痛；同時跖屈抗阻有明顯痛。

4. X 光顯示（鉬靶 X 光）：跟骨側位，跟骨結節前有架狀鈣化，塊狀鈣化，骨贅樣伸長呈鷹嘴狀。

【治療方法】

1. 手法治療：患者俯臥位，足背墊一枕。術者採用揉法、壓法、掐法等鬆弛跖腱膜；對局部痛點採用掐法、刮法、壓法等手法連續操作 200～400 次。每日 1～2 次，15 日為一療程。

2. 封閉療法：找準痛點，皮膚常規消毒，取曲安奈德 2.5～5 毫克加 2%利多卡因 1～2 毫升，每週 1 次，或倍他米松 5 毫克加 0.5%布吡卡因 1～2 毫升進行痛點封閉，1～2 週 1 次，3 次為一療程。

3. 訓練時使用足弓粘膏支持帶，保護跖腱膜，防止損傷。

【訓練安排與康復】

1. 單足提踵無痛，正規訓練。
2. 單足提踵痛，減少致痛動作訓練。
3. 雙足提踵痛，減少致痛動作 50%以上的訓練。
4. 安靜痛，停止致痛動作的練習。
5. 增加足底肌肉動力練習、靜力練習和伸展練習。

伸膝筋膜腱膜纖維炎
Fasciitis of the Knee Extensor

本病因跑跳過多所致之筋膜腱膜無菌性炎症或粘連、脂肪堆積而成，患病率為 0.16%。常見於古典式摔跤（1.14%）、藝術體操（1.1%）、射擊（1.0%）、技巧

（0.81%）、花式游泳（0.75%）、羽毛球（0.69%）等項目的運動員。

【診斷要點】

1. 有下肢過度負荷史。

2. 自覺伸膝痛、上下樓痛、蹲起痛、發力痛，晨僵、無力、打軟腿。

3. 檢查：有髕前區淺層壓痛，緊壓痛陽性、鬆壓痛減輕，用 2%利多卡因封閉痛點後症狀立即消失，可作確診依據。

【治療方法】

1. 手法治療：患者膝伸直，膕窩墊一軟枕，平坐位或仰臥位。術者用揉、壓、捏、叩、抖等手法放鬆有關肌肉；局部治療，令患者膝全屈固定腱膜，找準痛點用掐、壓、彈撥、刮等手法，每組治療 200～400 次，每日 1～2 組，15 日為一療程。

2. 患者自我治療，重複前述手法。

3. 封閉療法：取曲安奈德 2.5～5 毫克加 2%利多卡因 2 毫升，1～2 週 1 次或 0.5%布吡卡因 2 毫升加倍他米松 2～5 毫克進行痛點封閉。每月 1 次，3 次為一療程。

4. 微型刀鬆解術：壓痛點皮膚常規消毒，用 2%利多卡因 2 毫升局麻，用鈎形刀縱行或橫行鬆解腱膜 2～3 刀。每週 1 次，3 次為一療程。

5. 手術治療：久治不癒者，將腱膜剝離鬆解，施局部病灶清除術等。

【訓練安排與康復】

1. 正常訓練，調整運動量和強度、密度。

2. 加強股四頭肌肌力和柔韌性練習，練習站樁 20 分鐘，每日 1～2 次。

3. 準備和整理活動時，必須做跪位下腰或站立位屈膝伸髕關節，使腱膜和股四頭肌伸展。

髕骨支持帶攣縮

Contracture of the Retinaculum Patella

由長期反覆多次微細損傷累積而成。

【診斷要點】

1. 無明顯外傷史，但有過度負荷史。

2. 自覺晨僵，靜止、休息後開始行動時困難，伴有疼痛，發力痛。

3. 檢查：觸診，髕骨支持帶分布區有僵硬、條索，彈性差，主動和被動活動局部均有捻發音，緊張壓痛試驗陽性。

4. CT、MRI 檢查：腫脹、支持帶邊緣不整齊，邊緣不清。

【治療方法】

1. 手法治療：放鬆股四頭肌，可採用壓、揉、掐、抖、被動展長，定點運穴等手法。每日 1～2 次，15 日為一療程。

2. 針刺療法：找準痛點，皮膚常規消毒，直刺痛點，強刺激，提插十餘次，有酸感最佳。1～2日1次，15日為一療程。

3. 鬆解療法：粗針或微型刀或手術鬆解術。

【訓練安排與康復】

站立，單手握住同側踝關節，上體盡力背伸，股四頭肌有酸痛感為佳。每日訓練前、後多次練習。

另法，俯臥位，雙手分別握住同側的踝部，上體和下肢同時翹起，維持1～3分鐘，多次練習。

髕骨末端病

Enthesiopathy of the Pateller Tendon

因各種運動項目的技術特點不同，運動時膝關節周圍不同肌肉的使用和產生疲勞的程度不同，疲勞的消除程度也不同，容易造成髕骨失穩，脫離了正常的運動軌跡，導致錯軌移動損傷。當運動技術需要的力大於髕骨張腱末端組織所能承受的力時，就會造成一次性或反覆多次的損傷，而損傷累積可造成髕骨張腱末端病。

患病率為3.57%，常見於舉重（12.83%）、中國式摔跤（10.53%）、排球（9.54%）、現代五項（8.77%）、擊劍（8.7%）、速滑（7.69%）等項目的運動員。

【診斷要點】

1. 有急性損傷或慢性損傷史。

2. 自覺半蹲、上下樓、跑、跳發力時痛，伴有關節酸、軟、無力，重者行走或靜止時也痛。

3. 檢查：髕骨邊緣指壓痛，多見於髕骨下緣 4～8 點或上緣 12 點周圍。在壓痛部位用拇指觸診，可摸到髕骨邊緣不整，有大小不等的顆粒，局部隆起、增厚（腫脹）、凹陷或呈溝狀、條索狀等。

伸膝裝置機能檢查：單肢蹲起試驗、雙肢蹲起試驗、主動伸膝試驗、抗阻伸膝試驗、主動繃勁試驗等陽性。

4. 鉬鈀 X 光檢查：在髕骨側位 X 光像，髕骨上、下端脫鈣、絮狀鈣化或骨化，最終呈末端性骨贅。髕骨軸位片顯示：髕骨前面邊緣不齊，晚期呈末端性骨贅（圖 4-55）。

【治療方法】

1. 踩療法：患者取俯臥位。足背墊起 10～15 公分枕頭。選一位與患者體重相似的人，其雙足與患者下肢長軸平行站立於患者大腿後面，由遠端向近端走動至臀部 5～10 分鐘（反覆 400 次以上）；用相同方法踩小腿後部 5～10 分鐘（400 次以上）。1～2 日 1 次，15～30 日為一療程。

2. 手法治療：患者取仰臥位，膕窩墊一軟墊。術者單獨或交替使用揉法、壓法、揉捏法、抖法、叩擊法等手法，放鬆四頭肌。重點應放在股外側上段、股中間中段、

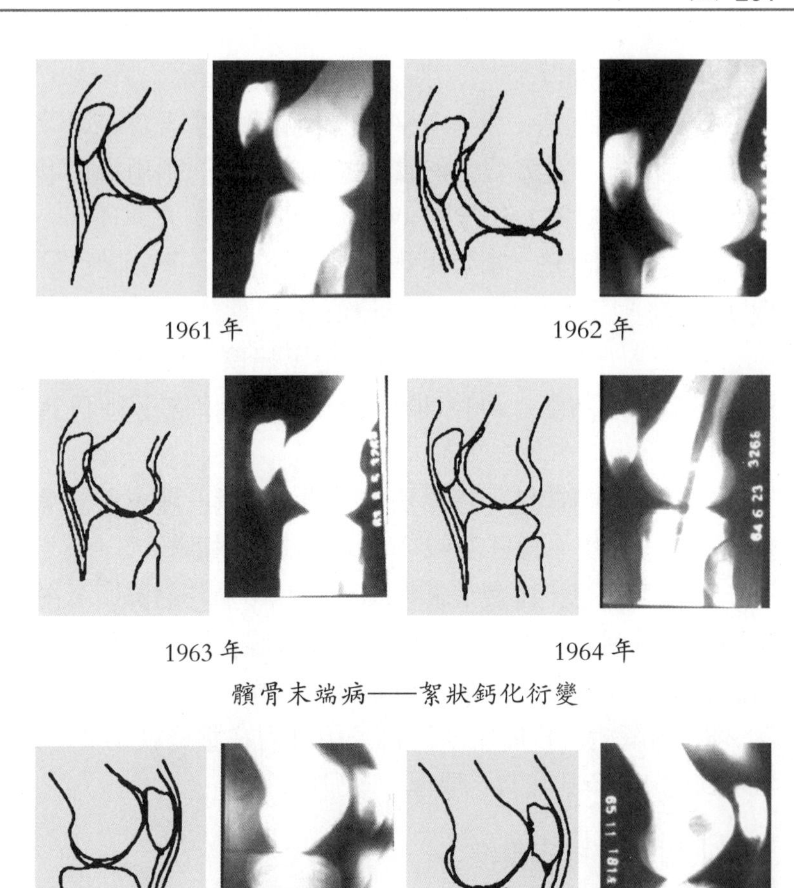

髕骨末端病——絮狀鈣化衍變

髕骨末端病——塊狀鈣化　　髕骨末端病——骨贅

圖 4-55　髕骨末端病 X 光顯示

股內側下段。患者換俯臥位，足背墊一軟墊，重點做股後上段、股二頭肌、半腱、半膜肌下段和止點，選用放鬆股四頭肌手法，每個痛點做 200～400 次。1～2 日 1 次，

15～30 日為一療程。

3. 單拇指刮法：患者取平坐位，術者一手著實在髕骨上緣，由上向下推髕骨，則髕下緣翹起；另一手用拇指甲刮患處（指壓痛處）3～5 次（勿刮不痛區）。

4. 雙拇指刮法：術者用雙拇指端刮髕上、下緣腱或筋膜 3～5 次，每日 1 次，15 日為一療程。

5. 五、十指掐法：術者找準指壓痛區，反覆掐壓痛區，以有痛感為度。200～400 次。每日 1～2 次，15 日為一療程。

6. 定點運穴掐法、指壓法、拳頂法任選一種，重複操作 3 次為一治療。每日 1～2 次，15 日為一療程。

7. 針刺療法：皮膚常規消毒。取 7～8 號注射針頭，在指壓痛區針刺，針感酸，深度刺到骨質層，反覆分散提插十餘次。1～2 日 1 次，15～30 日為一療程。

8. 鬆解術：皮膚常規消毒，用針刀在壓痛區刮 2～3 次。每週 1 次，3 次為一療程。

【訓練安排與康復】

1. 根據髕骨邊緣指壓痛和膝關節伸膝裝置機能檢查的結果，可將髕骨張腱末端病分為四度，其分度標準與訓練安排如下：

I 度患者：自覺無任何不適或疼痛，僅在檢查時發現有髕骨邊緣指壓痛者為 I 度。應定期復查，防止惡化，可參加正規訓練，但必須加強股四頭肌的功能訓練。

II 度患者：自覺跑、跳、蹲等動作時有疼痛（專項訓練時局部有疼痛），檢查時髕骨邊緣指壓痛，單腿蹲起痛，雙腿蹲起不痛者為Ⅱ度。可參加正規訓練，但應適當減少患肢局部的負擔量（最好減少一部分致痛動作），必須加強股四頭肌和膕繩肌的功能練習。

Ⅲ度患者：自覺參加訓練時局部疼痛，檢查時髕骨邊緣指壓痛，雙腿蹲起痛，單腿蹲起更痛者為Ⅲ度。可參加非致痛動作的專項訓練或適當參加致痛動作的專項訓練（以疼痛不加重為準），增加不引起疼痛的專項輔助練習，以保持專項機能狀態。加強股四頭肌和膕繩肌的功能練習，可維持總運動量，減少極限訓練。應採取邊練邊治的原則。

Ⅳ度患者：自覺走路或靜止痛，檢查時髕骨邊緣指壓痛者為Ⅳ度。可增加最簡單最基本的專項技術訓練，保持專項技能，但停止大強度、大負荷量的訓練；重點放在加強腿部功能練習，防止肌肉萎縮，採取治療為主，訓練為輔的原則。以上四度患者的症狀與訓練安排要點見表 4–3。

2. 自我按摩股四頭肌和小腿三頭肌，每日 1 次。

3. 自我伸展股四頭肌練習：每次訓練後，單腿支撐，另一下肢盡力屈膝伸髖，靜止 1～2 分鐘，重複 3 次。另

表 4–3　髕骨末端病病情分類與訓練安排

分度	症狀	指壓痛	單蹲痛	雙蹲痛	靜止痛	訓練安排	
						運動量	致痛動作
Ⅰ	–	+	–	–	–	正常	
Ⅱ	+	+	+	–	–	正常	調整
Ⅲ	+	+	+	+	–	邊練邊治	減量
Ⅳ	+	+	+	+	+	以治為主	停訓

法，俯臥位盡力屈膝伸髖重複前法操作。

4. 每日訓練後熱水浴下肢 20 分鐘。

髕腱腱病

Tendinosis of the Patellar Tendon

髕腱腱病，又稱髕腱腱圍炎（圖 4–56）。多因跳躍訓練過度，反覆多次微細損傷長期積累而成。為運動創傷常見病、多發病之一，居第四位，患病率為 3.05%。常見於帆船（20%）、速滑（11.54%）、水球（10.35%）、舉重（9.40%）、排球（8.30%）、手球（7.43%）、羽毛球（5.52%）、擊劍（5.31%）等項目的運動員。

【診斷要點】

1. 有明顯的下肢過度負荷史。

2. 自覺半蹲和上、下樓痛，跳躍發力時疼痛難忍，伴有酸軟無力。重者行走和休息時也痛。

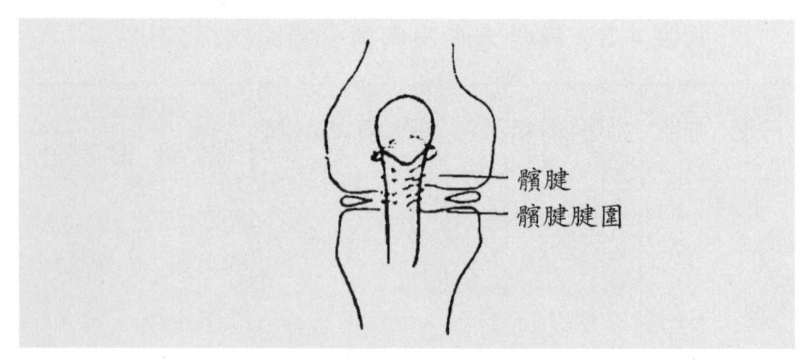

圖 4–56　髕腱腱圍炎

3. 檢查：髕腱腫脹、壓痛，膝關節屈曲時髕尖隆起，髕骨邊緣指壓痛試驗、髕腱緊張壓痛試驗陽性。

4. 鉬靶 X 光髕骨側位片：可見髕腱腫脹，前後徑增厚，前後緣不整，邊界不清，髕骨下緣脫鈣或架狀鈣化或邊緣性骨贅或骨贅骨折，腱內後側可有鈣化或骨化影（圖 4–57）。

【治療方法】

1. 手法治療：患者伸膝坐位，術者採用揉、壓、捏、叩、抖等手法施治並被動拉長患者股四頭肌和膕繩肌，以消除疲勞、鬆弛肌肉、促進修復。局部可選用雙拇指刮法，五、十指掐法，定點運穴指壓法等治療。每日 1～2

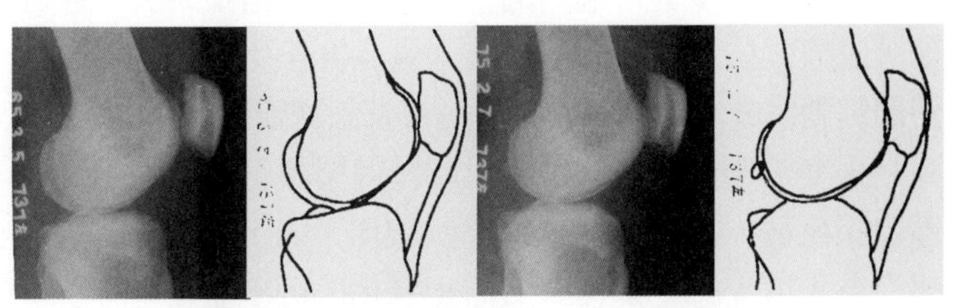

正常髕腱　　　　腫脹髕腱

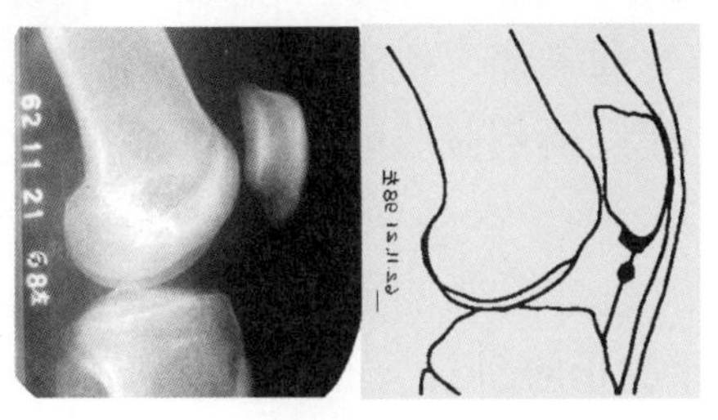

髕腱鈣化

圖 4–57　髕腱腱病 X 光顯示

次，15 日為一療程。

2. 針刺療法：髕骨邊緣指壓痛處，皮膚常規消毒，直刺，提插十餘次。1～2 日 1 次，15～30 日為一療程。

3. 微型刀鬆解術：用 2%利多卡因或 0.5%布吡卡因 2 毫升痛點局麻，用針刀直刺入皮膚，在邊緣壓痛處橫行刮動 3～5 次。另法，用鈎刀在髕腱腫脹處縱行剖開腱圍，1～3 次。每週 1 次，3 次為一療程。

4. 手術治療：久治不癒，影響訓練和日常生活時可做髕腱腱圍剝離切除術、腱圍怒張血管結紮、髕腱變性部分切除、腱縱行切開鬆解減壓、髕尖或骨片切除術等。

【訓練安排與康復】

根據髕骨張腱末端病的指壓痛（邊緣指壓痛）、髕腱緊張壓痛試驗和膝關節伸膝裝置機能檢查及 X 光所見，可將髕腱腱病分為四度。其分度標準及訓練安排如下：

Ⅰ度：無自覺症狀，檢查時髕腱緊張壓痛試驗陽性，髕尖指壓痛，單（雙）腿蹲起試驗均不痛，X 光無明顯改變者為Ⅰ度。應定期復查，防止惡化。可參加正規訓練，並應加強股四頭肌和膕繩肌的功能訓練。

Ⅱ度：自覺髕尖痛，檢查時髕腱緊張壓痛試驗陽性，髕尖指壓痛。雙腿蹲起試驗陰性，單腿蹲起試驗陽性者為Ⅱ度。

X 光所見：在髕骨側位像上，可見腱與腱圍分離或髕腱腫脹。可參加正規訓練，但應適當減少致痛動作的練習，並加強股四頭肌和膕繩肌的功能訓練。

Ⅲ度：自覺髕尖痛，檢查時髕腱緊張壓痛試驗陽性，髕尖指壓痛，雙腿蹲起試驗陽性，單腿蹲起試驗陽性者為Ⅲ度。

X 光所見：在髕腱側位像上，可見部分髕腱有腫脹，前後邊緣不清或不整，腱實質與髕腱腱圍分離（多數是全髕腱腫脹者）。可參加非致痛動作的專項訓練，也可適當參加致痛動作的專項訓練（以疼痛不加重為準），增加不引起疼痛的專項輔助練習，以保持較好的專項能力。應採取邊練邊治的原則。

Ⅳ度：自覺髕尖痛，走路、靜止均痛。檢查時髕尖指壓痛，髕腱緊張壓痛試驗陽性。單雙腿蹲起試驗均痛，輕摸患處也痛（主動伸膝試驗陽性）者為Ⅳ度。

X 光所見：在髕腱側位像可見全腱或大部分髕腱腫脹或邊緣不整，腱與周圍軟組織邊界不清。可參加最簡單最基本的專項技術訓練，停止大強度、大負荷量的訓練，重點放在加強腿部功能練習上，以防止肌肉萎縮，宜採取以治療為主，訓練為輔的原則。

以上四度患者的症狀與訓練安排的要點見表 4–4。

表 4–4　病情分類與訓練安排

分度	自覺症狀	指壓痛	緊壓痛	單蹲痛	雙蹲痛	靜止痛	訓練安排	
							運動量	致痛動作
Ⅰ	–	+	+	–	–	–	正常	
Ⅱ	+	+	+	+	–	–	正常	調整
Ⅲ	+	+	+	+	+	–	邊練邊治	減量
Ⅳ	+	+	+	+	+	+	以治為主	停訓

髕腱斷裂

Rupture of the Patellar Tendon

因股四頭肌突然收縮的間接暴力致傷，也可因跪倒時髕腱受直接撞擊引起。常見於體操、足球等項目的運動員。

【診斷要點】

1. 有明顯外傷史。
2. 自覺膝痛，不能完成主動伸膝動作。
3. 檢查：膝前腫脹、瘀血、壓痛，屈膝時觸摸髕腱部位有凹陷。主動伸膝試驗受限。
4. 鉬鈀 X 光膝側位：髕腱腫脹，斷端分離，髕骨向上移位。
5. MRI 顯示：髕腱斷裂。

【治療方法】

手術治療：及時清除血腫，縫合斷裂髕腱。如髕骨下緣缺乏軟組織，無法直接縫合時，可在髕骨上縱行鑽孔進行縫合。陳舊性髕腱斷裂，因股四頭肌腱攣縮，單純縫合必遭失敗，可用雙股不銹鋼絲，穿過髕骨與脛骨結節，克服股四頭肌腱攣縮，使兩端靠攏後，將鋼絲擰緊固定，然後縫合修補破裂斷端。術後膝關節伸直位固定 6 週。二期手術抽出鋼絲。

【訓練安排與康復】

1. 術後經常練習股四頭肌主動收縮，每 4～6 小時主動收縮股四頭肌數次至數 10 次，多練習比少練習好，防止粘連強直。

2. 術後經常做用腳蹬床練習，並爭取早期下地直腿行走。

3. 加強股四頭肌肌力練習和柔韌性練習，減少和預防損傷再度發生。

髕骨骨折
Patellar Fracture

髕骨骨折，無論是髕骨橫斷骨折還是撕脫性骨折，均為髕骨受到直接或間接的暴力而引起。直接暴力為髕骨受運動物體撞擊或運動中髕骨撞擊障礙物、地面而產生，間接暴力則為髕骨受到強大的股四頭肌收縮所產生的力的作用。患病率為 0.03%。常見於排球（0.41%）、乒乓球（0.32%）等項目的運動員。

【診斷要點】

1. 有明顯外傷史。

2. 自覺髕骨痛，膝關節活動明顯受限，膝關節不能伸直亦不能站立。

3. 檢查：髕骨表面腫脹、皮下瘀血，膝關節積血徵、骨折處有銳利的壓痛，可觸及裂縫或畸形。

4. X 光顯示：側位和斜位可見髕骨前面骨皮質斷裂，骨小梁不連接，亦有由前至後橫貫髕骨的骨折，粉碎骨折，髕上、下緣可有撕脫骨折片、骨折線。軸位內外邊緣有撕脫骨折塊或骨折線（透明帶）。

5. 髕骨骨折類型見圖 4–58。

【治療方法】

1. 無移位和撕脫骨折：將膝關節積血抽出後，用 0.25%～0.5%利多卡因或 0.5%布吡卡因數 10 毫升沖洗關節後，可用多層棉花墊加壓包紮膝關節，後加大腿石膏托固定 2～4 週。固定中開始做主動收縮股四頭肌練習，兩週後每日活動膝關節一次，盡力做屈伸活動，練習後白晝固定，夜間去固定，再固定兩週。

2. 斷端分離小於 0.5 公分，其軟骨面尚完整，錯位整復後用棉花和繃帶做成圓形抱髕圈，固定於髕骨上，膕窩放一棉墊、長石膏托或木板，用四根布帶將髕圈與托固定 2～4 週，中間放開活動一次。

3. 手術切開內固定：髕骨骨折有明顯移位，關節軟骨面受破壞者，根據具體情況分別選用縱行縫合法、周邊縫

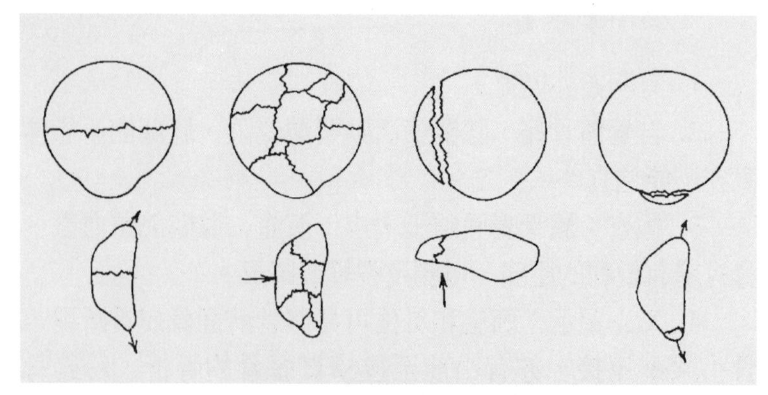

圖 4–58　髕骨骨折類型

合法、前 8 字張力帶鋼絲固定法、螺絲釘固定法、蟹形爪固定、髕骨部分或全部切除術等方法施治。術後固定 2～4 週，開始進行不負重膝關節屈伸活動。

4. 蟹爪固定術。

5. 損傷速效止痛劑：每日塗患處 4～6 次。

【訓練安排與康復】

1. 傷後固定或手術後開始主動盡力伸膝、踝跖屈，再伸膝、踝背伸，重複練習幾次至十幾次，可分組練習。

2. 盡早站立，直腿行走。

3. 去固定後應熱水浴，浴後開始練習膝關節屈伸動作。

疲勞性髕骨骨折

Stress Fracture of the Patella

當膝關節屈曲起跳發力時，髕、股關節軟骨面緊密相壓，而髕骨下段呈懸空狀態，髕下腱與股四頭肌在此處成角，並產生一由前向後的剪力，如剪力超過髕骨所能承受的力量時，髕骨前骨小梁會由前至後逐漸折斷，出血，並破壞正常骨的新陳代謝；反覆多次後，微細損傷長期積累，可導致髕骨應力性骨折。常見於排球、籃球、足球、舞蹈等項目的運動員。

【診斷要點】

1. 膝關節承受大量彈跳練習史，患膝逐漸發病。

2. 自覺膝關節酸軟無力，伴有輕微不適或疼痛。

3. 檢查：髕骨下 1 / 3 交界處壓痛，有時可觸及橫行裂隙或凹陷。如用針刺時此處易穿入骨質。

4. X 光顯示：髕骨側位片，早期位於骨折處脫鈣、骨皮質隆起，逐漸呈不全骨折或橫斷骨折。

5. 病情分度：根據對髕骨應力性骨折動態發展的臨床 X 光觀察，將髕骨應力性骨折分為四度：

Ⅰ度　骨皮質出現裂隙狀的透明帶，很像不完全骨折（圖 4–59）。

Ⅱ度　病理骨折（自發骨折）。裂隙增寬、延長。從前向後繼續延伸，最後可以達到對面的骨皮質或相對的關節面（圖 4–60）。

Ⅲ度　移位病理骨折（假關節）。病變發展到Ⅱ度以後，如負荷不能得到調整，病變將繼續有增無減，陷窩性的骨質吸收過程加劇。X 光檢查可發現透明帶顯著增寬。負荷再度加大，易出現有移位的病理骨折，最後形成假關節（圖 4–61）。

Ⅳ度　透明帶逐漸變窄，骨質吸收程度逐漸減少，症狀可完全消失，自癒（圖 4–62）。

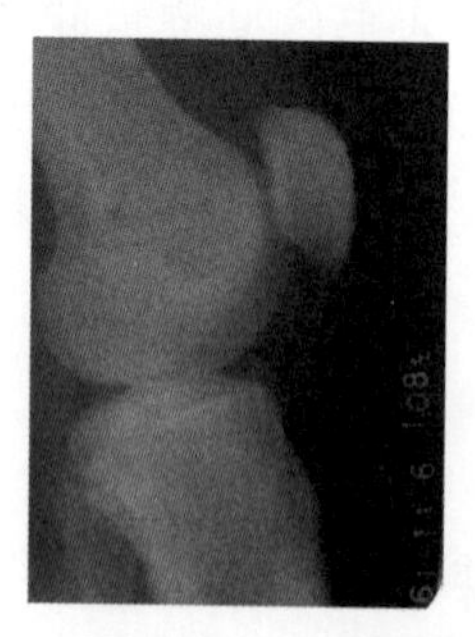
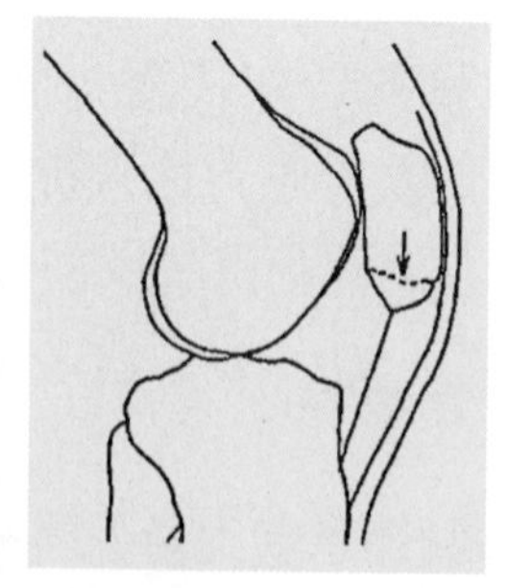

圖 4–59　髕骨應力性骨折Ⅰ度

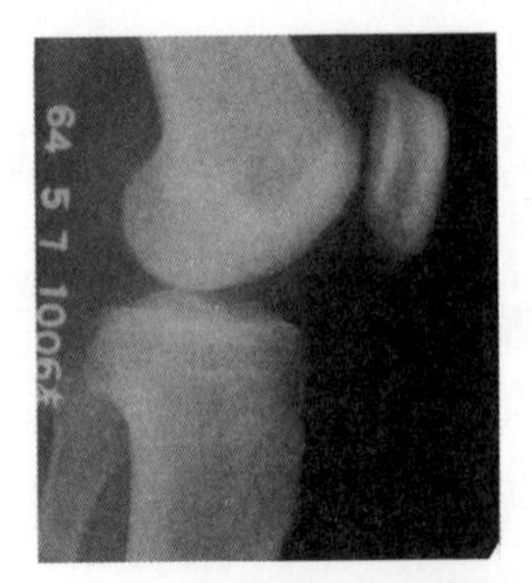

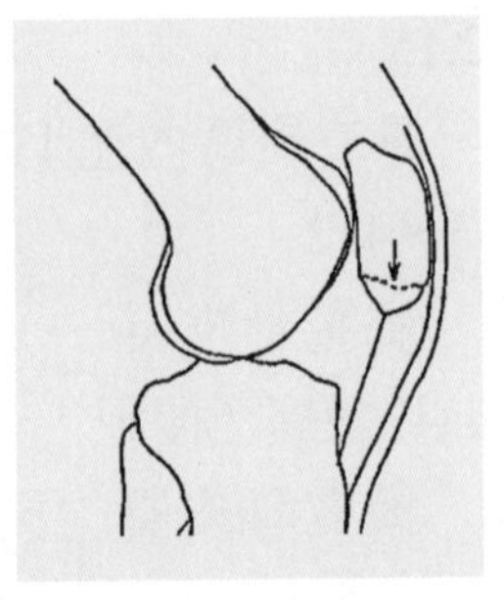

圖 4-60　髕骨應力性骨折 II 度

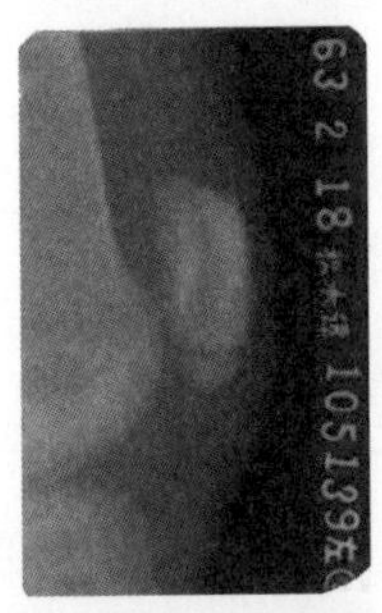
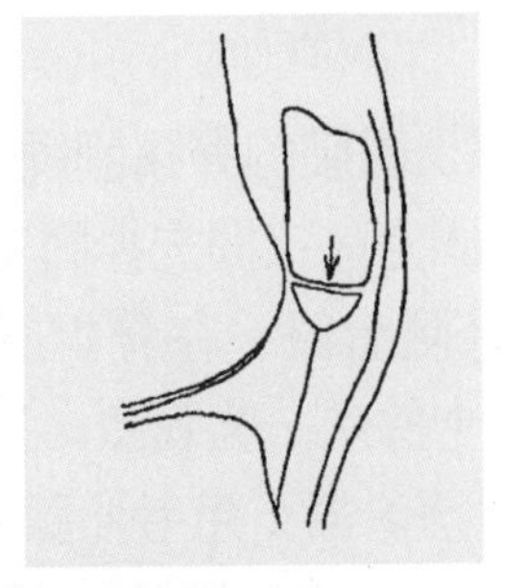

圖 4-61　髕骨應力性骨折 III 度

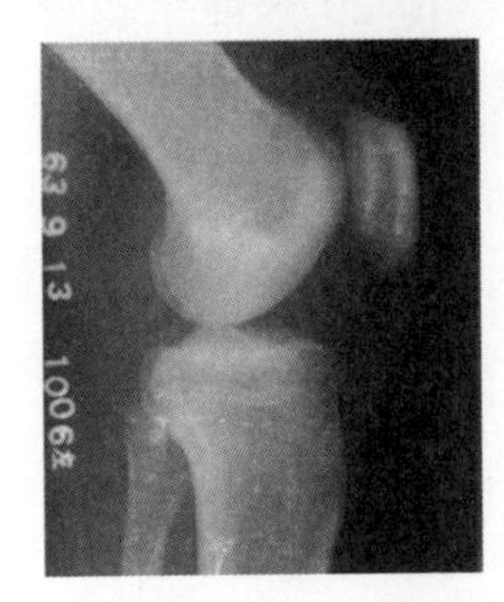

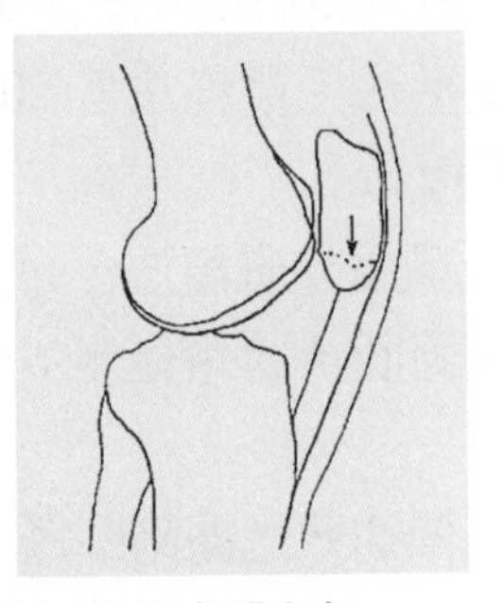

圖 4-62　髕骨應力性骨折 IV 度

6. 放射性計數比值（SF / N）和面積大小分級：

I 級　皮質骨內輕度濃集的小片狀熱區，SF / N 指數為 1.46～2.15。

Ⅱ級　骨皮質區內比Ⅰ級伸長的中度濃集熱區 SF / N 指數為 233～412。

Ⅲ級　侵犯骨皮質——髓質的高濃集度較寬大的熱區，指數為Ⅳ級廣泛侵犯。

Ⅳ級　橫貫骨皮質的極高濃集熱區，SF / N 指數更高。

【治療方法】

1. 停止患肢的彈跳訓練。膝關節伸直位，白天用石膏托或夾板固定，夜間去掉固定，1～2 個月。

2. 針刺治療：在骨折處皮膚常規消毒，沿骨折線直刺，提插十餘次，強刺激，1～2 日 1 次。

3. 手法治療：患者伸膝，膕窩下墊一軟墊平坐位。術者交替使用揉法、壓法、揉捏法、叩擊法、彈撥法等手法，放鬆股四頭肌僵硬和痙攣部位 20 分鐘。對骨折線處重刮法、重壓法、重掐法各 200～400 次，每日 1～2 次，15 日為一療程。

4. 低頻脈沖磁療法：每天睡前將電極固定在髕骨前面或內、外側面，連續使用 6～8 小時，每日 1 次，15 日為一療程。

5. 損傷速效止痛劑：每日塗患處 4～6 次。

【訓練安排與康復】

1. 無症狀者除適當控制起跳動作練習外，可參加正常訓練。

2. 症狀明顯者，停止患肢起跳動作練習，可參加其他正常訓練。

3. 加強股四頭肌肌力練習是預防和康復慢性損傷的最佳方法。

分裂髕骨

Bipartite Patella

多數學者認為，分裂髕骨的發生是由於先天發育異常，即髕骨化骨核未癒合；而運動員則是由於直接受撞、跪地、物擊等損傷化骨核或髕骨，以及因跳躍動作訓練過多所致之慢性疲勞性髕骨損傷等原因。其患病率為 0.07%。常見於速滑（1.92%）、棒球（0.88%）、武術（0.69%）、手球（0.68%）、足球（0.31%）等項目的運動員。

【診斷要點】

1. 有外傷史、過度負荷史或先天發育異常。

2. 自覺跳躍發力膝軟無力，疼痛。

3. 檢查：分離髕骨區在屈膝時髕骨外上角明顯隆起、壓痛。

4. X 光顯示：斜位副髕骨與母骨間有透明帶，呈兩塊或多塊髕骨；側位在髕上 1 / 3 關節面部位游離骨塊；軸位髕骨外側前後有透明帶，呈兩塊以上的分離髕骨。

5. 分裂髕骨分型（Saupe-Schaer）見圖 4-63。

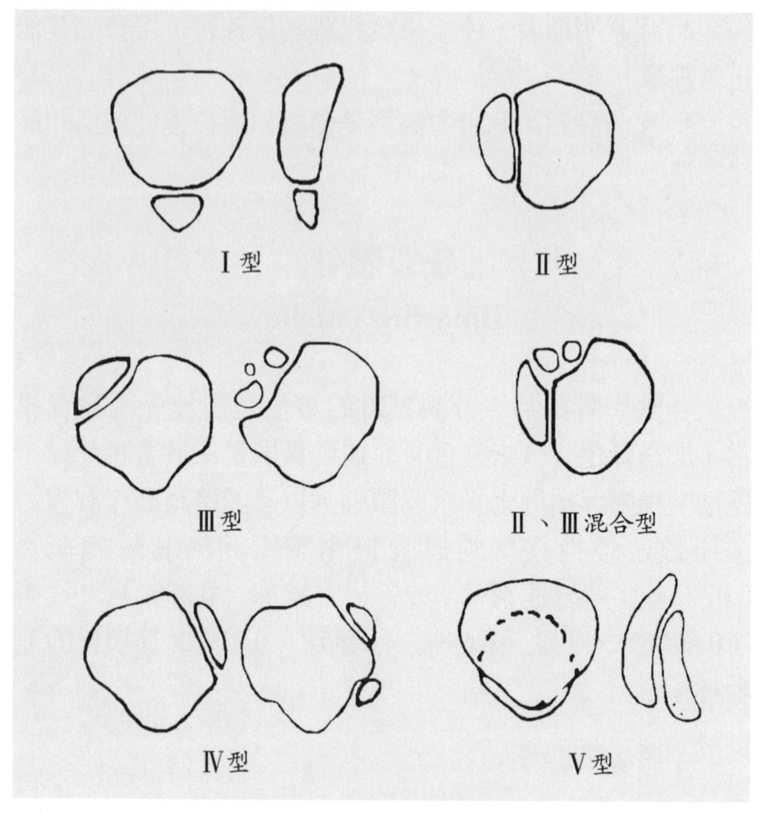

圖 4-63 分裂髕骨分型

【治療方法】

1. 手法治療：患者取坐位或仰臥位，膕窩墊一約 10 公分厚的軟墊。術者用壓法、揉法、揉捏法、叩擊法放鬆股外側肌，分裂髕骨處選用輕掐、壓法、刮法等手法，連續做 200～400 次。每日 1～2 次，15 日為一療程。

2. 針刺療法：患者體位同上，髕骨分離處針刺提插十餘次。1～2 日 1 次，15 日為一療程。

3. 手術治療：將副髕骨切除，同時將股外側肌或股內側肌止點加固，固定在髕骨外上緣或內上緣。

【訓練安排與康復】

1. 症狀不明顯可參加正常訓練。

2. 有症狀者可參加訓練，同時堅持治療。

3. 手術者，術後 2～3 個月起進行康復訓練，並逐漸參加正規訓練。

4. 入隊時排除有分離髕骨者。

5.v 加強股四頭肌肌力和柔韌練習。

膝盤狀軟骨損傷

Discoid Meniscus Injury of the Knee Joint

半月板發育異常呈盤狀者，在受到適當外力時可造成半月板損傷。患病率為 0.03%，常見於足球（0.6%）、排球（0.41%）、籃球（0.31%）等項目的運動員。

【診斷要點】

1. 有運動損傷史者占 4. 53%。其中外側盤狀半月板：內側盤狀半月板 ＝ 26：1。

2. 自覺膝關節疼痛，關節彈響，有絞鎖、腫脹感。

3. 檢查：膝關節縫壓痛、腫脹、McMurray 徵陽性，伴明顯彈響。股四頭肌萎縮，屈膝攣縮。

4. 關節鏡檢查顯示：盤狀半月板有縱行撕裂、水平撕裂、橫行撕裂，複雜損傷占多數。

5. 分型：

（1）完全型：該型半月板的形狀、表面積和厚度與正常半月板完全不同。多發生於 20 歲以內患者，多有彈響，絞鎖現象較少。

（2）不完全型。

（3）Weisberg 韌帶型。

【治療方法】

1. 關節鏡手術：可按損傷程度選擇部分切除成形術、次全切除術或全切除術。術中應盡量保留盤狀半月板周緣部分，充分利用其撕裂口做部分切除成形術。避免行次全切除術或全切除術。

2. 非手術治療：同半月板撕裂。

【訓練安排與康復】

參見膝關節半月板損傷（273 頁）。

膝關節剝脫性骨軟骨炎
Osteochondritis Dissecans of Knee Joint

本病主要由外傷引起：其一為膝關節內骨軟骨損傷、骨軟骨骨折後長時間磨損引起，屬退行性改變；其二為髕股關節軟骨軟化症長期治療、活動不當而成。

【診斷要點】

1. 有慢性病史，逐漸加重。

2. 自覺長期膝關節疼痛，活動受限。晨僵，下蹲、跪坐困難，上下樓時疼痛明顯。活動開減輕，活動多加重。有關節音響，絞鎖、腫脹、積水、變形等。

3. 檢查：常見膝內翻，跛行，關節腫脹積水，膝關節屈伸明顯受限。伴有劇痛，關節音響或絞鎖。膝關節伸不直，髕骨活動度明顯受限。髕後壓痛，研磨有音響，伴有疼痛。

4. X 光顯示：膝關節前後位或髁間位片，骨軟骨部分剝離，其餘與母體相連。骨軟骨完全剝離後，骨片呈圓形或卵圓形，其周圍有透明的陰影環繞，原發部位顯示骨質缺損，其邊緣骨質稍致密。側位片游離的高密度骨片位於陷窩內，其體積常比 X 光像要大。因游離體周圍軟骨不顯影，原發部位骨質缺損，其邊緣骨質稍致密。

5. MRI 顯示：矢狀面 T1 加權像，髕骨關節面凹凸不平，其下角可見邊緣性骨贅，關節面軟骨下骨信號減低。T2 加權像髕軟骨下的骨質呈不規則低信號，髕股關節間有液性信號區。GE 序列脂肪抑制 T1 加權像髕骨關節軟骨碎裂，部分缺如，關節軟骨呈不規則地圖狀缺如，股骨內外側髁關節軟骨面有小片狀低信號影。

【治療方法】

1. 手法治療：適用於部分剝脫，游離體位於髕上腔、膕窩或髁間窩者，膝關節功能正常，無明顯症狀者。術者可單獨或交替使用揉法、揉掐法、壓法、彈撥法、抖法、叩擊法等，將膝關節周圍肌肉、腱放鬆，需 15～20 分鐘。每日 1～2 次，15 日為一療程。

2. 踩法：患者取俯臥位，踝關節墊一 10 公分高軟墊。術者分別站立於患者雙股後，由跟腱處至臀後往返走動，如有疼痛區重點踩。患側屈膝屈髖，外展 90°以上，平放在軟墊上，踩股外側。患者患肢在下，側臥位，踩股內側近、遠 1 / 3 處。每次 15～20 分鐘，每日 1～2 次，15 日為一療程。

3. 薰蒸療法：每次 20～30 分鐘，每日 1～2 次，15 日為一療程。

4. 牽引療法：患者仰臥位，術者雙手握住患側下肢小腿遠端，令患者屈膝屈髖至最大角度，術者突然沿垂直軸用力牽引患肢 10 餘次。每日 1～2 次，15 日為一療程。

5. 低頻脈沖磁療法：將電極板固定在膝關節周圍壓痛處，每次 6～8 小時，每日 1 次，15 日為一療程。

6. 關節鏡手術：修復骨軟骨損傷區，清除游離體，滑膜明顯增厚可切除，沖洗關節腔。

【訓練安排與康復】

1. 伸展膝關節周圍肌肉：

（1）股四頭肌。站立位或俯臥位跟臀練習，跪位仰臥練習，下肢勿外展，每次練習靜止 1～2 分鐘，重複 5～10 次。

（2）武術踢腿練習。每次數十次，準備和整理活動各一次。

（3）站立位側擺腿練習。習者取站位，面向物體雙手扶住或握住肋木，患足垂直肋木，向左右擺腿 50～200 次，可分組進行。每日 1～2 次。

（4）股內側肌伸展練習：單側下肢支撐，另一下肢屈膝屈髖外展 90°，將內側面平放在物體上。逐漸下蹲至最大角度，靜止不動 1～2 分鐘，或反覆蹲起 50～200 次，可分組進行。每日 1～2 次。

2. 膝關節的力量練習：

（1）深蹲起練習。站立位，雙足分開與肩等寬，上體與地面垂直，蹲起 30～200 次，可分組進行。每日 1～3 次。

（2）仰臥位蹬腿練習。仰臥於專用蹬腿練習器械上，負重，重量為自己最大力量的 70%～80%，每次伸屈 10～15 次，3～6 組。1～2 日 1 次。

（3）抗阻伸、屈膝練習：坐或臥在專用器械上，進行伸或屈膝抗組練習 30～200 次。1～2 日 1 次。

（4）臺階練習：爬樓梯或上下不同高度的臺階。上、下 50～200 次，每日 1～3 次。

膝關節周圍滑囊

Periarticular Bursa of Knee

膝部周圍肌腱多，其活動範圍和負荷量大，在皮下與筋膜、肌肉、其他肌腱和骨骼之間有大量的滑囊。在正常情況下，滑囊內膜可分泌一定量的滑液。滑囊有一定彈簧的作用，其周圍血循環豐富，對運動時產生的熱量有散熱及減輕相互摩擦和增加組織間的活動性的作用。如組織間摩擦過多和負荷量過大，可導致滑囊炎，患病率為 0.57%，常見於各種運動項目的運動員。

【診斷要點】

1. 有組織間摩擦過多和負荷量過大史。

2. 自覺症狀不明顯，膝不適、腫脹，嚴重時發力時疼痛，伴有隆起、活動受限，個別有卡住感。

3. 檢查：令患者主動收縮膝關節有關肌肉、肌腱，重者望診可見囊形物，觸診可摸到囊性物，伴有張力和波動感。肌肉肌腱鬆弛後囊性物不顯。

4. 穿刺抽液，如可抽出淡黃色透明黏液，可作確診依據，但囊小不易抽出。

5. CT 和磁共振成像檢查：可見有大小不等的囊性物或滑囊鈣化。

6. 鉬靶 X 光顯示：軟組織間有鈣化。

【治療方法】

1. 手法治療：術者可用揉法、揉捏法、壓法、叩擊法、彈撥法和展長的動作等，將與滑囊有關的肌肉放鬆。對滑囊炎的局部採用五、十指掐法、指壓法連續操作 200～400 次，每日 1～2 次。對較大的滑囊可設法強行推破，破口向下易引流。加壓包紮 1～2 週。

2. 針刺療法：患者主動收縮與滑囊有關肌肉，使囊隆起固定。皮膚常規消毒，刺入滑囊，各方向提插十餘次。並在有關肌肉上選 1～2 個阿是穴（壓痛點）針刺，1～2

日 1 次，15 次為一療程。

3. 封閉療法：皮膚常規消毒，先抽液，用 0.5%利多卡因或 0.5%布吡卡因沖洗滑囊後，注入曲安奈德 2.5～5 毫克，每週 1 次，或倍他米松 2～5 毫克，1～2 週 1 次，3 次為一療程。

4. 微型刀鬆解術：局麻後，用鈎形刀縱或橫劃 2～3 刀，切破滑囊後，擠出滑液，加壓包紮 1～2 週。3 次為一療程。

5. 手術治療：經非手術治療久治不癒，並影響訓練者，應施滑囊摘除術。

【訓練安排與康復】

參加正常訓練，但應減少局部負荷量，增加有關肌肉展長和柔韌性練習。膝關節周圍滑囊（圖 4–64）。

髕前區

1. 髕前皮下滑囊：位於淺筋膜與固有闊筋膜之間。

2. 髕前筋膜下滑囊：位於闊筋膜與股四頭肌腱膜之間。

3. 髕前腱下滑囊：位於股四頭肌腱膜與髕骨之間，患病率為 0.18%。

4. 髕下皮下滑囊：位於髕骨下皮下與髕腱之間。

5. 髕下深滑囊（髕下腱下滑囊）：位於髕腱與脛骨粗隆之間（是恆定存在的大囊，在胎兒時期已有，患病率為 0.21%）。

6. 股直肌下滑囊：位於股直肌與股中間肌遠端的中間

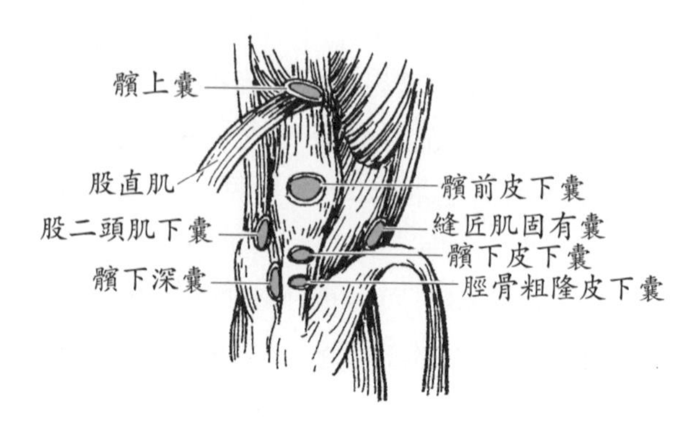

膝關節囊（前面）

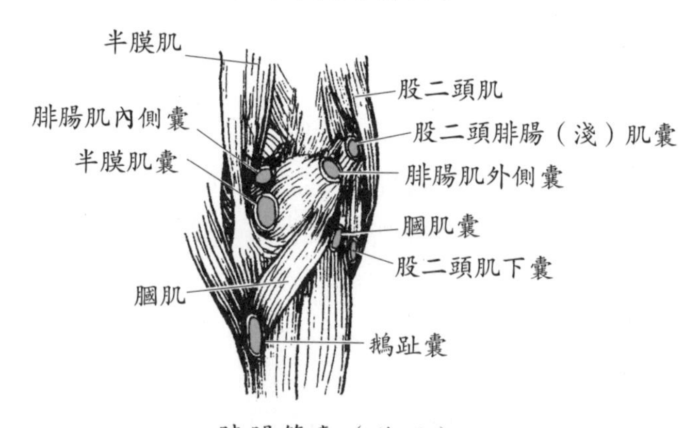

膝關節囊（後面）

圖 4-64　膝關節周圍滑囊

（患病率為 0.04%）。

7. 髕上滑囊（髕上囊、髕上腔）：位於髕上緣 3～8 公分，股四頭肌腱的深面，在胎兒時期獨立存在，幼童時通常與膝關節腔廣泛相通是全身最大滑囊。

8. 脛骨粗隆皮下滑囊：位於脛骨粗隆皮下與髕腱止點之間。

膝外側區

1. 腓腸肌外側滑囊：位於腓腸肌外側頭起始部深面與股骨外側髁之間。

2. 股二頭肌下滑囊：位於股二頭肌止點腱與腓骨小頭之間（患病率為 0.07%）。

3. 腓側副韌帶膕肌腱間滑囊：位於腓側副韌帶與膕肌腱之間。

4. 膕肌腱滑囊：位於膕肌腱起始部與外側半月板脛骨外髁及脛腓骨上關節之間。緊靠外側半月板的邊緣，在該處與膝關節相通。膕肌腱借助於伸展的滑囊與外側半月板、脛骨上端和脛腓上關節相隔，使得膝關節外側半月板上下兩面相交通。此囊有的與脛腓骨上關節相通。這樣一來膝關節腔與脛腓骨上關節腔亦互相交通（患病率為 0.04%）。

5. 股二頭肌滑囊：位於股二頭肌止點附麗區與腓側副韌帶之間。是恆定性存在的囊，通常新生兒時已存在。

6. 股骨外髁滑囊：位於髂脛束與股骨外髁之間。

膝內側區

1. 縫匠肌固有滑囊：位於縫匠肌淺面與闊筋膜之間。

2. 鵝足滑囊：位於縫匠肌腱、股薄肌、半腱肌腱淺層與脛側副韌帶之間。此三腱有致密的纖維膜相聯，形似鵝足而稱鵝足滑囊。此囊大而恆定，在胎兒時期即存在（患病率為 0.13%）。

3. 脛側副韌帶相關的三個滑囊：脛側副韌帶與關節囊

之間；脛側副韌帶與內側半月板之間；脛側副韌帶與脛骨之間。

4. 腓腸肌內側滑囊：位於腓腸肌內側頭起始部深面與覆蓋股骨內髁的關節囊之間，並與膝關節腔相通。

5. 半膜肌腱固有滑囊：半膜肌腱止於三處，呈鵝趾狀，其囊位於鵝趾囊與脛骨內髁部關節囊之間。此囊經常存在，有時與關節腔相通。

6. 半膜肌脛側滑囊：位於內側副韌帶與半膜肌腱之間。

7. 半膜肌滑囊：位於腓腸肌內側頭淺部與半膜肌腱之間。與膝關節腔相交通者約占 1 / 2，其中多為肌肉發達者（患病率為 0.03%）。

8. 半膜肌腱半腱肌腱間滑囊：位於半膜肌腱與半腱肌腱之間。

髂脛束摩擦綜合徵
Iliotibial Tract Friction Syndrome

本病因長時間的訓練和比賽，膝關節伸屈過多，髂脛束（圖 4–65）沿股骨外髁邊緣多次前後滑動摩擦而引起，為髂脛束與股骨外髁兩者疏鬆結締組織間的創傷性炎症（圖 4–66）。其患病率為 0.32%。常見於舉重（1.89%）、跳水（1.5%）、散打（1.16%）、滑雪（0.85%）、自行車（0.75%）、武術、羽毛球（0.69%）等項目的運動員。

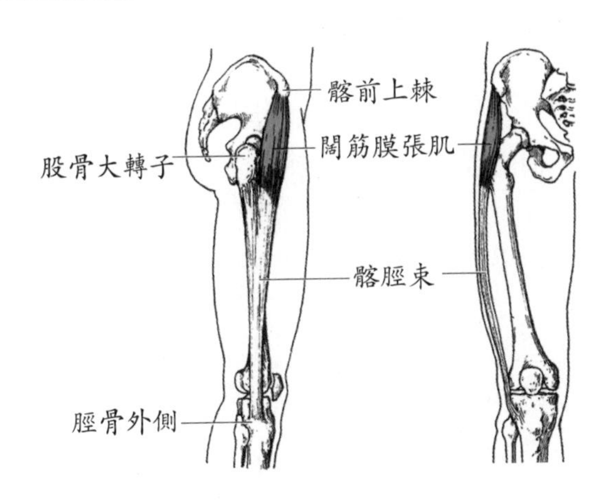

圖 4-65　闊筋膜張肌、髂脛束

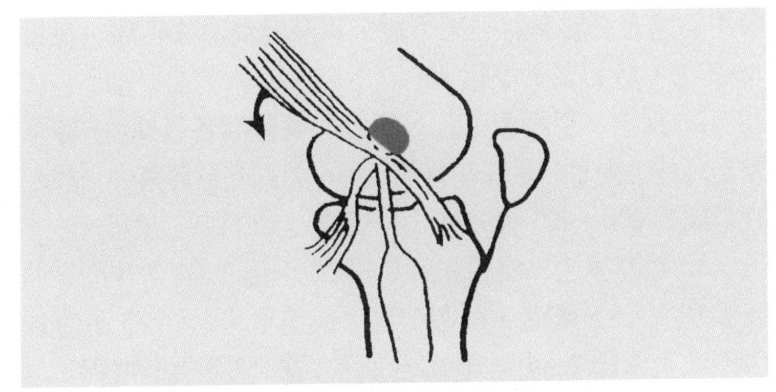

圖 4-66　膝屈伸時髂脛束與外髁關係

【診斷要點】

1. 有一次或多次性膝關節過度負荷史。

2. 自覺長跑途中發生膝關節疼痛，有的劇痛難忍，影響睡眠。半蹲、上下樓痛或膝關節酸軟無力，不能承受大運動量和強度的訓練。

3. 檢查：髂前上棘下（闊筋膜張肌）和髂脛束下段壓痛、僵硬。闊筋膜張肌展長試驗：患者俯臥位，患側下肢盡力被動內收，若感疼痛則闊筋膜張肌展長試驗陽性；同時令患者主動發力抗阻外展，若感疼痛明顯，則稱展長抗阻試驗陽性。

【治療方法】

1. 手法治療：患者側臥位，術者用壓法、彈撥法、叩擊法等放鬆闊筋膜張肌上段；待疼痛減輕或消失，翻身成俯臥位、屈膝屈髖外展各近 90°，並將膝下墊一高枕，術者用前述方法放鬆髂脛束下段，以減輕或消除疼痛。每日 1～2 次，15 日為一療程。

2. 踩法：患者俯臥位，屈膝屈髖外展各近 90°，膝下墊一高枕。術者一足踩在臀部，另一足踩在髂脛束中下段，交替踩動 200～400 次。每日 1～2 次，15 日為一療程。

3. 封閉療法：痛點注射 2%利多卡因 2～4 毫升加入曲安奈德 2.5～5 毫克，每週 1 次，或倍他米松 2～5 毫克加 0.5%布吡卡因 2～4 毫升，1～2 週 1 次，3 次為一療程。

4. 針刺療法：在股骨外髁上找準壓痛最明顯處，皮膚常規消毒，斜刺入，提插十餘次，以有酸脹感為度。每日 1 次，15 日為一療程。

【訓練安排與康復】

1. 除急性發作時應停止訓練外，一般均可正常訓練。

2. 增加下肢外展負重練習：側臥位、膝伸直，做足外側負重練習和闊筋膜張肌展長練習；可站立位，患側下肢盡力做左右擺動練習各 50～200 次，可分組進行。

脛骨結節骨軟骨炎與骨骺分離症

Osteochondritis of the Tibial Tuberosity and Epiphyseal Separation（Osgood–Schlatter's Disease）

本病因青少年時期參加劇烈的跑跳和摔跤、跳水等運動過多而引起——股四頭肌強力收縮產生的應力作用使舌狀骨骺不斷受到牽拉，影響了骺板的正常發育而引起骨骺變性、碎裂、移位等。患病率為 0.93%。常見於 14～16 歲男性青少年。常見於高臺跳雪（6.66%）、中國式摔跤（5.26%）、跳水（5.22%）、帆船（4%）、武術（2.6%）、舉重（2.27%）等項目的運動員。

【診斷要點】

1. 有劇烈運動或過度負荷史。

2. 自覺脛骨結節部腫脹、隆起、壓痛，蹲起和上下樓痛，大強度運動後加重，休息後好轉。

3. 檢查：脛骨結節部腫脹、隆起、壓痛。

4. 鉬靶 X 光顯示：側位片在脛骨結節髕腱附麗區軟組織腫脹，髕腱下段腫脹，化骨中心密度不勻呈碎裂狀，舌狀骨骺掀起，碎骨片、移位（圖 4–67）。

5. Salter–Harris X 光分型

Ⅰ型：單純性骨骺分離。

Ⅱ型：骨骺向前掀起，呈舌形分離。

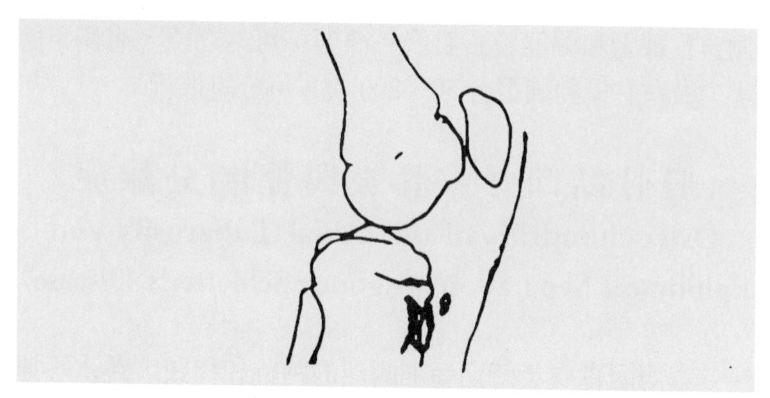

圖 4-67　脛骨結節骨軟骨炎的鉬鈀 X 光顯示

Ⅲ型：骨骺向前掀起處，伴有貫穿其中的骨折線（掀起的骨骺又骨折）。

Ⅳ型：掀起的骨骺骨折移位，呈舌形或三角形骨塊。

【治療方法】

1. 粘膏支持帶固定，訓練時環形包紮脛骨結節。

2. 手法治療：患者伸膝，膕窩墊一軟墊，平坐位。術者採用揉、壓、捏、叩、抖等手法施治並被動拉長股四頭肌，以消除疲勞，鬆弛肌肉，促進修復（此法患者也可以自己做）。局部選用五、十指掐法、壓法、定點運穴指壓法等治療，每次做 200～400 次，每日 1～2 次，15 日為一療程。

3. 針刺療法：在壓痛處皮膚常規消毒，直刺，提插十餘次。1～2 日 1 次，15 次為一療程。

4. 手術治療：撕脫骨折塊有移位者，可行切開整復縫合固定；其折塊有時侵入關節，活動受限時（手法整復失敗者），切開整復絲線縫合固定。

【訓練安排與康復】

1. 無症狀者可正常訓練，有症狀者調整訓練強度，適當減少致痛動作。

2. 青少年運動員應先發展股四頭肌，逐漸增加跳躍強度。

上脛腓關節脫位及半脫位

Injury and Subluxation of the Superior Tibioperoneal Joint

因專項技術的要求，小腿反覆做扭轉的動作，可使上脛腓關節鬆弛，並易引起損傷或錯位；足突然跖屈內翻或膝半蹲，軀幹急劇轉體，可產生腓骨上端向前外移位或向後內側移位；而直接暴力的撞擊可造成脫位（圖 4-68）。患病率

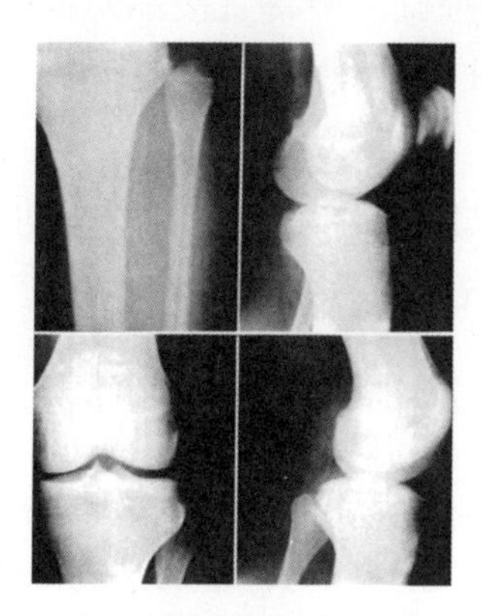

上脛腓關節脫位 X 腺

圖 4-68　上脛腓關節脫位

為 0.16%。常見於足球（0.89%）、體操（0.74%）、擊劍（0.48%）、排球（0.41%）、田徑（0.24%）等項目的運動員。

【診斷要點】

1. 有慢性損傷史或急性外傷史。
2. 自覺小腿外上不適或疼痛，足固定轉體痛。
3. 檢查：腓骨小頭隆起、腫脹、壓痛、錯動。
4. Ogden 的分型

（1）半脫位：無外傷史或輕度外傷史，逐漸出現腓骨小頭處疼痛，局部壓痛，內外旋腿時，腓骨小頭前後有錯動現象。

（2）前外側脫位：多為間接暴力所致，腓骨小頭向前外方突出，局部腫脹、壓痛，膝不能完全伸直，可能瞬間有腓總神經損傷症狀，偶有關節積液。

（3）後內側脫位：多為直接暴力致傷，腓小頭移向後內方，關節腫脹、壓痛，股二頭肌無力，可伴有外側副韌帶損傷。

（4）向上脫位：罕見。脛骨幹骨折移位，腓骨幹正常，可造成向上脫位。

【治療方法】

1. 手法整復：向脫位相反方向以壓、推、掐法整復腓骨小頭，同時按脫位相同方向整復外踝（方法同前）。

2. 包紮固定：前外側脫位在腫脹、隆起外加梭形墊，加壓環形固定脛腓上部，伸直位固定 1～2 週。後內側脫位，在外踝前加梭形墊，加壓環形固定外踝，膝關節屈曲位固定 1～2 週。向上脫位，反覆縱軸突然牽拉小腿十餘次，復位後在腓骨小頭上面加梭形墊，加壓環形固定。

3. 手術治療：全脫位須手術復位，修補關節囊。

【訓練安排與康復】

前外側脫位，整復後開始練習盡力伸直；後內側脫位，整復後開始膝屈曲練習，盡早進行蹲起練習，每日 200～400 次，逐漸完成。

脛、腓骨疲勞性骨折

Stress Fracture of the Tibia and Fibula

多因跑跳過多、小腿肌肉牽扯使脛骨的輕度前弓曲度改變和脛腓間距變化，由長期反覆微細損傷累積而成，患病率為 0.82%。脛骨應力性骨折患病率為 0.66%，常見於花樣游泳（2.99%）、拳擊（2.82%）、跳水（2.3%）、跳臺滑雪（2.22%）、現代五項（1.75%）、田徑（1.48%）等項目的運動員。此外腓骨應力性骨折患病率為 0.16%，常見於中國式摔跤（5.26%）、花樣滑冰（1.75%）、技巧（0.81%）、武術（0.6%）等項目的運動員。

【診斷要點】

1. 有一次或多次跑、跳過度負荷史。

2. 自覺小腿痛，運動量和強度增大時，疼痛明顯，休息後好轉。

3. 檢查脛骨上下端靠近鬆質骨與皮質骨的交界處，中段脛骨縱軸螺旋形骨折，脛骨中下 1 / 3 橫折。腓骨多在下 1 / 3 段或上 1 / 3 段骨折。局部隆起腫脹、壓痛、有時可觸及骨膜增厚、隆起或骨折裂隙，伴有叩擊痛。

4. X 光顯示：應拍骨折處切線位 X 光片，可見局限性脫鈣區，骨小梁排列紊亂不連續；晚期可見斜形或橫形裂紋，邊緣硬化形成鳥嘴樣增生。以下為脛骨、腓骨應力性骨折的 X 光片（圖 4–69）。

5. 骨二磷酸鍀放射性掃描閃爍圖：早期骨折局部顯示熱像圖（熱點），晚期顯示有骨折線。

【治療方法】

1. 固定：經確診為應力性骨折應採用紙板、夾板、護具等固定 4～6 週。

2. 手法治療：患者平坐位，術者可單獨或交替使用掐

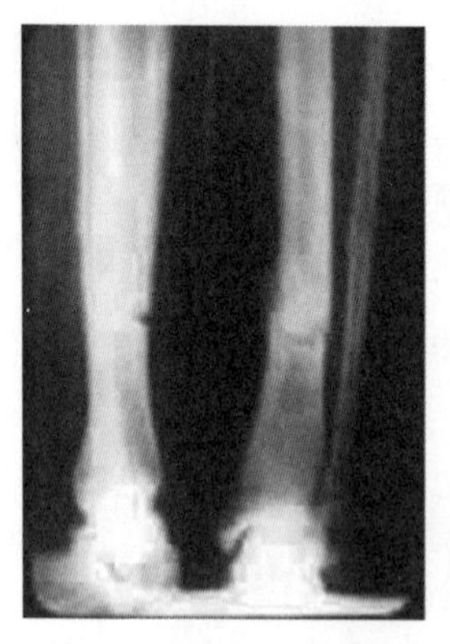

脛骨應力性骨折

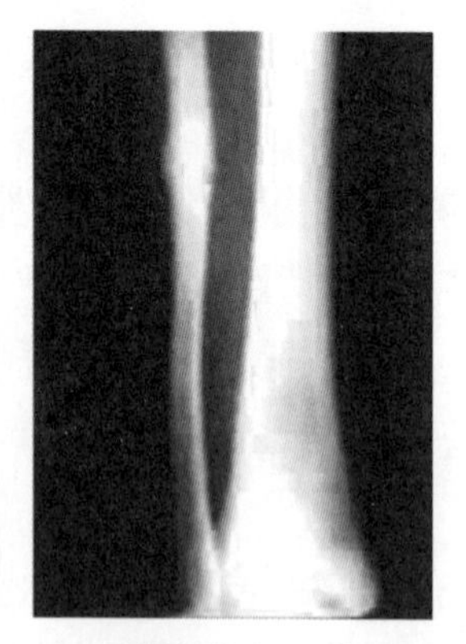

腓骨應力性骨折

圖 4–69　脛骨、腓骨應力性骨折

法、壓法、刮法等手法連續做 200～400 次，每日 1～3 次，30 日為一療程，亦可教給患者自己做。

3. 針刺療法：局部皮膚常規消毒，用 26～28 號針或注射針頭直刺，提插十餘次。1～2 日 1 次，30 次為一療程。

4. 損傷速效止痛劑：每日塗患處 4～6 次；或用 2%硝酸亞汞塗於錫箔紙上貼患處，每日 1 次。

5. 微形刀治療：2%利多卡因局麻下用微型刀沿骨折線滑 2～3 刀，另沿骨折線橫行刮，製造新創面。每週 1 次，3 週為一療程。

6. 手術治療：骨折裂隙植骨術、鑽孔術等手術。

【訓練安排與康復】

1. 局部應停止訓練，其他訓練可照常進行。

2. 早期訓練和大運動量後應及時採用消除局部疲勞方法，如踩腿、按摩、熱水浴、展長肌肉等方法。

3. 在大運動量、大強度訓練時，事先將雙小腿打上腿綳夾板或護具固定，防止腫脹、瘀血或重複損傷。

脛腓骨應力性骨膜炎
Stress Periosteitis of the Tibia and Fibula

青少年運動員開始參加跑跳訓練時方法不當，在下肢負荷過量或強度過大或場地過硬等情況下，反覆多次可造成本病。常見中長跑、短跑、跳躍和體操項目的運動員。

【診斷要點】

1. 有下肢跑、跳過度負荷史。

2. 自覺小腿痛，準備活動時疼痛明顯，活動開後疼痛減輕，訓練後疼痛又明顯，休息後好轉。

3. 檢查：在腓骨下 1 / 3 附近，脛骨內緣和前內側骨面可有凹陷性水腫，可觸到單個或串珠樣結節，伴有壓痛。

4. 骨二磷酸鎝放射性掃描閃爍圖：早期骨膜局部顯示熱像圖（熱點）。

5. X 光顯示：早期無 X 光表現，晚期有骨膜增生，唇樣增生和骨折線。以下為脛腓骨應力性骨膜炎的 X 光片（圖 4–70）。

【治療方法】

1. 手法治療：放鬆小腿肌肉，特別是跖屈肌群和拇長屈肌等。術者可單獨或交替使用揉法、揉捏法、壓法、抖

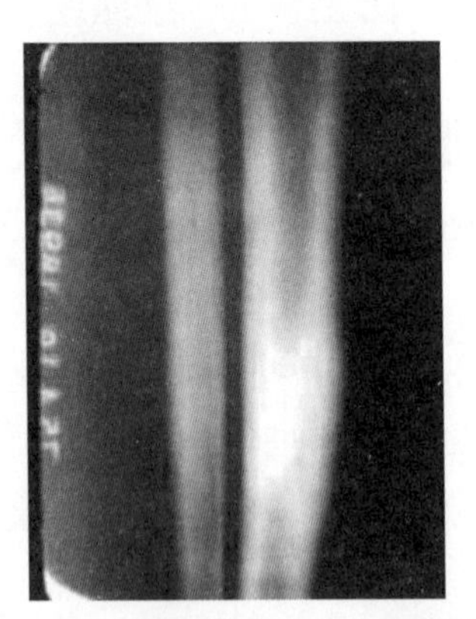

圖 4–70　脛腓骨應力性骨膜炎

法、叩擊法、踩法等施治。壓痛局部可用五、十指掐法、壓法等，連續做 200～400 次，每日 1～2 次，15 日為一療程。

2. 針刺療法：選阿是穴，皮膚常規消毒，直刺提插十餘次。1～2 日 1 次，15 日為一療程。

3. 理療：採用低中頻電療、脈沖磁感應治療儀，每日 1 次，15 日為一療程。

4. 包紮固定：用膠布或繃帶將小腿加壓包紮。

5. 損傷速效止痛劑塗患處，每日 4～6 次；2%硝酸亞汞塗於錫箔紙上貼在患處，每日 1 次。

【訓練安排與康復】

1. 一般可參加正常訓練，重者減少跑跳強度，仍可適當練習。若是在運動場上跑可改成反向跑。

2. 早期練習跑跳嚴禁在馬路或水泥地上進行，訓練時用彈力繃帶將小腿捆紮。

3. 早期訓練和大運動量訓練後應及時採用消除局部疲勞方法，如踩腿、按摩、熱水浴、展長肌肉等方法。

脛前筋膜間室綜合徵
Tibial Anterior Compartment Syndrome

又稱脛前綜合徵，行軍壞疽、脛前間室缺血性壞死綜合徵。多因小腿部骨折，嚴重軟組織損傷，下肢使用石膏、夾板、繃帶捆紮過緊，使用止血帶時間過長，劇烈運動或長途行軍後，造成筋膜間室內內容物滲出、出血、血循環受阻、充血、水腫等，導致筋膜室容量增加，即筋膜室內壓力增大肌肉血供減少，呈缺血性壞死改變而成，總患病率為 0.16%。常見於速滑（9.62%）、潛水（2.4%）、古典式摔跤（1.14%）、賽艇（0.65%）、田徑（0.12%）等項目的運動員。

【診斷要點】

1. 有下肢長時間劇烈運動史、創傷史或血管疾病史。

2. 自覺小腿前外側疼痛併發展為劇烈疼痛，活動時加重。

3. 檢查：小腿前外側腫脹、僵硬、痙攣、伴明顯壓痛；腓深神經支配的第一趾蹼部有三角形感覺減退或消失區；被動活動肌肉時出現牽拉痛。

4. 脛前筋膜間室內壓力測定：用燈芯導管法測定，壓力在 20～29 毫米汞柱時為瀕臨筋膜間室綜合徵；超過 30 毫米汞柱即可確診。

5. CT 掃描、MRI 檢查：病灶肌肉缺陷，對比增強後更清晰，可用於急性筋膜間室綜合徵的診斷依據。

6. 肌電圖檢查（EMG）：運動單位電位完全喪失為纖維變性，肌肉收縮功能將不再恢復；去神經電位要在肌肉損傷後 3 週才出現，表示肌肉可能受損傷，若運動單位神經元電位重現正常，則顯示肌肉功能在恢復。

7. 脛前筋膜間室綜合徵臨床上分三型

（1）運動型：劇烈運動後肌肉體積可增加 2%，造成筋膜間室內壓升高而致病。

急性脛前筋膜間室綜合徵。發生於劇烈運動，如速滑、競走、馬拉松、行軍後，自覺脛前部劇烈疼痛，臥床休息更重。

慢性脛前筋膜間室綜合徵。有長期下肢過度負荷史，運動時疼痛明顯，休息時好轉，肌肉無壞死，切開脛前間室後，症狀即解除。又稱脛前間室間歇性跛行。

（2）外傷型：外部暴力造成骨折，扭傷和軟組織損傷局部出血、水腫造成間室內壓增高。

（3）血管型：血管損傷、血管疾病或血管栓塞等所致動脈不能灌注，組織缺氧壞死。

【治療方法】

1. 急性患者確診後，應緊急手術將筋膜切開，最佳手術時間應在傷後四小時以內，越早療效越好。

2. 體外反搏療法：每 8～10 小時治療 1 次。每次治療 1 小時。

3. 微型刀鬆解術：局麻或區域阻滯分段切開筋膜。在脛骨嵴中心外側 4 公分進刀，縱行向上和向下剖開筋膜 6～8 公分，亦可幾處同時剖開。

4. 手法治療：患者平坐位。術者用壓法、推法、叩擊法、踩法等由踝至膝向心操作，以加快回流，消腫止痛。每日 1～2 次，15 日為一療程。

5. 針刺療法：在脛前、趾伸、拇伸和第三腓骨肌處選擇壓痛明顯處直刺，提插撚轉，亦可用低頻電刺激夾針柄上，15～20 分鐘，1～2 日 1 次，15 日為一療程。

6. 損傷速效止痛劑：每日塗患處 4～6 次。

【訓練安排與康復】

1. 暫停下肢訓練，臥床休息，抬高肢體，增加膝、踝、趾屈伸活動。如能下地行走，盡早下地活動。

2. 青少年運動員下肢運動量應遵守循序漸進原則，勿過急過大。訓練後應選用緩解疲勞或促進疲勞解除的方法，如熱水浴、按摩、低頻電刺激、跖屈踝關節（有利於展長脛前肌群）等。

3. 在下肢大強度、大運動量訓練前用腿綳把小腿捆紮，可預防小腿損傷。

脛前外側筋膜間室綜合徵
Tibial Lateral Compartment Syndrome

又稱腓側筋膜間室綜合徵。本症由踝部扭傷、內翻位損傷、腓長肌撕裂引起，亦可因下肢小腿肌肉劇烈活動所致。常見於速滑、競走、馬拉松、登山、行軍項目的運動員。

【診斷要點】

1. 有小腿劇烈活動史或創傷史。

2. 自覺腓骨區疼痛至劇烈疼痛，活動時加重。

3. 檢查：腓骨區腫脹、僵硬、痙攣、壓痛、局部皮膚紅熱。腓骨長、短肌無力，並在踝內翻時發生牽拉痛，足部任何主動或被動活動均可加劇疼痛。

4. 脛前外側筋膜間室內測定：用燈芯導管法測定，壓力超過 30 毫米汞柱即可確診。

5. CT 掃描、磁共振成像、肌電圖檢查，同脛前筋膜間室綜合徵。

【治療方法】

1. 手術治療：急性患者一般採用局麻或區域阻滯。沿腓骨外側切開皮膚，自腓骨頸至外踝近側 5 公分止，切開筋膜，傷口任其開放，5～7 天後可行延期縫合。

2. 體外反搏療法：每 8～12 小時治療 1 次，每次治療 1 小時。

3. 微型刀鬆解術：局麻或區域阻滯。自腓骨頸至外踝近側 5 公分止，分段切開筋膜。

4. 手法治療：患者平坐位。術者用壓法、推法、叩擊法等自外踝上至腓骨頸向心操作，以加快回流，消腫止痛。每日 1～2 次，15 日為一療程。

5. 針刺療法：在腓骨長、短肌上找準壓痛明顯點直刺、提插、撚轉，亦可加入低頻電刺激，即電針療法。1～2 日 1 次，15 日為一療程。

6. 損傷速效止痛劑：每日塗患處 4～6 次。

【訓練安排與康復】

同脛前筋膜間室綜合徵。

脛後筋膜間室綜合徵
Tibial Posterior Compartment Syndrome

因下肢骨、關節、軟組織損傷、血管損傷所致，尤以股動脈、膕動脈損傷手術修復者為多。或因分離膕窩囊腫引起。

【診斷要點】

1. 有創傷史或手術後 2 小時至 6 天內引起。

2. 自覺小腿後部疼痛、腫脹，有時劇痛、有時輕。

3. 檢查：小腿下段內側、跟腱與脛骨間緊張、壓痛，趾部感覺障礙，拇屈肌力減弱，足趾呈痙攣性屈曲，被動背伸踝、拇趾和腳趾時出現牽拉痛。只要出現拇趾被動牽拉痛、屈趾力量減弱、跖側感覺障礙三者之一即可確診。

4. 脛後筋膜間室又分後淺、後深兩個筋膜間室。

後淺筋膜間室綜合徵：在小腿上半部後側比目魚肌出現腫脹、緊張、壓痛，偶有張力性水疱，小腿三頭肌無力，被動背伸踝關節時引起牽拉痛，重時可出現完全性足下垂畸形。

後深筋膜間室綜合徵：在小腿下內側跟腱與脛骨之間的區域局部腫脹、緊張、壓痛，屈趾肌和脛後肌無力，被動伸趾時引起牽拉痛，足跖面脛後神經分布區皮膚感覺減退或消失。

全身症狀不明顯或較輕，體溫可能升高，白細胞計數和血沉可能升高，若有廣泛肌肉壞死，則可產生酸中毒、高鉀血症等擠壓綜合徵的表現。

5. 筋膜室內壓力測定：超過 30 毫米汞柱即可確診。

6. CT 掃描、MRI 顯示：病灶肌肉缺陷，對比增強後更清晰，可做為急性筋膜間室綜合徵的診斷依據。

【治療方法】

1. 手術治療：應在發病後 12 小時內緊急手術，將筋膜切開減壓，以防止或減少發生永久性後遺症，即使發生亦會較輕。一般採用後內側切口，切開筋膜後傷口開放，覆以無菌凡士林紗布和敷料，鬆鬆包紮，亦可以患者自己皮膚移植。筋膜切開術後或有感染，應用廣譜抗生素。

2. 其他治療方法同脛前筋膜間室綜合徵。

【訓練安排與康復】

同脛前筋膜間室綜合徵。

網球腿（跖肌斷裂）

Rupture of the Plantaris（Tennis Leg）

跖肌（圖 4-71）是一退化的肌肉，肌腹小、腱細長，由外向內在腓腸肌與比目魚肌之間走行，遠端腱位於跟腱的內緣。跖肌跨過膝踝兩個關節，當膝關節伸直時，足突然發力蹬地提踵跑或起跳都可引起跖肌損傷，受力小損傷輕不易發覺，一旦感覺有斷裂響聲或踢傷感都是完全斷裂。常見於網球、短跑、跳高、跳遠等項目的運動員。

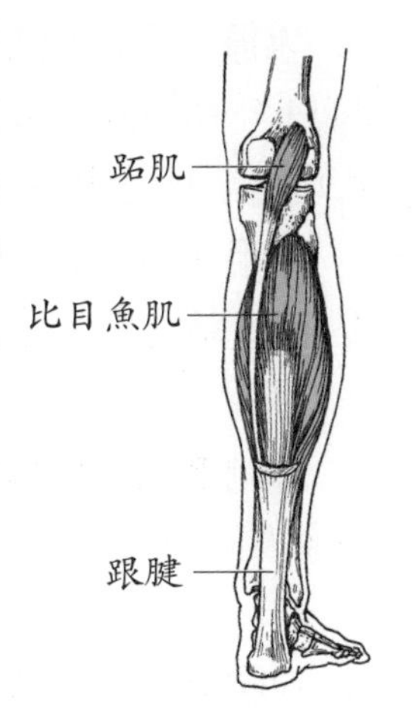

圖 4-71　跖肌

【診斷要點】

1. 有明顯外傷史：在起步、起跑、起跳時誤認為被物體擊傷，猶如被別人踢了一腳的感覺，有時可聽到斷裂響聲。

2. 自覺小腿後面受擊，劇烈疼痛，跛行，無法繼續運動，踝、膝關節活動受限。

3. 檢查：在小腿後上 1 / 3 周圍壓痛、條索、瘀血。跖肌抗阻試驗陽性。

【治療方法】

1. 手法治療：傷後當時須整復損傷斷端向正常走行位置復位。選用順筋、理筋手法，搓法，推法，撥法等。將踝關節置於背伸 90°位置或自然放鬆位，局部抬高休息。

2. 損傷速效止痛劑：每日塗患處 4～6 次。

3. 冰療：用冰塊在損傷局部反覆摩擦 3～5 分鐘或冰敷，每日 4～6 次。加棉墊後加壓包紮。

4. 損傷 24 小時後，可在損傷上、下兩段選用壓法、揉法、彈撥法以鬆軟肌肉。斷端局部可用輕壓法、輕掐法，以有痛感為度，連續 200～400 次，每日 1～2 次，15 日為一療程。

5. 針刺療法：找準壓痛、僵硬處，皮膚常規消毒，斜刺，酸脹感，待針感消失起針。1～2 日 1 次，15 次為一療程。

6. 封閉療法：找準壓痛點，取曲安奈德 25～5 毫克加 2%利多卡因 2 毫升，每週 1 次或倍他米松 2.5～5 毫克或

0.5%布吡卡因 2 毫升加透明質酸酶500～1000u，進行痛點封閉。1～2 週 1 次，3 次為一療程。

【訓練安排與康復】

傷後 24～28 小時局部休息，自傷後 2～3 天開始活動、站立或行走。

平時應加強小腿後群肌肉的肌力和柔韌性練習，每次訓練前後做好小腿後群肌伸展練習。訓練後應進行踝背伸練習 100～200 次。

腓腸肌內外側頭損傷與斷裂

Injury and Rupture of the Medial and Lateral Heads of Gastroenemius

膝關節伸直、踝關節背伸時，若腓腸肌（圖 4–72）所受牽拉力大於肌肉所能承受的最大限度，就會造成腓腸肌的肌肉與肌腱交界處損傷或斷裂。常見於體操、武術、技巧、跳躍等項目的運動員。

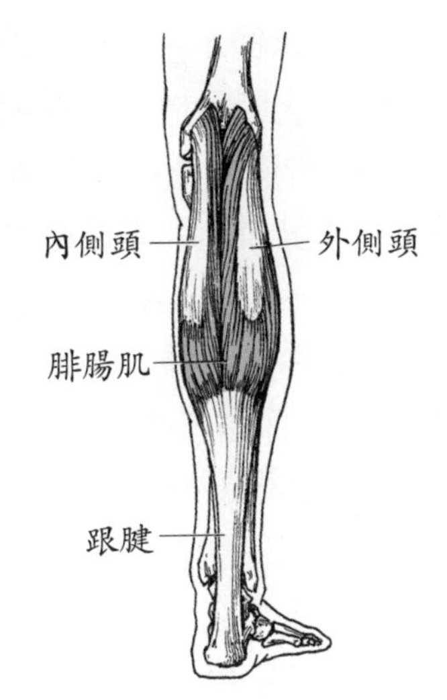

圖 4–72　腓腸肌

【診斷要點】

1. 有明顯外傷。

2. 自覺小腿後面受打擊，有時可聽到斷裂響聲，劇烈疼痛，跛行，無法繼續運動，膝踝關節活動受限。

3. 檢查：在小腿後上 1/3 的內側或外側有壓痛、條索、瘀血、凹陷等。

腓腸肌被動展長試驗：令患者膝關節伸直，患者被動背伸踝關節，感到小腿後疼痛即為陽性。

腓腸肌抗阻試驗：有前述試驗結束時，令患者主動用力跖屈踝關節，疼痛明顯加重者為陽性。以上屬腓腸肌外側頭部分斷裂。

【治療方法】

1. 手法整復：傷後即刻須整復損傷斷端，選用搓法、推法、撥法將損傷兩端向正常走行位置調整，將踝、膝關節置於自然放鬆不引起疼痛位置，局部抬高休息 3～5 天。

2. 損傷速效止痛劑塗患處，每日 4～6 次。

3. 冰療：用冰塊在損傷局部反覆摩擦 3～5 分鐘，每日 4～6 次，用棉墊加壓包紮或小腿彈力護具固定。

4. 針刺療法：找準壓痛、僵硬處，皮膚常規消毒，選用 26 號針斜刺入痛點和僵硬處，針感為酸脹，待其消失後起針，1～2 日 1 次，15 次為一療程。

5. 手法治療：傷後 24 小時選用揉法、捏法、壓法、彈撥法、叩擊法等，在損傷上、下兩段連續操做 200～400 次，以有痛感為度。每日 1～2 次，15 日為一療程。

6. 封閉療法：找準壓痛點，皮膚常規消毒，取曲安奈德 2.5～5 毫克加 2%利多卡因 2 毫升，每週 1 次或倍他米松 5 毫克或 0.5%布吡卡因 2 毫升，進行痛點封閉。1～2 週 1 次，3 次為一療程。

7. 低頻電療：間動電或音頻治療每日 1～2 次，15 日為一療程。

8. 腓腸肌內外側頭完全斷裂者，應早期手術，清除血腫，縫合斷端肌腱。

【訓練安排與康復】

1. 傷後 24～48 小時局部休息，傷後 2～3 天內無明顯疼痛時開始活動，如屈伸膝關節或站立、行走。

2. 平時應加強小腿三頭肌的肌力和柔韌性練習，每次訓練前後必須做好小腿三頭肌柔韌性的練習。

踝關節外旋損傷（下脛腓韌帶損傷）

Abtorsion Injury of Ankle（Injury of the Inferior Tibiofibular Ligament）

因足猛力外旋所致，常見於滑雪運動員。

【診斷要點】

1. 有明顯外傷史。

2. 自覺踝關節前面疼痛、腫脹、瘀血、跛行，活動受限。

3. 檢查：脛腓骨下端骨間腫脹、壓痛，積血，伴有波動感。常見損傷分為三種類型：

（1）單純脛腓前韌帶損傷。

（2）合併骨間韌帶損傷。

（3）合併外踝骨折。後期纖維束瘢痕化，稱踝關節前外側撞擊綜合徵。

4. X 光檢查：小腿內旋 20°攝踝前後位片顯示，下脛腓間隙增寬。

5. 關節鏡檢查：可見脛腓前韌帶、骨間韌帶損傷，後期纖維束瘢痕化等。

6. MRI 檢查：可見與關節鏡相同表現。

【治療方法】

1. 手法整復：患者取坐位。術者牽引踝關節 1～2 分鐘，並盡力使踝關節背屈數次。

2. 損傷速效止痛劑：每日塗患處 4～6 次。

3. 環形固定：粘膏支持帶環形固定，在內外踝上緣用粘膏環形固定 4～6 週。

4. 關節積血應在傷 24 小時後抽出，用 0.25%～0.5% 利多卡因或 0.5%布吡卡因沖洗，至無血色時，注入曲安奈德 2.5～5 毫克或倍他米松 2～5 毫克，並加入與抽出液等量的利多卡因，加壓固定。

5. 手術療法：採用切開復位，螺絲釘固定術，但目前醫學界對此有爭議。

6. 關節鏡手術：常採用鬆解和修補術。

7. 撞擊綜合徵可採用前述手法或牽引治療。

【訓練安排與康復】

1. 傷後 24 小時，開始練習踝關節主動背屈和跖屈，每日 200～400 次，可分組進行。

2. 傷後 24 小時，如雙足站立無明顯疼痛，應開始練習深蹲起，每次 30～50 次，每 8 小時練習一次。

3. 加強踝關節背屈、跖屈、足尖走、提踵練習等，增加踝關節穩定性。

4. 柔韌練習：每次訓練前後，做壓足背、伸展小腿後群肌肉和弓箭步等練習，踝盡力背屈。

5. 踩腿：每日訓練後，兩體重相近者為一組。被踩者俯臥位，足背墊一高枕；踩者雙足分別站立在前者雙小腿後面，反覆走動 10～20 分鐘，1～2 日 1 次。

踝關節軟組織撞擊綜合症
Ankle Parenchyma Impingement Syndrome

踝關節前方急性內翻損傷後，下脛腓韌帶，前距腓韌帶撕裂，後期纖維束囊瘢痕化，稱為踝關節前外側撞擊綜合症，又稱半月板樣損害。而踝關節旋前扭傷，三角韌帶深層部分纖維撕裂瘢痕化，可導致踝關節前內側撞擊綜合症。上述兩種統稱為踝關節軟組織撞擊綜合症。而踝關節背伸扭傷可是骰骨遠端前方，距骨頸軟骨損傷，甚至骨贅形成，稱踝前撞擊綜合症。踝關節前、前內、前外三者統稱踝關節前方撞擊綜合症。

【診斷要點】

1. 有踝關節扭傷史。

2. 自覺踝前疼痛、腫脹，活動受限，特別是在下樓、下蹲、支撐時疼痛明顯。

3. 檢查：踝關節前內、前、前外部位腫脹，壓痛，踝關節被動背屈，跖屈痛。

4. X 光片顯示：未見明顯異常。

5. 關節鏡檢查：可見深層韌帶撕裂，瘢痕，肥厚，增生，絨毛增生，軟骨損傷等。

6. MRI 檢查：可見關節鏡相同表現。

【治療方法】

1. 手法治療：患者取平坐位。術者一手托足跟，另一手握足背，雙手同時用向離心方向牽引 30～60 秒，反覆多次；牽引同時被動跖屈或背伸踝關節。10～20 次為一組，每日 1～2 組，5 日為一療程。

2. 牽引治療：患者俯臥在三維牽引床上，患踝戴好牽引套，牽引重量為 1 / 4～1 / 2 體重，牽引時間 10～20 分鐘，每日 1～3 次，15 日為一療程。

3. 針刺療法：找準壓痛點，皮膚常規消毒，取一次性注射用針頭，直刺痛點，提插十餘次，以有酸的感覺為度。隔日一次，15 次為一療程。

4. 封閉療法：取強的松龍 0.5～1 毫升或曲安奈德 5～10 毫克，加 1%利多卡因 5～10 毫升，先封痛點，剩餘藥物注入關節腔。每週 1 次，3 次為一療程。

5. 玻璃酸鈉（施沛特）踝關節腔內注射，每次 2 毫升，每週 1 次，5 次為一療程。

6. 低頻脈沖磁療法：每日睡前安裝好線圈於踝前，每次 6～8 小時，每日 1 次，15 次為一療程。

7. 關節鏡下修補術。

【訓練安排與康復】

1. 患者取深蹲位，用同側手反覆向前按壓膝關節迫使踝關節背屈 200 次（可分組練習），以有酸痛感為度，每日 1～2 次。

2. 患者取站立位，足前支撐，足跟盡力下降，以有痛感為度；靜止 1～2 分鐘，待痛減輕再下降足跟，重複前述動作 3 次。每日 1～2 次。

3. 熱水浴：每日訓練後，用 39～42℃ 熱水浴雙踝 20～30 分鐘，每日 1 次。

足　球　踝

Footballer's Ankle

足球踝是踝關節骨性關節炎，又稱增生性、肥大性或退行性關節炎。分為原發性和繼發性兩種。前者是由於關節軟骨變性和關節遭受慢性損傷所致。遺傳和體質因素也有一定關係。後者可繼發於先天或後天關節畸形、損傷和炎症之後。患病率為 0.48%。常見於飛躍跳雪（2.22%）、速滑（1.92%）、壘球（1.82%）、足球（1.78%）、現代五項（1.75%）、曲棍球（1.65%）等項目的運動員。

【診斷要點】

1. 踝關節有過度負荷或反覆發生外傷史。

2. 自覺踝關節疼痛、僵硬，站立、行走痛，早期為活動前痛，逐漸發展為活動後痛，甚至休息時也痛，活動受限。

3. 檢查：踝關節輕度腫脹、壓痛，有摩擦感或摩擦音。壓痛在踝前後關節間隙，一般與骨贅部位相符，被動伸屈踝關節可產生關節滑膜擠壓痛或骨贅撞擊痛。偶爾可觸及關節游離體。

4. X 光顯示：脛骨和距骨頸有骨唇和骨贅形成，有時有關節游離體。距骨後突增生延長，有脫鈣或折斷，內、外踝變尖等。

5. MRI 可明確診斷距骨鞍狀關節面軟骨損傷。

【治療方法】

1. 牽引、擠壓、研磨踝關節：術者雙手環抱內外踝，雙拇指擠壓前踝，踝關節被動背伸，然後雙手四指向前推足跟，活動同時做離心式牽引，反覆數次。每日 1～2 次，15 日為一療程。

2. 手法治療：患者取俯臥或仰臥位。術者單一或交替使用揉法、揉捏法、壓法、踩法、彈撥法、扣擊法等施治 10～15 分鐘，以放鬆小腿周圍肌肉，活血止痛，促進疲勞的消除。每日 1 次，15 日為一療程。

3. 針刺療法：在踝關節縫的壓痛點處，皮膚常規消毒，直刺或斜刺，提插十餘次。1～2 日 1 次，15 次為一療程。

4. 藥物治療：疼痛嚴重者可任選 1～2 種解熱鎮痛劑口服，如扑他林、水楊酸鈉、消炎痛（栓）、瑞比林、布魯芬、吩布芬、疏風定痛丸等。

5. 物理療法：離子導入、超短波、短波、微波及蠟療、薰藥、體外衝擊波等任選 1～2 種。

6. 手術治療：關節緣骨贅較大，關節內有游離體，影響功能者，可行關節擴創術。關節畸形明顯，尚有一部分關節面完好者可行截骨術。對疼痛嚴重，但關節破壞少，活動較好的關節，可行神經關節支切斷術。疼痛嚴重、關節破壞範圍廣泛者，則應選擇關節融合術或人工關節置換術等。

【訓練安排與康復】

1. 訓練前應做好踝關節的準備活動，並用 7.5～8 公分布帶將踝關節外翻位 8 字包紮後參加運動。

2. 每日練習踝關節主動背屈和跖屈 200～400 次，可分組進行。

3. 每日練習深蹲起 100～200 次，可分組進行。

4. 加強踝關節的力量練習和柔韌性練習。

5. 踩腿：訓練後踩小腿 10～20 分鐘，1～2 日 1 次。

6. 熱水浴：每次訓練或晚間用 39～42℃ 水或中草藥水，浸泡踝關節以下，20 分鐘以上。

距骨剝脫性骨軟骨炎

Osteochondritis Dissecans of the Talus

長期反覆的踝關節過度負荷，可引起距骨關節面骨軟骨出現局限性軟化、纖維化，進而造成軟骨缺損，骨質裸露、碎裂，軟骨脫落成關節游離體，滑膜和脂肪墊水腫、充血、肥厚。常見於足球運動員。

【診斷要點】

1. 有踝關節長期患骨性關節炎史。

2. 自覺站立、走、跑、跳時踝關節疼痛、腫脹，有絞鎖感。

3. 檢查：踝關節腫脹、擠壓痛，活動受限，伴有摩擦音，偶爾有關節積液。

4. X 光顯示：距鞍關節（踝關節）的內上角或外上角脫鈣或有游離骨片。

【治療方法】

1. 可採用足球踝的治療方法。

2. 關節鏡手術治療：經常有絞鎖，踝關節活動明顯受限，切除游離或鬆動的剝脫軟骨片。

【訓練安排與康復】

參見距骨骨軟骨切線骨折（282 頁）。

腓骨肌腱脫位

Dislocation of the Peroneal Tendon

因外力作用而足內翻時，跟腓韌帶拉直，腱被擠向外，推向並撕裂支持帶，或支持帶先天缺損或鬆弛，均可造成腓骨肌腱脫位。患病率為 0.03%。常見於手球（0.68%）、田徑（0.12%）等項目的運動員。

【診斷要點】

1. 直接或間接暴力引起。踝內翻或外翻位損傷，同時伴有踝的突然背伸受傷史。

2. 自覺外踝痛，腫脹。

3. 檢查：外踝後上腫脹、壓痛。踝外翻抗阻試驗：疼痛加重，肌腱向踝前方脫位。晚期習慣性脫位多，同時繼發腱鞘炎症狀。

4. X 光顯示：外踝後緣有小骨片，多可確診（圖 4-73）。

【治療方法】

1. 手術治療：採用 Watson Jones 法較好，Ellis Jones 改良式手術。腱應由腓骨溝穿入固定，而且不應拉得太緊，否則踝背伸受限，影響運動。

2. 新傷應以石膏固定 4～5 週。

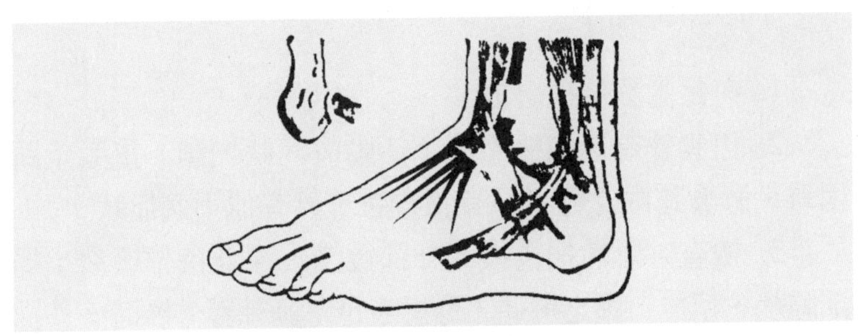

圖 4-73　腓骨肌腱脫位

【訓練安排與康復】

1. 手術後或石膏固定者，應盡早進行趾、趾蹠關節屈伸活動。每 4～8 小時活動 1 次，每次活動 15～20 分鐘。

2. 手術後 1～2 週開始練習足背伸和蹠屈，每 4～8 小時練習 15～20 分鐘。

3. 手術後 2 週開始站立、走動。

4. 手術後約兩月逐漸開始專項訓練。

腓骨肌腱彈響

Snapping of the Peroneal Tendon

病因不明。多數有足內翻位損傷史。病程長者可有腓骨肌腱腱鞘炎，腓骨長短肌腱出現梭形肥大或結節。足主動外翻外展時，外踝後腓骨長、短肌腱間有橫向錯動並發出彈響聲。患病率為 0.38%，常見於速滑（1.92%）、武術（1.38%）、田徑（1.11%）、皮划艇（1.02%）、棒球（0.88%）、跳水（0.86%）、籃球（0.62%）等項目的運動員。

【診斷要點】

1. 有足內翻位損傷史。

2. 自覺外踝後酸痛不適，活動後症狀加劇。重者走路困難、影響睡眠；輕者只有彈響聲，無其他不適症狀。

3. 檢查：急性損傷後，外踝後淺、深支持帶撕裂，局部腫脹、瘀血，壓之劇痛。令患者足主動外翻外展時，外踝後腓骨長短肌腱（圖 4–74）間有橫向錯動並發出彈響聲。

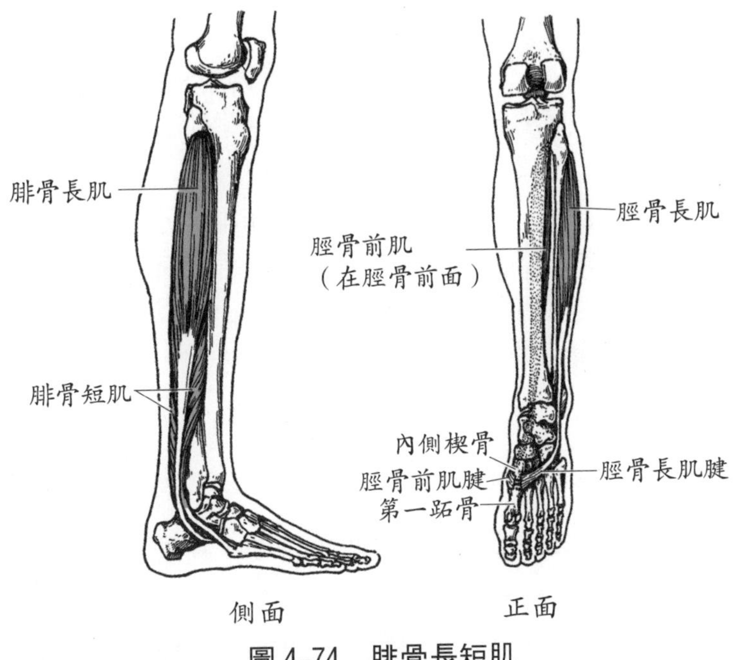

圖 4-74　腓骨長短肌

4. X 光顯示：外踝後有撕脫骨折，可確診。

【治療方法】

1. 手法治療：術者採用揉法、揉捏法、壓法、叩擊法、彈撥法及伸展腓骨長短肌的動作等，將腓骨長短肌放鬆。彈響局部採用五、十指掐法、指壓法，連續操做 200～400 次，每日 1～2 次，15 日為一療程。

2. 針刺療法：術者在腓骨長短肌和腱鞘上尋找明顯壓痛點（一般在腓骨長、短肌上段或中下 1 / 3 處多見），皮膚常規消毒，直刺強刺激或電針，1～2 日 1 次，15 次為一療程。

3. 封閉療法：取曲安奈德 2.5～5 毫克加 0.5%利多卡因 2～4 毫升，每週 1 次或 0.5%布吡卡因 2～4 毫升加倍他米松 5 毫克，皮膚常規消毒，採取靜脈穿刺的手法，刺入腱與鞘之間。1～2 週 1 次，3 次為一療程。

4. 包紮固定：用 2.5～3 公分寬膠布兩條，從前腳掌至足跟斜形交叉，終止小腿下 1 / 2 處，足跖屈固定。訓練和活動時使用，平時生活和休息時去掉。

5. 手術治療：習慣性腓骨肌腱脫位，應手術修補固定。

【訓練安排與康復】

1. 調整踝關節負荷量、強度、密度，減輕單位時間的負荷量。

2. 大運動量訓練後，踩小腿 10～20 分鐘，每 2 日 1 次。

3. 熱水浴：大運動量訓練後，用高桶將足和小腿浸泡在 39～42 ℃熱水或中藥水中浸泡 30 分鐘。每日 1～2 次。

第五跖骨基底部骨折及撕脫骨折
Fracture or Avulsion Fracture at the Base of the Fifth Metatarsal

當踝因受外力而外展外翻時，因身體失去重心而突然內翻內收，此時，若腓骨短肌過度牽拉的力大於基底部骨質所能承受的最大的力，可造成第五跖骨基底部撕脫骨折。患病率為 0.05%，常見於技巧（0.81%）、武術

（0.69%）、足球（0.3%）等項目的運動員。

【診斷要點】

1. 明顯外傷。

2. 自覺足外側中後 1 / 3 周圍疼痛、腫脹，瘀血。

3. 檢查：位於第五跖骨基底部壓痛；患者足主動內翻內收踝背伸時，骨折部疼痛，為主動內翻內收背伸試驗陽性；在試驗基礎上，患者外展外翻踝背伸抗阻骨折部位疼痛者，為主動外展外翻背伸抗阻試驗陽性。醫者握住患足前部，患者被動內翻內收足，同時背伸踝部，骨折部位疼痛，為被動內翻內收背伸試驗陽性；在前試驗基礎上，被動外展外翻抗阻，骨折部位疼痛，為被動外展外翻抗阻試驗陽性。

4. X 光顯示：足外翻 15°～20°位攝片，可見有撕脫骨塊（圖 4–75）。

【治療方法】

1. 手法治療：患者取俯臥位，踝部墊一軟墊。醫者採

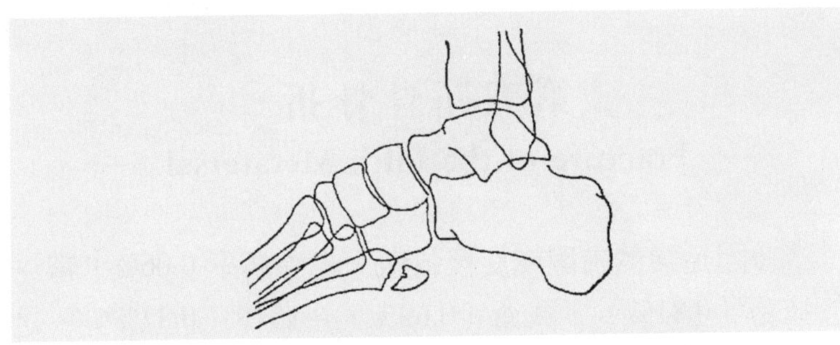

圖 4–75　第五跖骨基底部骨折及撕脫骨折

用揉法、揉捏法、壓法、叩擊法、抖法等放鬆腓腸肌 10～15 分鐘。骨折局部可令患者自行輕掐、輕壓，以有痛感為度（勿粗暴用力掐壓），連續操作 200～400 次。每日 1～2 次，15 日為一療程。

2. 損傷速效止痛劑：每日塗患處 4～6 次。

3. 用棉花壓迫，用繃帶或膠布將足外展外翻位固定 3～4 週。逐漸開始活動，先做抓趾練習，逐漸做被動或主動跖屈、背伸練習，晝固定、夜去固定。

4. 穿靴行走，從稍有疼痛或無痛時開始，行走時疼痛明顯者，禁止行走。

5. 手法復位失敗者，應切開復位，絲線縫合或克氏針固定 3～4 週。

【訓練安排與康復】

1. 及時解除腓骨短肌的僵硬、條索、硬結、痙攣，解除肌肉疲勞。

2. 每日訓練後主動、被動伸展小腿三頭肌。

3. 訓練後用熱水（39～42℃）浸泡小腿以下部位 30 分鐘，每日 1～2 次。

第五跖骨骨折
Fracture of the Fifth Metatarsal

多因足突然內翻或旋後致傷，總患病率 0.06%，常見於技巧（0.81%）、武術（0.69%）、體操（0.37%）、足球（0.3%）等項目的運動員。

【診斷要點】

1. 有明顯外傷。

2. 自覺足外側痛，腫脹、瘀血。行走痛，足跟走時疼痛減輕。

3. 檢查：位於第五跖骨近端 1 / 3（1.5 公分內）壓痛，軸心擠壓痛。

4. X 光顯示：足外翻 15°～20°位，可見第五跖骨近端 1 / 3 處骨幹有透明帶。可作確診依據。

【治療方法】

1. 損傷速效止痛劑：每日塗患處 4～6 次。

2. 在第五跖骨基底和外緣骨折處採用 3 公分長，1 公分寬薄夾板，用膠布將夾板固定在骨折處，亦可用膠布在骨折周圍直接固定後開始活動。

3. 低頻脈沖磁療法：每日睡前安裝好電極，開機連續使用 6～8 小時。

【訓練安排與康復】

1. 活動時注意力集中，盡力減少足部外傷，以利減少損傷發生。

2. 及時解除腓骨短肌的僵硬、條索、硬結、痙攣，消除肌肉疲勞。

3. 每日訓練前後主動被動伸展小腿三頭肌。

4. 訓練後用熱水（39～42℃）浸泡小腿以下部位 30 分鐘，每日 1～2 次。

5. 訓練後踩小腿 10～20 分鐘。兩人為一組，每日 1 次。

足跖骨應力骨折
Stress Fracture of the Metatarsals

跖骨應力骨折又稱「行軍骨折」，部分患者曾有明顯外傷和過度負荷史。患病率為 0.012%，常見於花樣滑冰和現代五項（1.75%）、體操（0.74%）、武術（0.69%）、手球（0.68%）、賽艇（0.65%）、田徑（0.12%）等項目的運動員。

【診斷要點】

1. 有過度負荷史和明顯外傷。
2. 自覺行走痛，跑跳痛，休息後好轉。
3. 檢查：足跖骨壓痛、腫脹、叩擊痛，跖骨縱軸有擠壓痛。
4. X 光顯示：多發生在第 2、3、5 跖骨有骨折線（圖 4–76）。
5. 同位素掃描：早期骨折部位有熱像圖出現，後可見骨折線。

【治療方法】

1. 暫時停止足部訓練，1～3 個月後可自癒。
2. 損傷速效止痛劑：每日塗患處 4～6 次。
3. 沿骨折線前後 15 公分處用 3 公分膠布做全腳環形

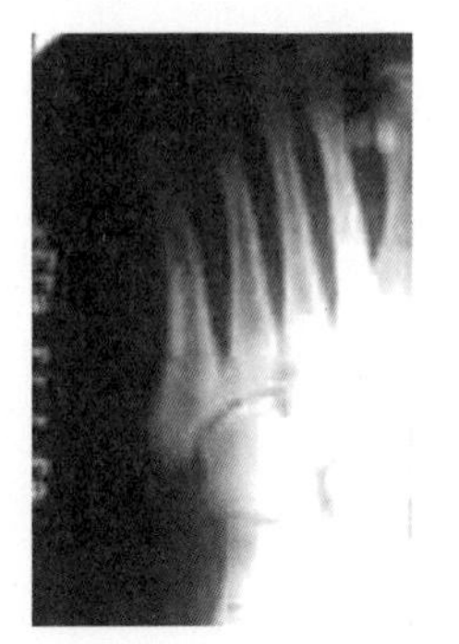
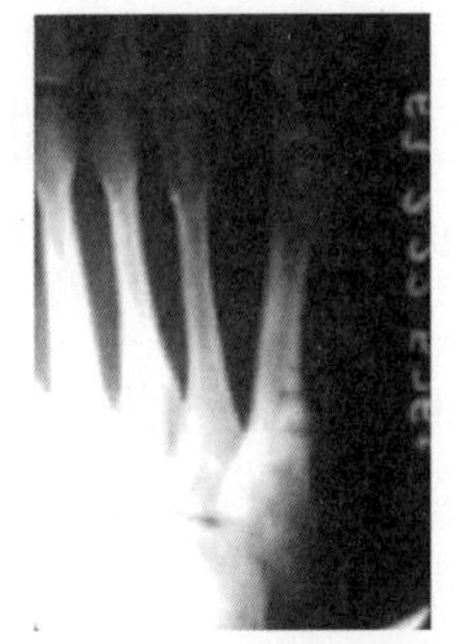
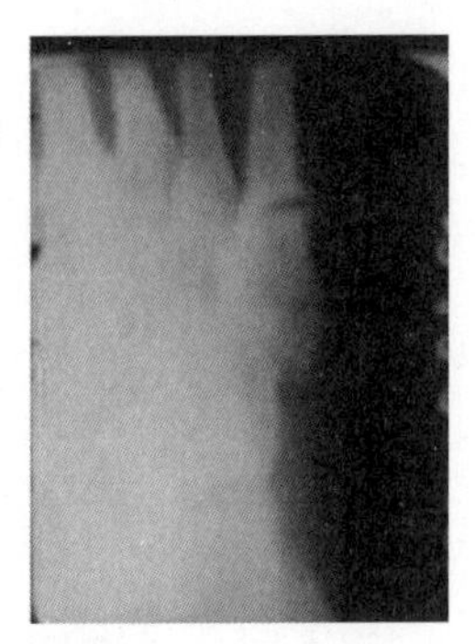

圖 4-76　第五跖骨應力骨折

固定，只能用足跟走路。

4. 低頻脈沖磁療法：每日睡前安裝好電極，開機連續使用 6～8 小時，每日 1 次。

5. 理療：蠟療、熱藥浴（39～42℃）、光療等每日 1～2 次。

6. 康復療法：足不負重的前提下，主動跖屈背伸踝關節 200～400 次，可分組進行。

【訓練安排與康復】

1. 足部停訓至痊癒。在患足不負重的情況下參加各項活動。若在運動場反向慢跑不痛時，可反方向練習慢跑。

2. 在大運動量訓練前用布帶將小腿和足部捆綁，嚴防損傷。訓練後及時解除疲勞，採用（39～42℃）熱水浴，每次 30 分鐘，每日 1～2 次。

3. 大運動量訓練後，運動員取足內或外翻側位，自己用手掌心反覆側壓足內外側 200～400 次，1～2 日 1 次，以解除疲勞。

足舟骨應力骨折

Stress Fracture of the Navicular Bone

因一次超量負荷或長期過度負荷所致損傷，常見於中長跑項目的運動員。

【診斷要點】

1. 有一次超量負荷或長期過度負荷史。

2. 自覺足背微腫，舟骨結節部隆起、壓痛，跑、跳過多酸痛不適，休息後好轉。

3. 檢查：舟骨背側及結節部隆起、微腫、壓痛，1、2、3 跖骨有軸壓痛，叩擊痛。

4. X 光、CT 掃描、MRI 顯示：舟骨上緣擠壓骨折或舟骨體部縱行骨折。

5. 骨二磷酸鍀放射性掃描閃爍圖：早期骨折部位顯示熱像圖（熱點），晚期顯示有骨折線。

【治療方法】

1. 暫時停止足部訓練 1～3 個月；若反向慢跑不痛時可反方向練習慢跑。

2. 損傷速效止痛劑：每日塗患處 4～6 次。

3. 低頻脈沖磁療法：每日睡前安裝好電極，開機連續使用 6～8 小時。

4. 沿舟骨用膠布做環形固定，只能用足跟走路。

5. 理療：蠟療、熱藥浴（39～42℃）療、超短波等任選 1～2 種。每日 1～2 次，15 日為一療程。

6. 體外沖擊波治療：沖擊波發射器對準治療部位（以壓痛點為中心），調節發射體第二焦點至壓痛部位，工作電壓 7～10KV，每次沖擊 1000～2000 次。5～7 日 1 次，5～10 次為一療程。

7. 針刺療法：壓痛點皮膚常規消毒，用注射器針頭直刺提插十餘次。1～2 日 1 次，15 次為一療程。

【訓練安排與康復】

1. 局部停止訓練至痊癒。在患足不負重的情況下可主動跖屈、背伸踝關節，每日 200～400 次。可分組進行。

2. 在大運動量訓練前用布帶將小腿和足部捆綁，嚴防損傷。訓練後及時採取消除疲勞的措施，如 39～42℃熱水浴或藥浴，每次 30 分鐘，每日 1～2 次。

3. 大運動量後，運動員自行足內翻或外翻側位用手掌心反覆側壓腳 200～400 次，1～2 日 1 次，以解除疲勞。

4. 訓練時及時矯正跑、跳起、落地姿勢，盡力減少足掌著地時的制動阻力，減少距骨與跖骨的撞擊力。

距骨頸應力骨折
Stress Fracture of the Collum Tali

因跳躍訓練過多所致。常見於跳高項目的運動員。

【診斷要點】

1. 足有過度負荷史或明顯外傷。

2. 自覺踝周酸痛不適，跳躍時明顯，休息後好轉。

3. 檢查：踝前腫脹，被動跖屈有擠壓痛，後背伸抗阻疼痛減輕。

4. X 光、CT 掃描、MRI 顯示：距骨頸有骨折線。

5. 骨二磷酸鍀放射性掃描閃爍圖：早期骨折局部顯示熱像圖，晚期顯示有骨折線。

【治療方法】

1. 暫停足部的負重和訓練。

2. 損傷速效止痛劑：每日塗患處 4～6 次，層與層間乾後再塗。

3. 沿距骨頸用膠布環形固定 6～8 週。

4. 低頻脈沖磁療法：每日睡前安裝好電極，開機連續使用 6～8 小時。

5. 理療：蠟療、藥浴、光療、超短波等任選 1～2 種。每日 1～2 次，15 日為一療程。

6. 體外沖擊波治療：沖擊波發射器對準治療部位（以壓痛點為中心），調節發射體第二焦點至壓痛部位，工作電壓 7～10KV，每次沖擊 1000～2000 次。5～7 日 1 次，5～10 次為一療程。

7. 針刺療法：壓痛點皮膚常規消毒，用注射器針頭直刺提插十餘次。1～2 日 1 次，15 次為一療程。

【訓練安排與康復】

1. 局部停止訓練至痊癒。在患足不負重的情況下主動跖屈、背伸踝關節，每日 200～400 次，可分組進行。

2. 在大運動量訓練前用布帶將小腿和足部捆綁，嚴防損傷。訓練後及時採取消除疲勞措施。可採用 39～42℃熱水或藥浴，每次 30 分鐘，每日 1～2 次。

3. 大運動量後，運動員自行足內翻或外翻側位用手掌心反覆側壓腳 200～400 次，以解除疲勞。每日 1 次。

副腓骨應力骨折

Stress Fracture of the Accessory Peroneal Bone

副腓骨為腓骨長肌腱的籽骨，在足的外側與骰骨的側下緣構成關節。突然猛力的腓骨長肌收縮所產生的間接暴力常可引起副腓骨的應力骨折。

【診斷要點】

1. 有過度負荷史或明顯外傷。

2. 自覺行走痛，跑、跳更明顯，休息好轉。

3. 檢查：足外側與骰骨的側下緣有壓痛，腓骨肌抗阻痛明顯。

4. X 光顯示：副腓骨骨折。

5. 骨二磷酸鍀放射性掃描閃爍圖：早期骨折局部顯示熱像圖，晚期顯示有骨折線。

【治療方法】

同距骨頸應力骨折。骨折不癒合，並影響訓練者可手術切除。

【訓練安排與康復】

1. 傷後逐漸參加正常訓練。
2. 注意小腿三頭肌的肌力訓練。

跟骨前突骨折
Fracture of the Calcaneal Anterior Process

因踝關節扭傷的併發症，是由分歧韌帶撕脫所致前突外緣損傷引起的；或因跟骰關節內翻扭動時跟骨前突被骰骨撬斷，損傷前突的內緣並涉及跟距前關節所致。常見於跳高、體操、足球項目的運動員。

【診斷要點】

1. 有明顯外傷。
2. 自覺外踝前下疼痛、腫脹、叩擊痛。
3. 檢查：外踝前下腫脹、壓痛（相當短伸肌肌腹部位），足內翻痛。
4. X光顯示：跟骨稍內翻的側斜位可見跟骨前突骨折。

【治療方法】

1. 暫停足部的負重和訓練。石膏固定3～6週。
2. 損傷速效止痛劑：每日塗患處4～6次。
3. 沿跟舟骰間三角區用膠布做環形固定6～8週。
4. 低頻脈沖磁療法：每日睡前安裝好電極，開機連續使用 6～8 小時，每日 1 次。

5. 理療：蠟療、藥浴、光療、超短波等任選 1～2 種，每日 1 次。

6. 體外沖擊波治療：沖擊波發射器對準治療部位（以壓痛點為中心），調節發射體第二焦點至壓痛部位，工作電壓 7～10KV，每次沖擊 1000～2000 次，5～7 日 1 次，5～10 次為一療程。

7. 針刺療法：壓痛點皮膚常規消毒，用注射器針頭直刺提插十餘次。1～2 日 1 次，15 次為一療程。

【訓練安排與康復】

早期踝主動跖屈、背伸活動，每日 200～400 次，可分組進行。多數患者傷後可堅持訓練，絕大多數不影響成績的提高。

足副舟骨損傷
Injury of the Accessory Navicular Bone

副舟骨是足舟骨結節部繼發化骨核的先天變異，當舟骨頸長，副舟骨與之連接，其間為軟骨板（玻璃軟骨和纖維軟骨），其形狀為三角形或半圓形。副舟骨很容易受傷，常見的足內翻或旋後位扭傷是副舟骨與內踝尖相互撞擊的結果，也有因脛後肌不斷牽拉舟骨所致正副骨與內踝尖相互撞擊的錯動或缺血造成。患病率為 0.75%。常見於帆船（4%）、冰球（3.45%）、藝術體操（3.4%）、技巧（2.42%）、壘球（1.82%）、花樣滑冰（1.75%）等項目的運動員。

【診斷要點】

1. 有足內翻或旋後位扭傷史或脛後肌過度負荷史。

2. 自覺內踝前下逐漸隆起，跑、跳、走痛，立足尖、半足尖練習痛，休息後好轉。

3. 檢查：足舟骨結節腫脹、隆起、壓痛，足跖屈抗阻痛，足內翻痛，脛後肌伸展痛，同時跖屈抗阻痛明顯。

4. X 光顯示：足舟骨結節部可見副舟骨損傷（圖 4-77）。

【治療方法】

1. 手法治療：患者取俯臥位，足背墊一枕，術者採用揉法、揉捏法、壓法、彈撥法、叩擊法等鬆弛脛骨後肌。患足取內翻側位，術者採用掐法、壓法、刮法反覆作用在舟骨結節上（患處有酸痛感），連續做 200～400 次，每日 1～2 次，15 日為一療程。

2. 針刺療法：找準壓痛最明顯處，皮膚常規消毒，直刺，反覆提插十餘次。1～2 日 1 次，15 次為一療程。

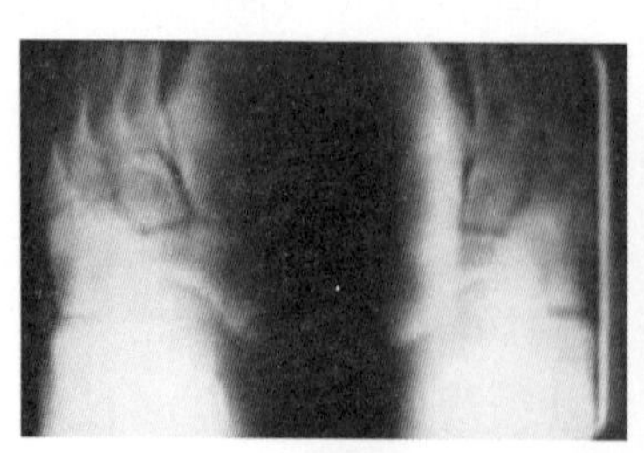
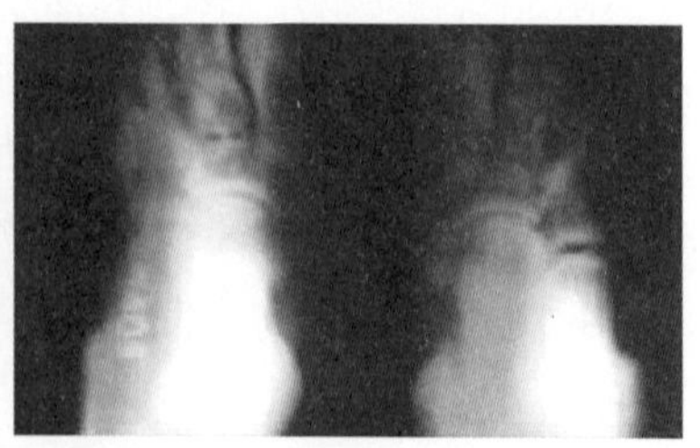

圖 4-77　足副舟骨損傷的 X 光

3. 封閉療法：找準痛點，皮膚常規消毒，取曲安奈德2.5～5毫克加2%利多卡因1～2毫升，每週1次，或倍他米松2～5毫克加0.5%布吡卡因1～2毫升進行痛點封閉。1～2週1次，3次為一療程。

4. 鬆解術：痛點皮膚常規消毒，局部麻醉，用微型刀直刺入痛點，刮或分離2～3次。每週1次，3次為一療程。

5. 手術療法：可選用Kidner術切除副舟骨，並將脛後肌止點移至舟骨下。單純副舟骨切除術療效好，術後3～6個月可參加正規訓練。

【訓練安排與康復】

調整局部負荷量，適當減少跑、跳，立足尖、半足尖立和跳躍動作，每次訓練前後均應伸展脛後肌，減少對舟骨的牽拉。其餘可參加正規訓練。

跗骨竇綜合徵
Tarsal Sinus Syndrome

跗骨竇綜合徵是由於踝關節內翻（旋後位）損傷併發症或長期慢性損傷的積累，致使跗骨竇內軟組織發生無菌性炎症、粘連、纖維化，刺激或卡壓了神經末梢而引起的。總患病率為0.41%。常見於速滑（3.85%）、花樣滑冰（3.51%）、滑雪（2.56%）、武術（2.07%）、壘球（1.82%）、手球（1.35%）等項目的運動員。

【診斷要點】

1. 踝關節有外傷史者占 85%。

2. 自覺足背或踝關節疼痛，個別有跛行。

3. 檢查：跗骨竇壓痛明顯，可向踝關節或足放射。屈趾和踝內翻試驗在跗骨竇處疼痛。跗骨竇封閉疼痛減輕或消失，可作確診依據。

【治療方法】

1. 封閉療法：取 0.5%布吡卡因 2 毫升，加入倍他米松 5 毫克，1～2 週 1 次或曲安奈德 2.5～5 毫克，痛點封閉，每週 1 次，3 次為一療程。

2. 鬆解療法：首先做跗骨竇局部麻醉，以針頭為導針，用小針刀沿針頭邊緣直達跗骨竇基底（骨質），在骨膜上順足背肌腱走行方向鬆解（向跗骨竇四周）。術中有撕裂音響。取刀後常規消毒，敷上創可貼。每週 1 次，3 次為一療程。

3. 針刺療法：跗骨竇皮膚常規消毒，針頭直刺跗骨竇痛點，以有痛感為度，提插十餘次。1～2 日 1 次，5 次為一療程。

【訓練安排與康復】

用布帶做踝外翻位固定後，參加正常訓練。

距後三角骨損傷

Injury of the Os Trigonum at Posterior Talus

多因直接暴力或間接暴力所致足跖屈引起。遭受直接暴力者，脛骨後緣向距後三角骨撞擊；遭受間接暴力者，因暴力由跟骨向上傳達，則跟骨的後關節面向上面的距骨後突撞擊。患病率為 0.13%，常見於自由式摔跤（2.12%）、足球（0.89%）、武術（0.69%）、手球（0.68%）、體操（0.35%）、田徑（0.12%）等項目的運動員。

【診斷要點】

1. 有明顯外傷或長期過度足跖屈史。

2. 自覺繃足、足發力、半足尖、立足尖痛，跖屈活動受限。

3. 檢查：繃腳痛、雙壓痛試驗，術者一手壓在足尖，另一手壓在脛腓骨遠端，則踝後痛明顯。推足跟痛試驗，術者一手掌向後上推患足跟，踝後明顯痛。

4. X 光顯示：踝側位像上，位於距骨後結節處可見一三角骨塊（圖 4–78）。

【治療方法】

1. 針刺療法：踝後皮膚常規消毒，直刺距骨後突，提插強刺激十餘次，針感以酸脹為度。1～2 日 1 次，15 日為一療程。

2. 封閉療法：踝後皮膚常規消毒，取曲安奈德 2.5～5

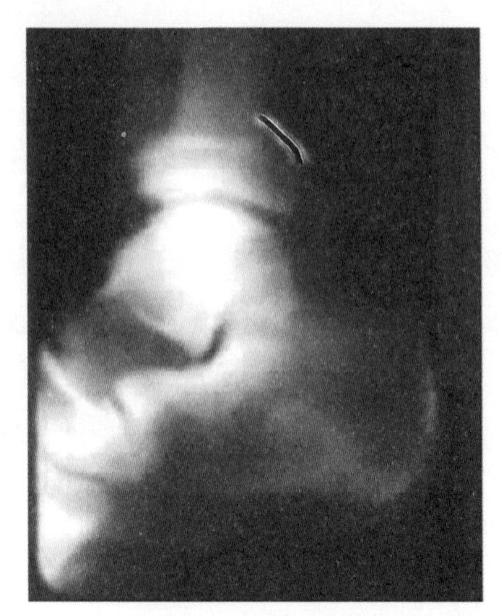

圖 4-78　距後三角骨損傷的 X 光片

毫克加 2%利多卡因 1～2 毫升，每週 1 次，或倍他米松 5 毫克，或 0.5%布吡卡因 1～2 毫升進行痛點封閉。1～2 週 1 次，3 次為一療程。

3. 理療：蠟療、藥浴、光療、低頻干擾電療、超短波等任選 1～2 種做治療，每日 1～2 次，15 日為一療程。

4. 手術療法：非手術治療無效，可手術切除距後三角骨。

【訓練安排與康復】

1. 調整踝跖屈的負荷量，其餘可參加正規訓練。

2. 手術後早期活動踝關節，防止粘連。

3. 踝關節負荷量大時，應採取熱水浴、踩小腿等，每次 20～30 分鐘，盡快消除疲勞。

距骨骨折與脫位

Alus Fracture and Dislocation

距骨骨折與脫位在運動損傷中比較少見，偶有所見也多是因意外損傷引起。

足強力內翻時隨著應力的增大，距骨周圍韌帶會逐一斷裂，並引起距下關節脫位，整個距骨脫位。足過度背伸損傷時，多是先有距骨頸的骨折，繼而其周圍的韌帶被拉斷，如果背伸力量繼續增大，距骨就會向後移位，脫出踝穴。

【診斷要點】

1. 有急性外傷史。
2. 自覺踝關節劇痛，不能活動。
3. 檢查：踝周壓痛、腫脹、畸形等。
4. X 光、CT、MRI 顯示：距骨骨折脫位（圖 4–79）。

【治療方法】

1. 手法整復：患者取仰臥位，一助手固定患肢，術者牽拉前足及足跟，先使足強力跖屈，然後將足外翻外展或相反，再將足背伸即可復位。X 光檢查復位滿以後，用短腿石膏將踝 0°位固定 4～6 週。

2. 手法復位失敗時應及時切開手術復位。距骨全脫位、距骨頸骨折合並距骨體全脫位手法復位困難，一般需手術治療。

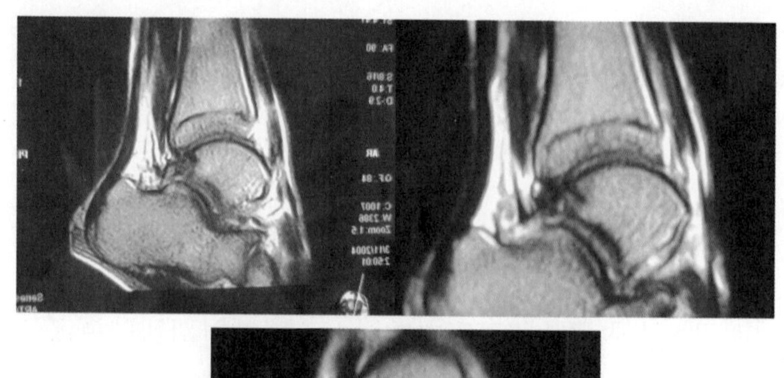

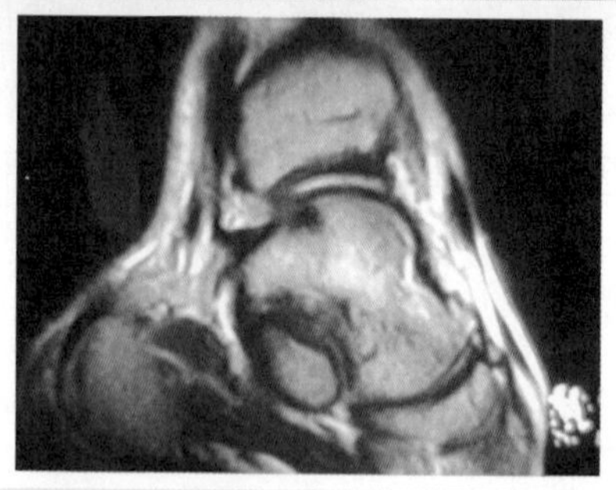

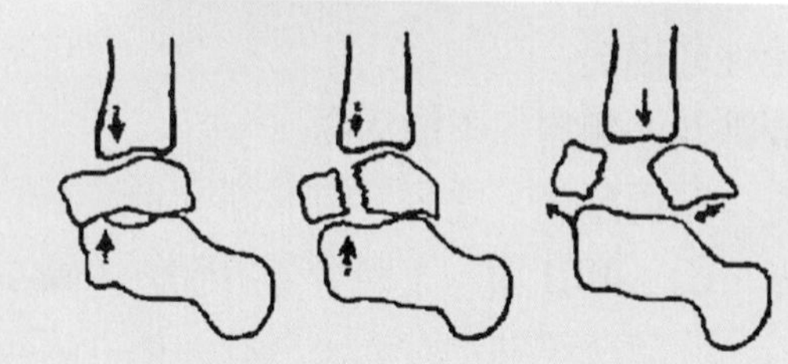

圖 4-79　MRI 距骨骨折脫位

【訓練安排與康復】

1. 患肢停訓。

2. 整復或手術後 1 週去固定，令患者被動或主動活動踝關節，防止粘連。2 週後去固定活動踝關節，平時仍需固定，3 週開始逐漸主動活動踝關節，磨合關節面，防止併發症和後遺症。4 週後逐漸蹬物體（抗阻練習），6～8 週開始腳掌支撐用力至站立位。同時開始做下蹲起練習。

距骨後外結節延長及肥大

Extension and Hypertrophy of the Talur Posterolateral Tuberosity

距骨後外結節延長，多為足反覆內、外翻扭傷或受跟骨撞擊損傷關節軟骨，引起繼發外結節唇樣增生所致；後外結節肥大，多為踝反覆跖屈，後結節被脛骨後唇撞擊或扭傷、被韌帶牽扯逐漸形成邊緣性骨贅所致。常見於體操、足球運動員，芭蕾舞演員等。

【診斷要點】

1. 有明顯外傷史或足跖屈過度負荷史。

2. 自覺繃足、半足尖、立足尖痛，足發力痛，足跖屈活動受限。

3. 檢查：繃腳和壓腳背痛，雙壓痛、推足跟痛。

4. X 光顯示：踝側位像上，位於距骨後外結節處和跟距關節後緣有邊緣性骨贅（後外結節延長）；位於距上關節後緣可見距骨後外結節延長或肥大（圖 4-80）。

【治療方法】

1. 針刺療法：踝後皮膚常規消毒，直刺距骨後外結節，提插強刺激十餘次，以酸脹為度。1～2 日 1 次，15 次為一療程。

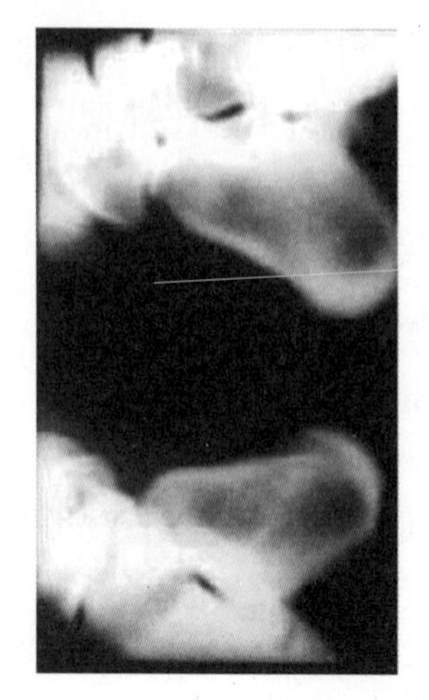
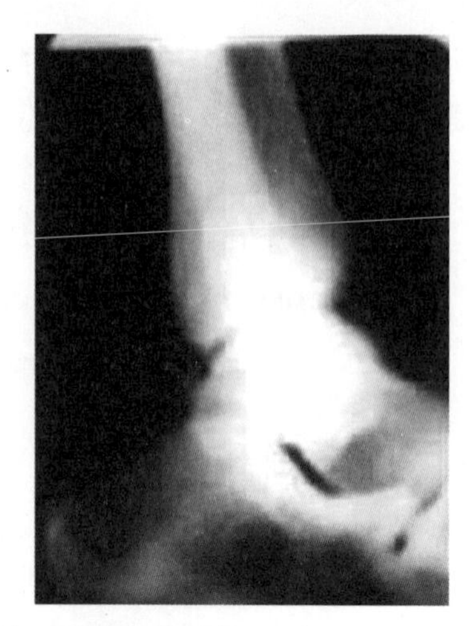

圖 4-80　距骨後外結節延長及肥大 X 光

2. 封閉療法：踝後皮膚常規消毒，取曲安奈德 2.5～5 毫克加 2%利多卡因 1～2 毫升，每週 1 次，或倍他米松 5 毫克加 0.5%布吡卡因 1～2 毫升進行痛點封閉。1～2 週 1 次，3 次為一療程。

3. 理療：蠟療、藥浴、光療、低頻干擾電療、超短波等，任選 1～2 種療法，每日 1～2 次，15 日為一療程。

4. 鬆解術：踝後皮膚常規消毒，局部麻醉，用微型刀直刺痛點，刮或分離 2～3 次， 每週 1 次，3 次為一療程。

【訓練安排與康復】

1. 調整踝跖屈的負荷量，其餘可參加正規訓練。

2. 踝關節負荷量大時，應採取熱水浴 30 分鐘、踩小腿等 10～20 分鐘。1～2 日 1 次，盡快消除疲勞。

距舟關節創傷性關節炎
Traumatic Arthritis of the Articulatio Talonavicularis

因跑跳過多或摩托車換擋過多而造成距舟關節失穩，其上緣不斷擠壓與撞擊，逐漸形成邊緣性骨贅，並刺激絨毛增生與肥厚所致。患病率為 0.10%，常見於花樣滑冰（1.75%）、武術（0.69%）、手球（0.68%）、體操（0.37%）、籃球（0.31%）、足球（0.30%）、田徑（0.12%）等項目的運動員。

【診斷要點】

1. 有前腳掌屈伸活動過度負荷史。

2. 自覺起跳發力或深蹲時足背痛，有時腫脹、隆起，活動受限。

3. 檢查：足距舟關節上緣腫脹、隆起、壓痛。

4. X 光顯示：足側位像，可見距舟關節上緣有邊緣性骨贅形成。

【治療方法】

1. 手法治療：患者膝屈曲腳掌平放在床上，術者用拇指反覆壓隆起處 200～400 次。每日 1～2 次，15 日為一療程。可教會患者，自我治療。

2. 環形固定：位於距舟關節上緣隆起處，用硬棉柱橫位固定在關節縫上，並用 2.5 公分膠布環形固定（練習時固定，休息時去固定）。

3. 封閉療法：皮膚常規消毒，取曲安奈德 2.5～5 毫克加 2%利多卡因 1～2 毫升，每週 1 次，或倍他米松 5 毫克加 0.5%布吡卡因 1～2 毫升，注入舟距關節腔內，1～2 週 1 次，3 次為一療程。

【訓練安排與康復】

1. 適當調整足部負荷量，其他可正規訓練。

2. 當足部負荷量增加時，應將足用繃帶或膠帶捆綁後練習。

3. 練習後應及時採用熱水浴、藥浴、光療、低頻干擾電療等治療，任選 1～2 種。幫助消除腳部的疲勞。

跟腱末端病

Enthesiopathy of the Achilles Tendon

因場地過硬或跑跳訓練過度，跟腱末端受過多牽拉，反覆多次所致之微細損傷長期累積而成。少數為急性拉傷所致。患病率為 0.38%，常見於藝術體操（3.40%）、冰球（1.72%）、體操（1.48%）、手球（1.35%）、籃球（1.23%）、田徑（0.86%）等項目的運動員。

【診斷要點】

1. 有明顯的跑跳過度負荷史，少數有明顯外傷。

2. 自覺足跟後側周圍痛，跑、跳發力時痛，重者走路和休息時也痛。

3. 檢查：跟骨結節周圍腫脹、隆起、壓痛，跟腱緊張壓痛試驗陽性。跟腱被動伸展痛，同時抗阻試驗痛加重。

4. X 光顯示：早期無明顯改變；晚期可見跟骨結節脫鈣，囊樣變骨質硬化。

【治療方法】

1. 手法治療：患者取俯臥位，足背墊一枕，術者採用揉法、揉捏法、壓法、彈撥法、抖法、叩擊法等先將小腿三頭肌鬆弛。跟骨結節局部採用刮法、掐法、壓法施治，以有痛感為度，連續操作 200～400 次。每日 1～2 次，15 日為一療程。患者可自我治療。

2. 針刺療法：皮膚常規消毒，找準痛點，直刺提插十餘次，以酸脹為度。1～2 日 1 次，15 次為一療程。

3. 鬆解術：找準痛點，皮膚常規消毒，局部麻醉，用微型刀刺入痛點，刮或分離 2～3 次。每週 1 次，3 次為一療程。

4. 理療：離子透入、低頻干擾電療、光療、水療、藥浴等，任選 1～2 種療法。每日 1～2 次，15 日為一療程。

【訓練安排與康復】

1. 病情 I 度者，正規訓練；Ⅱ度者適當減少致痛動作；Ⅲ度者明顯減少致痛動作；Ⅳ度者停止致痛動作練習。

為清楚計，現將跟腱末端病病情分類與訓練安排表列於下（表 4–5）。

2. 定期增加小腿三頭肌的動力練習、靜力練習和伸展練習。

表 4-5 跟腱末端病病情分類與訓練安排

分度	自覺痛	指壓痛	單起踵痛	雙起踵痛	靜止痛	訓練安排	
						運動量	致痛動作
I	–	+	–	–	–	正常	
II	+	+	+	–	–	正常	適當減量
III	+	+	+	+	–	邊練邊治	明顯減量
IV	+	+	+	+	+	以治為主	停訓

跟骨骨骺骨軟骨炎
Chondritis of the Calcaneal Epiphysis

青少年在從事劇烈的跑、跳運動時，小腿三頭肌強烈收縮產生的牽拉力使舌狀骨骺不斷被拉，引起骨骺損傷、變性、碎裂和移位等，並最終導致本病。患病率為 0.25%，常見於藝術體操（3.40%）、體操（2.95%）、技巧（1.61%）、拳擊（1.41%）、跳水（0.80%）、排球（0.41%）、田徑（0.12%）等項目的運動員。

【診斷要點】

1. 有劇烈運動或過度負荷史。

2. 自覺跟骨結節腫脹、隆起、壓痛，跑跳過多時加重，休息後好轉。

3. 檢查：跟骨結節腫脹、隆起、指壓痛。跟腱被動伸展痛，同時抗阻試驗痛加重。

4. X 光顯示（鉬鈀 X 光）：跟骨側位，跟腱腫脹，化骨中心密度不勻呈碎裂狀，舌狀骨骺掀起，碎骨片，移位等（圖 4-81）。

【治療方法】

1. 跟腱粘膏支持帶固定。

2. 手法治療：患者取俯臥位，足背墊一枕。術者採用揉法、揉捏法、壓法、抖法、叩擊法等手法和被動展長小腿三頭肌，緩解痙攣，消除疲勞，促進修復。局部治療選用五、十指掐法、壓法、定點運穴指壓法或刮法等，連續操作 200～400 次，每日 1 次，15 日為一療程。

3. 針刺療法：找準痛點，皮膚常規消毒，直刺痛點，提插十餘次，以酸脹為度。每日 1～2 次，15 次為一療程。

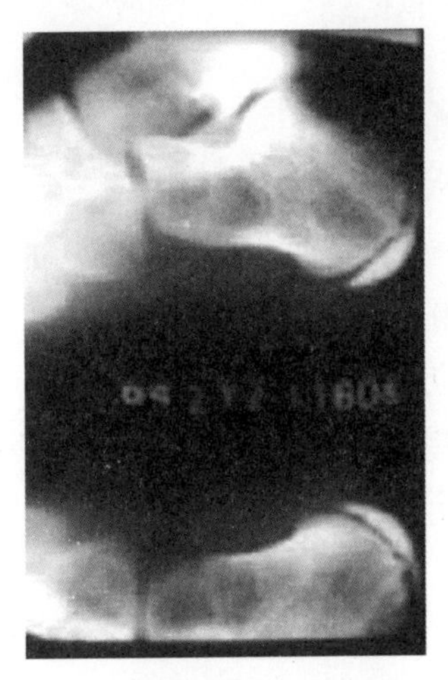

圖 4-81　跟骨骨骺骨軟骨炎 X 光

4. 鬆解術：找準痛點，局部麻醉，用微型刀直刺痛點刮或分離 2～3 次。每週 1 次，3 次為一療程。

【訓練安排與康復】

1. 調整跑、跳的運動量或強度，減少致痛動作的量。

2. 增加小腿肌肉的動力練習和靜力練習，防止損傷發生。

跟　痛　症
Calcanodynia

因多種外傷引起。由高處跳下腳落地或踏跳時暴力直接撞擊足跟，行走、跑跳過多，都可引起跟骨下脂肪墊損傷或跟骨下滑囊炎。患病率為 0.06%，常見於跳傘（0.95%）、擊劍（0.48%）、田徑（0.25%）等項目的運動員。

【診斷要點】

1. 有明顯直接撞擊足跟或過度疲勞史。

2. 自覺足跟著地有壓迫痛，足跟離開地面無痛，走痛，跑、跳發力痛。

3. 檢查：脂肪墊挫傷的壓痛較表淺，位於足跟下方伴有局部腫脹；滑囊炎的壓痛較深，觸診有囊腫感。足發力時無明顯疼痛。足跟墊高疼痛減輕或消失。前腳掌發力痛，跖腱膜止點末端病。

4. X 光顯示：未見明顯異常。

【治療方法】

1. 手法治療：採用桌椅橫梁棱角，將跟骨上壓痛點踩上，有痛即抬，連續踩 200～400 次，每日 1～2 次，15 日為一療程。

2. 封閉療法：找準痛點，皮膚常規消毒，取曲安奈德 2.5～5 毫克加 2%利多卡因 1～2 毫升，每週 1 次或倍他米松 5 毫克加 0.5%布吡卡因 1～2 毫升，進行痛點封閉，1～2 週 1 次，3 次為一療程。

3. 足跟墊高或穿高跟鞋，跟痛可減輕或消失。

【訓練安排與康復】

1. 單足跟支撐無痛，正規訓練。

2. 單足跟支撐痛，減少致痛動作練習。

3. 雙足跟支撐痛，減少致痛動作 50%以上的練習。

4. 安靜時痛，停止致痛動作練習，其餘可正常參加訓練。

跖腱膜斷裂

Rupture of the Plantar Fascia

跖腱膜斷裂於前腳踏跳或起跑蹬地一瞬間造成。患病率為 0.01%，常見於田徑（0.12%）項目。

【診斷要點】

1. 有明顯外傷史。

2. 自覺足心突感銳痛，有時伴有斷裂音響，行走跑跳受限。

3. 檢查：將拇趾被動背伸使跖腱膜緊張時可誘發疼痛，此時觸診可發現跖腱膜鬆弛（全斷裂）、部分鬆弛（部分斷裂）或仍緊張但有壓痛（局部拉傷）。陳舊損傷可觸到新生瘢痕硬結。

【治療方法】

1. 損傷速效止痛劑：每日塗患處 4～6 次。

2. 足底加棉墊，跖背伸加壓 8 字包紮固定。

3. 理療：低頻電療、光療、水療、藥浴、離子導入等，任選 1～2 種方法，每日 1 次。

4. 封閉療法：找準痛點，皮膚常規消毒，取曲安奈德 2.5～5 毫克加 2%利多卡因 1～2 毫升，每週 1 次或倍他米松 5 毫克加 0.5%布吡卡因做痛點注射，1～2 週 1 次，3 次為一療程。

5. 足跖支持帶保護。

【訓練安排與康復】

1. 早期活動，防止粘連。

2. 增加提踵的動力練習和靜力練習。改善跖腱膜的柔韌性並進行力量訓練。

跖痛症

Metatarsalgia

內收拇肌橫頭跖趾關節鬆弛，跖骨頭塌陷，使足橫弓遭到破壞，前腳掌的重力支撐點由拇趾和小趾兩點變成多點（即塌陷的2、3跖骨頭均成新增加的重力支撐點），時間一久，跖骨頭下形成胼胝。此即跖痛症。患病率為0.15%，常見於手球（1.35%）、跳傘（0.95%）、游泳（0.36%）、乒乓球（0.32%）、籃球（0.31%）等項目的運動員。

【診斷要點】

1. 有慢性病史和前腳掌過度訓練史。

2. 自覺走、跑、跳均痛，前腳掌有胼胝。

3. 檢查：患者趾關節用力跖屈，趾端呈向上凸的弧線為正常者；否則離開弧線的趾為損傷趾，其掌面有胼胝。被動屈伸均痛。跖趾關節做環形固定，即人工橫弓，則原有活動痛明顯減輕或消失，可作確診依據。

4. CT掃描、MRI顯示：足橫弓塌陷（圖4–82）。

【要療方法】

1. 手法治療：患者取足內翻或外翻側位，自己用掌心

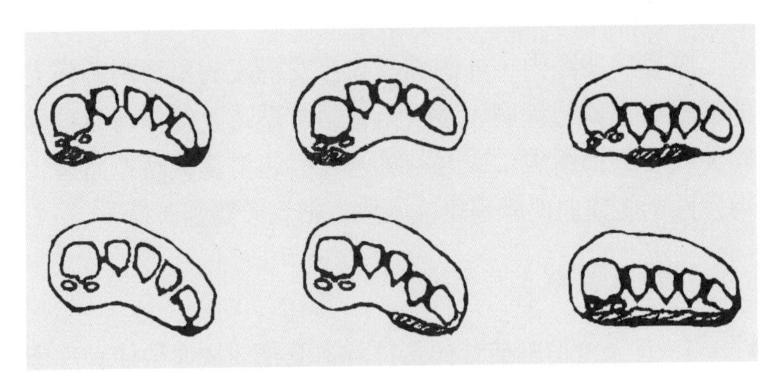

圖4–82　足橫弓塌陷

反覆壓跖趾關節處，連續做 200～400 次。每日 1～2 次，15 日為一療程。

2. 跖趾關節做環形包紮，即人工橫弓，使原有疼痛減輕或消失。

【訓練安排與康復】

1. 單提踵不痛，正規訓練。
2. 單提踵痛，減少致痛動作練習。
3. 雙提踵痛，減少 50%以上致痛動作練習。
4. 安靜時痛，停止致痛動作練習。
5. 加強足屈伸肌練習，防止跖趾關節失穩。
6. 康復療法：被動跖屈趾關節，以有痛感為度，連續做 200～400 次。每日 1～2 次。主要目的是伸展背伸肌，緩解痙攣。有意識地做趾抓鞋或抓毛巾的練習。

摩登病
Morton's Disease

摩登病即跖內、外側神經吻合支構成的第三跖神經支的纖維瘤、軟組織瘤。多因跖骨頭擠壓或趾背伸時牽拉神經使其受磨損所致；或因跑跳過多引起滑囊炎壓迫血管，導致趾動脈缺血使神經變性所致。常見於舞蹈演員。

【診斷要點】

1. 有過度擠壓或背伸牽拉神經磨損或缺血致使神經變性史。

2. 自覺跖骨頭灼痛，跑跳時加重，並向趾間及小腿放射。

3. 檢查：趾間隙背側或跖側有壓痛並伴放射痛，將患趾用力背伸牽拉受損神經時出現串麻現象。

4. CT 掃描、MRI 顯示：趾間隙背側或跖側有一占位性病變。

【治療方法】

1. 找準痛點，連續以掐法或壓法施治 200～400 次。每日 1～2 次，15 日為一療程。

2. 跖趾關節環形包紮固定（即人工棋弓）。

3. 手術療法：將瘤神經截斷或行摘除術。

【訓練安排與康復】

半足尖、立足尖訓練過多時，事先將跖趾關節環形包紮固定。

拇外翻
Hallux Valgus

生物力學（靜力學和動力學因素）、先天遺傳和返祖現象、各種炎症（關節風濕痛）等因素均可導致拇外翻。如拇跖趾關節背伸過多，可造成跖趾關節失穩，使跖趾關節四周平衡受到破壞：拇展肌力減弱，拇內收肌短縮或痙攣，第一跖骨（外展、內旋）內翻拇籽骨外移，近節趾骨外翻，（內收外旋）拇伸、展長肌向足中心移位，對跖趾關節起到弓弦作用。這些，將進一步促進拇外翻的形成（圖 4–83），近節趾骨向外側半脫位，關節面內側增厚，關節軟骨逐漸變性吸收，形成骨刺，跖骨頭內側肥大如同外生骨瘤，並與鞋子反覆摩擦而形成滑液囊炎（拇囊腫）。患病率為 0.12%，常見於藝術體操（4.6%）、散打（1.16%）、技巧（0.81%）、武術（0.69%）、田徑（0.12%）等項目的運動員。

【診斷要點】

1. 有慢性病史。

2. 自覺大拇趾內、外側痛，拇跖趾關節明顯向內側隆起，半足尖、立足尖、發力和跳躍時疼痛明顯。

3. 檢查：拇趾外翻，第一跖骨內翻，加大跖骨頭間距離，橫弓扁平化，成為張開足。第 2、3、4 趾跖面磨成胼胝。伴發 2～5 趾爪形趾畸形。第一跖骨頭內外側均有壓

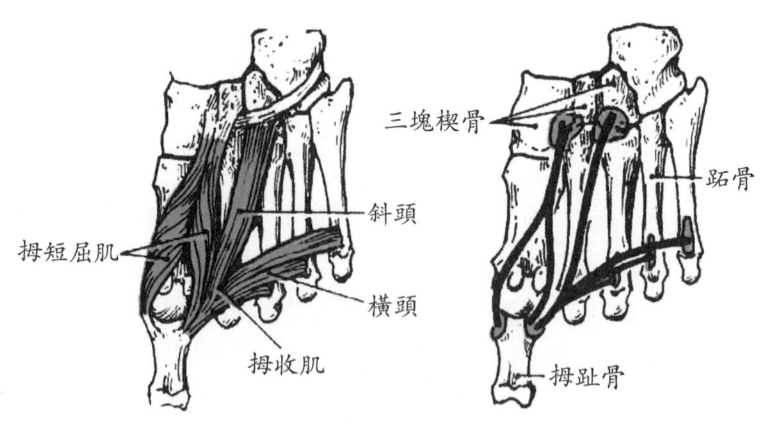

圖 4–83　拇跖趾關節肌肉生物力學

痛，重者內側有波動感，亦可伴有紅、腫、熱。

4. X 光顯示：測量拇趾近節趾骨軸線與第一跖骨軸線之垂線的交角，稱拇趾外翻度。正常值：男性 13.8°～14.6°，女性 14.6°～15.7°。

5. 桂鑒超氏等拇外翻分型

Ⅰ型：以 IPA（係近遠節趾骨縱軸中心線夾角）為趾間角。正常值 0°～10°（圖 4-84）。增大為主，IPA ≥ 22°，而 PASA（近側關節固有角）係第一跖骨遠端關節面連線與其縱軸線之垂線的夾角，為近側關節固有角（圖 4-84）。正常值 < 8°。IMA（跖間角）係第一、二跖骨縱軸線之夾角，為跖間角。正常值 0°～14°均在正常值範圍（圖 4-84）。

Ⅱ型：為單純 HVA（拇外翻角）係近節趾骨縱軸線與第一跖骨的縱軸線之垂線的夾角，為拇外翻角。正常值 10°

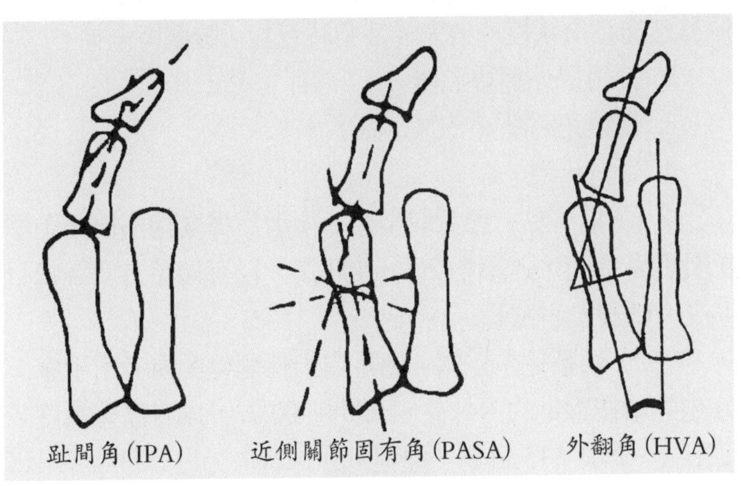

圖 4-84

～15°（圖 4-84）。增大≥20°或以上，而 IPA、IMA、PASA 均在正常值範圍內。

Ⅲ型：以 PASA 增大為主，IMA 可以正常或輕度增大，PASA≥11°，而 IMA≤15°。

Ⅳ型：以 IMA 增大為主。又可分為兩個亞型：Ⅳa 型，10°≤IMA≤15°，Ⅳb 型，IMA>15°，而 PASA 在正常值範圍內。

Ⅴ型：混合型。IMA>15°，PASA≥11°。

Ⅵ型：跖趾骨關節炎型。

根據拇外翻程度分為三度：一度拇趾與其他趾不發生明顯擠壓，二度拇趾與其他趾發生擠壓，三度拇趾與第二趾相重疊。

【治療方法】

1. 用紗布、膠布做環行包紮（即人工橫弓）。包紮後原有疼痛必須減輕或消失。活動時包紮，睡眠時去掉。

2. 使用拇外翻矯形器。

3. 使用跖弓墊（特殊定做）。

4. 手法治療

（1）掐痛點：患者取坐位，術者用拇食指掐拇跖趾關節外側背掌面，連續掐 200～400 次，以有痛感為度。每日 1 次，15 日為一療程。

（2）側壓足內外側：患足內、外側位，術者用手掌、掌根連續按壓足的內、外側 200～400 次，以有痛感為度。每日 1～2 次，15 日為一療程。

（3）壓足底：患者俯臥位，足背墊一軟墊。術者用拇指、拳沿拇內收肌、拇短屈肌，連續壓 200～400 次。每日 1～2 次，15 日為一療程。

5. 手術治療：第一趾骨基底切除，跖趾關節成型術。近來採用微創手術，能消除疼痛，糾正畸型。

【訓練安排與康復】

1. 多打赤腳或穿拖鞋在草地或有彈性地上走，有利於提高足的功能。

2. 行走時有意識使腳趾用力抓鞋，提高足底諸肌的肌力，增加足關節穩定性。

3. 坐位用腳趾抓紙或布。

4. 雙側第一趾套上棉織或橡皮帶環，雙足同時主動內收後外展，被動矯正拇外翻，同時增加拇內收肌的肌力。

5. 練習足尖走，後換成足跟走，增加小腿和足部的肌力。

6. 提踵練習：平地或前腳掌支撐立於肋木或椅下橫梁上，先主動下降足跟，後提踵，伸展小腿、足底諸肌，同時增加肌力。

拇籽骨骨折

Fractures of the Sesamoid of Big Toe

拇籽骨是拇外展肌和拇短屈肌腱上的籽骨，在跖骨頭的滑車上滑動。正常的拇籽骨有兩塊，拇跖骨頭的滑車內、外側各一塊。Wolf 報導有 5.9%的人有 3 塊或多塊，稱拇趾分裂籽骨，為先天變異。在舞蹈演員和運動員中，常有急性外傷史、X 光攝片有清晰的骨折線者，為拇籽骨骨折；另有無明顯外傷史、無臨床症狀或症狀較輕者，為疲勞骨折——應力骨折。

因拇外翻後籽骨向外側移位，當拇外展肌和拇短屈肌處於緊張狀態，拇趾突然背伸或從高處落地時，拇趾與地面碰撞可致本病。患病率為 0.04%，常見於體操（0.74%）、田徑（0.12%）等項目的運動員。

【診斷要點】

1. 有明顯外傷或過度負荷史。

2. 自覺拇趾底下痛，走路、提踵時加重，半足尖練習時更明顯。

3. 檢查：拇趾籽骨壓痛，異常移動，伴有音響。拇趾被動背伸痛，被動背伸跖屈抗阻疼痛減輕。

4. X 光顯示：拇籽骨正位、側位、軸位均可見骨折線，呈分離狀態（圖 4–85）。

【治療方法】

1. 選用 2.5～3 公分寬布帶或膠布（長時間使用易傷皮

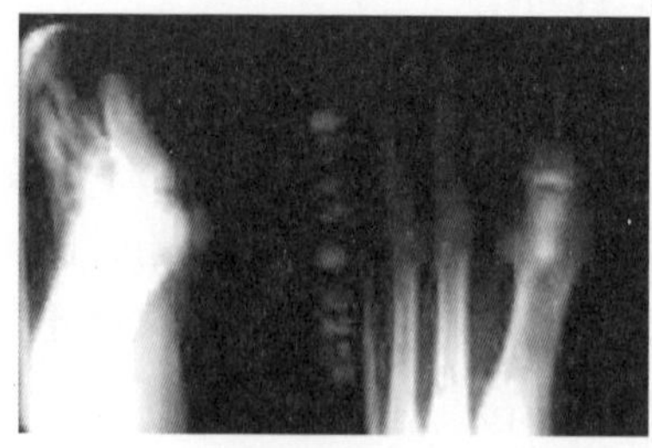
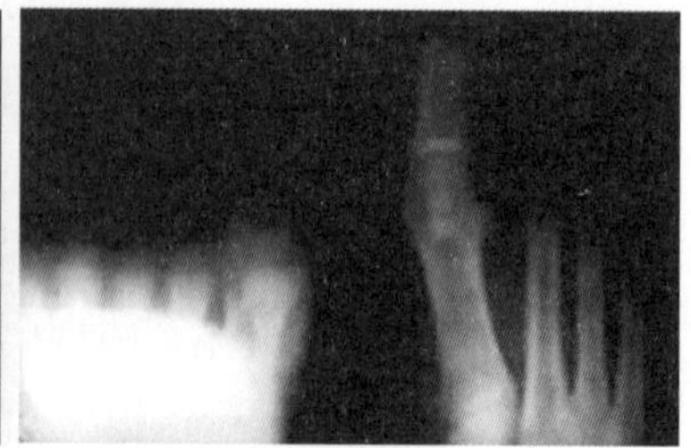

圖 4–85　拇籽骨正位、側位、軸位 X 光

膚或發生過敏反應）於拇跖趾關節處做環形捆紮固定。鬆緊應以活動時疼痛減輕或消失為準，過緊痛加重，過鬆無效果。

2. 若前述療效不明顯，應在第一、二趾端間放置一直徑 2～5 毫米的軟性圓柱體，再用膠布將第一、二趾端做環形固定，同時按 1 的方法固定跖趾關節。

3. 手法治療：患足取內翻側位，自己用掌心反覆側壓拇跖趾關節 200～400 次，每次以有酸痛感為度。每日 1～2 次。另法：患足取外翻側位，自己用掌心壓跖趾關節和跖楔關節各 200～400 次，每次以有酸痛感為度。每日 1～2 次，15 日為一療程。

4. 封閉療法：選用 2%利多卡因 1～2 毫升加入曲安奈德 2.5～5 毫克，每週 1 次，或倍他米松 2.5～5 毫克，皮膚常規消毒，斜刺入籽跖關節腔內。1～2 週 1 次，3 次為一療程。

【訓練安排與康復】

1. 急性損傷後，盡早開始練習跖趾關節主動屈伸、行走，逐漸過度到專項訓練，促使盡早適應訓練。

2. 平時訓練適當加強足底肌肉訓練，防止拇外翻的發生。

3. 傷後訓練必須在跖趾關節部位用布帶做環形固定。

甲 溝 炎

Paronychia

因嵌甲、職業因素及理化性損傷引起甲溝被細菌或白念珠菌感染所致。常見於競走、排球等項目的運動員和芭蕾舞演員。

【診斷要點】

1. 有急性或慢性病史。

2. 自覺指（趾）甲痛，可劇痛。

3. 檢查：甲溝壓痛、輕度腫脹。急性一側甲溝紅腫、熱、痛明顯，晚期呈膿腫。

【治療方法】

1. 艾灸療法：用艾條灸甲溝處 20 分鐘以上。每日 1～3 次。

2. 紅外線療法：用紅外線儀治療 20 分鐘以上。每日 1～3 次。

3. 手法治療：用指甲輕掐甲溝疼痛點 200～400 次，以有痛為度。每日 1～3 次。

趾皮下、甲板下積水、積血

Hydrops and Haematocele of Dactyl Subcutaneouly and Infer-Nail Plate

為長距離連續競走引起趾甲與鞋之間的摩擦所致。常見於競走、長跑等項目的運動員和芭蕾舞演員。

【診斷要點】

1. 有明顯外傷史。
2. 自覺走路時足趾不適、疼痛，可堅持訓練。
3. 檢查：足趾甲下積水或積血。

【治療方法】

1. 引流固定療法：局部皮膚常規消毒，用皮試針頭穿刺抽水或血，再用膠布將末節趾由下至上面 U 型固定，同時做環形固定。

2. 損傷速效止痛劑：每日塗患趾 4～6 次。

3. 手法治療：引流固定之後，選用指壓法、掐法等連續壓或掐 200～400 次，以有痛為度。每日 1～3 次。

4. 皮下水、血泡引流後，用消毒剪沿泡的邊緣剪掉泡的殘餘皮，直接用膠布將泡面包紮。

【訓練安排與康復】

1. 上述處置完成後可正常訓練。
2. 每次長距離訓練，特別是最初參加此種訓練前，應用膠布事先在趾的上下面做 U 型和環型固定。

3. 即時清潔腳部污染，保持清潔，指（趾）甲按時修剪，不宜過長或過短。

雞　眼
Clavus

因長期受壓或摩擦，使局部表皮角質層過度增厚所形成的圓錐形角質物稱雞眼。一種是硬雞眼，另一種是軟雞眼。

【診斷要點】

1. 有長期受壓和摩擦史。

2. 自覺站立和行走時疼痛。

3. 檢查：硬雞眼表面扁平，質堅硬，呈淡黃色，站立或行走時疼痛；軟雞眼發生在二足趾之間，常見於 4～5 趾間前端，呈灰白色。

【治療方法】

1. 針刺療法：局部皮膚常規消毒，用寸針直刺雞眼中心，四方提插幾次，起針，必須出血，否則用雙拇指指甲擠壓雞眼四周使出血。每週 1～2 次。

2. 刀削療法：皮膚常規消毒，用小尖刀將正常與雞眼組織之間的灰白分界線剝離，摘除雞眼後用膠布覆蓋包紮。

3. 外用藥物：外塗 20%～30%水楊酸火棉膠或雞眼膏，至燒掉止。

【訓練安排與康復】

1. 局部處置包紮後可正常訓練。

2. 鞋要選好，鬆緊適度，勿穿小鞋。

骨關節炎

Osteoarthritis（OA）

又名退行性骨關節病（炎）、肥大性或增生性關節炎。病因尚未完全清楚，一般認為與局部軟骨變性和應力異常有關。係中老年人中常見、多發的骨關節疾病。常見於膝、肘、脊柱等關節。

【診斷要點】

1. 有慢性發病史。

2. 自覺關節腫脹、疼痛、無力，活動受限，晨僵≤30分鐘，中老年人≥40分鐘。

3. 檢查：關節腫脹、壓痛、僵硬、活動受限，關節積液、骨擦音、關節內游離體、畸形、關節強直、Heberden結節和Bouchard結節，關節絞鎖。

4. X光顯示：關節間隙變窄、軟骨下骨質致密、囊性變、軟骨邊緣性骨贅、關節內游離體。

5. 關節液黏稠，WBC＜2000個/毫升。

6. 骨關節炎軟骨損傷的MRI分期：

Ⅰ期　關節軟骨一過性腫脹。

Ⅱ期　A期，關節軟骨表面出現毛糙。

B 期，軟骨內出現低信號小囊狀病灶。

Ⅲ期　關節軟骨明顯變薄，但未累及鈣化層。

Ⅳ期　軟骨全層消失，同時伴有軟骨下骨的硬化。

【治療方法】

1. 手法治療：放鬆患病部位屈伸肌的緊張、僵硬、痙攣、酸痛部位，可單一或交替使用壓法、揉法、揉捏法、叩擊法、抖動法、彈撥法等法施治，至肌肉鬆弛止。亦可選踩法 20 分鐘，在下肢屈面走動，至肌肉鬆弛止。

2. 中藥薰蒸療法或各種熱水浴或熱療。

3. 牽引療法：增加關節間隙，緩解關節絞鎖，每次突然被動牽引十餘次。每 2 日 1 次，15 日為一療程。

4. 針刺療法：在關節周圍尋找明顯壓痛點，每點提插十餘次。2 日 1 次，15 日為一療程。

5. PEMF 療法：復合型脈沖電磁多信號生物治療，即核磁共振治療，每次 1 小時，每日 1 次，5～10 日為一療程。

6. 口服藥物：

乙酰氨基酚　300～600 毫克，4～6 小時 1 次。

鹽酸氨基葡萄糖　240～480 毫克，每日 3 次。

布洛芬　200～400 毫克，每日 3～4 次。

萘普生　250～500 毫克，每日 2 次。

洛索洛芬　60 毫克，每日 3 次。

雙氯芬酸　25～50 毫克，每日 3～4 次，或栓劑 50 毫克，每日 1～4 次。

舒林酸　200 毫克，每日 2 次。

阿西美辛　30～60 毫克，每日 3 次。

依托度酸　400～1000 毫克，每日 1 次。

萘丁美酮　1000 毫克，每日 1～2 次。

美洛昔康　7.5～15 毫克，每日 1 次。

尼美舒利　100～200 毫克，每日 2 次。

塞來昔布　100～200 毫克，每日 1～2 次。

吲哚美辛（消炎痛）栓　100 毫克，4～24 小時 1 次，肛內用。

7. 關節內注射：

曲安奈德　25～5 毫克，每週 1 次。

去炎松　40～80 毫克，每週 1 次。

強的松　25～50 毫克，每週 1 次。

透明質酸　1500u，每週 1 次。

玻璃酸鈉　每週 2 毫升，5 週一療程。

倍他米松　2.5～5 毫克，1～2 週 1 次。

8. 手術治療：

關節鏡沖洗清理術，適用於各年齡患者；關節置換術、截骨術（可做各種矯形截骨術），適用於 60 歲以上重度疼痛者。

【訓練安排與康復】

以練習治療關節活動受限的動作為主。如膝關節骨關節炎，每日練習靜力性跪 1～3 分鐘，每組 3 次，每日 1～3 組。如踝、膝關節均受累，每日練習靜力性深蹲 1～3 分鐘，每組 3 次，每日 1～3 組；或練習深蹲起。如肘關節受累，每日練習靜力性屈肘壓肘 1～3 分鐘，每組 3 次，每日

1～3 組。

類風濕性關節炎

Arthritis Deformans

為自身免疫性疾病，病因不明。多見於中年女性，患病率為 0.32%～0.36%。

【診斷要點】

1. 有慢性、進行性近端手、腕、膝、趾等多關節炎病史，呈輕微或急性進行性多關節炎，有時伴有多系統病變。

2. 自覺關節腫脹、疼痛、晨僵，活動受限。

3. 檢查：受累關節腫脹、疼痛、晨僵，活動受限，重者手指關節呈「天鵝頸」、關節纖維性或骨性強直。

4. 實驗室檢查：抗角質蛋白抗體（AKA）、抗核周因子（APF）、類風濕因子（RF）、血沉（ESR）、血清免疫球蛋白 IgG、IgM、IgA 可升高、HLA-B27 陽性。

5. X 光顯示：關節腫脹、骨贅、關節間隙狹窄、關節破壞、關節脫位或融合。

6. 類風濕關節炎 X 光分期：

Ⅰ期（早期）　A 關節無破壞性改變；B 骨質疏鬆。

Ⅱ期（中期）　A 骨質疏鬆、軟骨破壞、有或無軟骨下骨質破壞；B 關節活動受限、無關節畸形；C 肌肉萎縮；D 類風濕結節、腱鞘炎。

Ⅲ期（嚴重期）　A 骨質疏鬆、骨或軟骨破壞；B 關節畸形、半脫位、尺側偏斜；C 廣泛肌萎縮；D 類風濕結節、腱鞘炎。

Ⅳ期（末期）　A 關節纖維性或骨性強直；B 同Ⅲ期標準。

7. 類風濕關節炎緩解標準：

（1）晨僵 < 15 分鐘。

（2）無疲勞感。

（3）無關節痛。

（4）關節活動時無痛和無壓痛。

（5）無關節或腱鞘腫脹。

（6）血沉（魏氏法）女 < 30 毫米 / 小時，男 < 20 毫米 / 小時。

凡符合上述六條或以上，並至少連續 2 個月者診為臨床緩解；但凡有活動性血管炎、心包炎、胸膜炎、肌炎、體重下降、發熱者均不可認為緩解。

【治療方法】

1. 藥物治療：

（1）吲哚美辛（消炎痛）栓 100 毫克，每日 1～4 次。

（2）甲氨蝶呤（MTX）每週服 7.5～25 毫克。

（3）羥氯蝶 200 毫克，每日 2 次。

（4）柳氮磺吡啶每日 1.0～3.0 克。

（5）來氟米特 50 毫克，每日 1 次（前 1～3 日），此後 20 毫克每日 1 次，口服。

（6）氯喹 250 毫克，每日 1 次，口服。組合使用 1.2

+1.3；1.2 +1.6；1.2+1.4。

2. PEMF 治療：復合型脈沖電磁多信號生物治療，即核磁共振治療，每次 1 小時，每日 1 次，5～10 日為一療程。

【訓練安排與康復】

平時多練牽拉（伸展）動作，矯正畸形。多做在懸吊條件下的活動。對活動有障礙的部位多做動作，以靜力性（等長）練習為主。

蠟淚性骨病
Melorhostosis Leri

又稱流動性骨硬化症。此症罕見，為病因不明的骨骼發育障礙性疾病。常見於 5～20 歲之間，幼年、少年和壯年均可發病，但以 30 歲左右人為多。男多於女。因病變累及數骨，很難確定疼痛部位。典型病例病變多發生在一側肢體，關節活動受限而引起疼痛。患肢可略短或增長，所以可能發生在幼年骨骺尚未閉合時期。以下肢長短管狀骨為多見。病變偶可累及軟組織，併發皮膚硬化，肌肉纖維化，甚而鈣化或骨化。也可壓迫神經血管。

【診斷要點】

1. 有慢性病史。
2. 自覺骨、關節不適、晨僵或疼痛。

3. 檢查：關節活動受限而引起壓痛或活動痛，觸診堅硬、微腫，患肢一短一長。

4. X 光顯示：患骨呈進行性骨膜或皮質硬化增厚，呈蠟油流注狀（圖 4–86），直達指趾末端。在鬆質骨中，硬化病變有時呈斑點或塊狀，軟組織鈣化或骨化。

【治療方法】

1. 目前無根治方法，可選用有效止痛藥減輕疼痛。

2. 手術切除硬化性骨質、斑塊，可緩解疼痛，改進關節功能，但病變仍在發展。

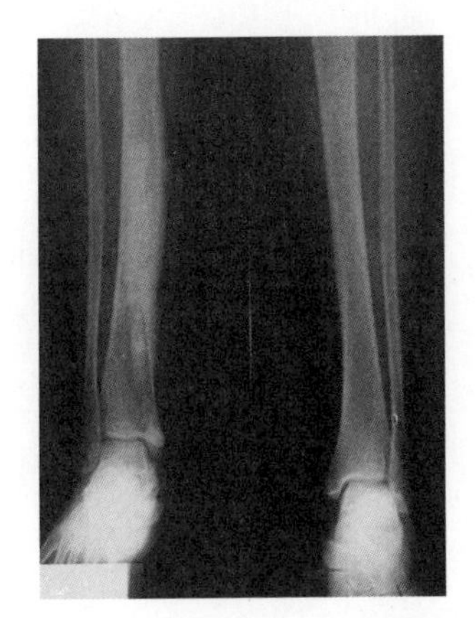

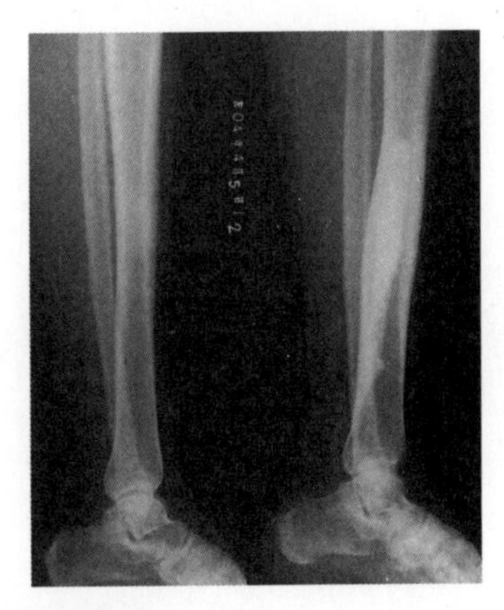

圖 4–86　蠟淚樣骨病

上　肢

Upper Extremity

喙突末端病
Coracoids Enthesiopathy

喙突是肱二頭肌短頭、喙肱肌、胸小肌、喙肩韌帶、喙鎖韌帶、喙肱韌帶的止點（圖 5-1）。肱二頭肌短頭可屈曲肘關節，並使前臂旋後，可微屈曲上臂。喙肱肌可屈和內收上臂。因肘關節屈曲同時前臂內收、旋後或向前下牽肩胛，降肩的動作過多，局部超負荷，偶爾可引起一些微細損傷。因反覆多次累積可造成喙突末端病（喙突部位肌止裝置損傷）。患病率為 0.15%，常見於手球（1.35%）、自由式摔跤（1.06%）、冰球（0.86%）、羽毛球（0.69%）、體操（0.37%）、籃球（0.31%）等項目的運動員。

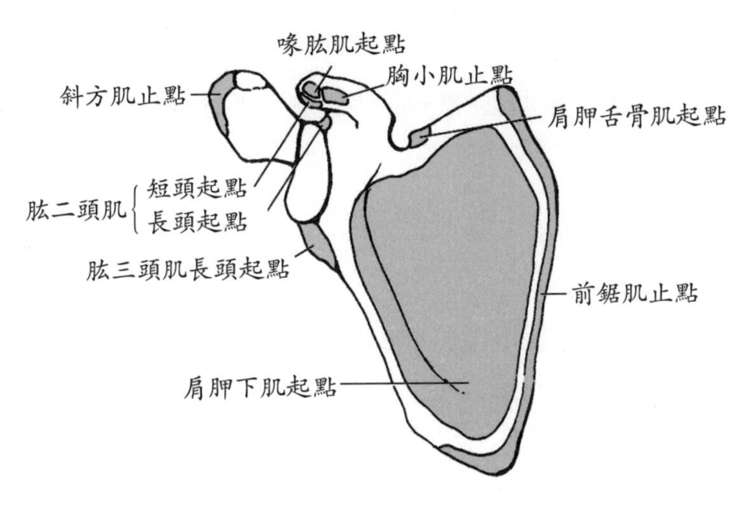

圖 5-1　喙突上肌肉附著點

【診斷要點】

1. 有肩部過度負荷和慢性發病史。

2. 自覺肩痛。

3. 檢查：上臂肩側平舉，肘關節稍屈曲，前臂旋前疼痛明顯。觸診可發現局部增厚（腫脹）、邊緣不整齊、條索、凹陷和成溝狀等。

（1）喙突局部指壓痛試驗：術者用指腹壓迫喙突前面，壓痛比健側明顯為喙突指壓痛試驗陽性。

（2）肱二頭肌鬆壓痛試驗：患者肘關節伸直放鬆，術者壓迫喙突，患者感覺壓痛明顯（與健側比較）；而當患者肘關節盡力屈曲用力，術者重複壓迫喙突時，患者感覺壓痛減輕或消失者，為肱二頭肌短頭鬆壓痛試驗陽性。

（3）肱二頭肌短頭展長試驗：患者肘關節盡力伸直，並使前臂外展 130°～140°上舉旋前，呈伸懶腰姿勢，患者肩有疼痛感為陽性。

（4）肱二頭肌短頭展長抗阻試驗：患者同上勢，並抗阻，患者有疼痛感為陽性。

【治療方法】

1. 手法治療：

（1）術者常採用揉法、壓法、彈撥法、叩擊法、被動伸展法等，將肱二頭肌短頭和喙肱肌的僵硬、條索、痙攣、壓痛的肌肉放鬆，5～10 分鐘。每日早、晚各 1 次，15 日為一療程。

（2）掌壓法：患者仰臥位，術者用掌心反覆壓喙突，以有痛感為度，連續壓 200～400 次。每日 1～3 次，15日為一療程。

（3）五指掐法：患者仰臥位，術者一手五指指端或指甲與喙突表面近似垂直，連續掐 200～400 次。如患者自我保健，可取坐位，用健側手五指重複前述動作，每分鐘 80～120 次，以患處有痛感為度，連續掐 200～400 次。每日 1～3 次，15 日為一療程。

（4）刮法：患者取坐位或仰臥位，術者在喙突上找準最痛點，輕刮 30～50 次，以有痛感為度或重刮 3～5次。每日 1～2 次，15 日為一療程。

2. 針刺療法：術者在喙突上，找準最痛點，用 7 號以上消毒注射針頭直刺，提插十餘次，以局部有酸脹感為佳。每 2 日 1 次，3 次為一療程。注意：勿刺入過深，防止損傷周圍組織或肺。

3. 封閉療法：取曲安奈德 2.5～5 毫克每週 1 次，或倍他米松 2.5～5 毫克 1～2 週 1 次加 2%利多卡因 1～2 毫升，做最痛點封閉。封閉後疼痛必須消失，否則重新封閉第二次（請注意：封閉時針頭開口斜面與骨面成角越小越容易注射到末端處；針刺深度，應刺入腱與骨連接處；推藥時有一定阻力為佳，阻力小療效差）。3 次為一療程。

【訓練安排與康復】

1. 自我摸背練習：患者取俯臥、坐、立位均可。患側上肢後伸內收，肘關節屈曲內旋，健側手握住患側腕部背側，反覆向上推動，以有痛感為度。每日做 100～400 次，可分組進行。

2. 後伸蹲起練習：患者背向靠椅背面，雙手反握椅背上緣，雙下肢逐漸下蹲，有酸痛感時立即站起。反覆練習100～400 次，可分組進行。每日 1～3 次。

3. 靜力練習：體位同上，雙下肢逐漸下蹲，有酸痛感後停止不動 1～2 分鐘，待酸痛減輕或消失再向下蹲，再有酸痛感時停止不動 1～2 分鐘，重複 3 次。每日 1～3 次。

4. 轉肩練習：凡年滿 40～45 歲的人，每週定時採用繩或木桿轉肩練習，測定兩手之間最近距離。如距離逐漸縮短為正常；否則為發病開始，應盡早求醫，防止加重。

5. 推肘練習：患側上肢手摸在對側肩上，用健側手突然向上後推患側肘尖，以有痛感為度，連續推 200～400 次。每日 1～3 次。

肩峰末端病
Acromion Enthesiopathy

肩峰是斜方肌、三角肌的止點（圖 5-2）。若肩外展、內旋、外旋、肩胛骨上提、下拉、旋轉、內收和頭後仰等動作過於集中，並超過負荷，常可引起一些微細損傷，這些細微損傷不斷積累便可造成肩峰末端病。總患病率為0.15%。常見於柔道（1.33%）、排球（0.83%）、手球（0.68%）、舉重（0.38%）、籃球（0.31%）、田徑（0.12%）等項目的運動員。

【診斷要點】

1. 有慢性病史。

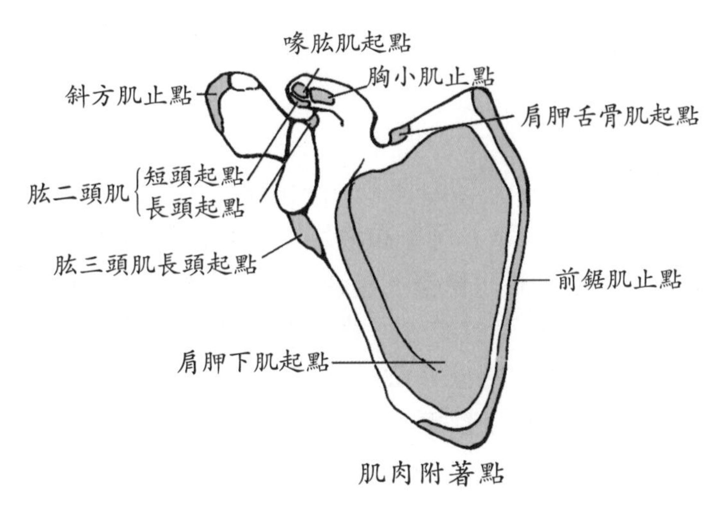

肌肉附著點

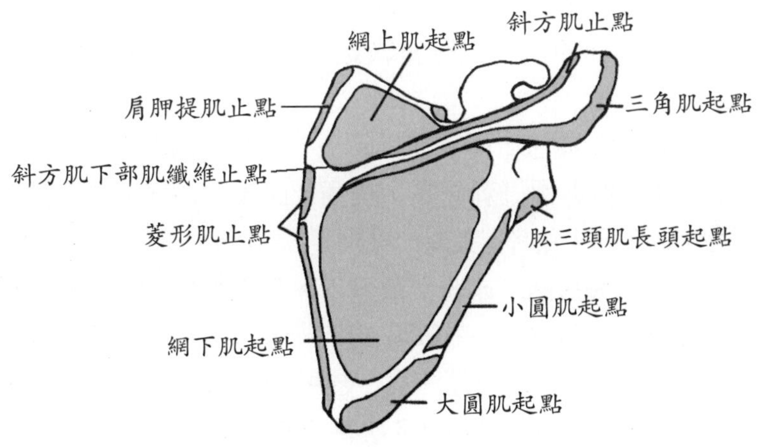

肌肉附著點

圖 5-2　肩峰上肌肉附著點

2. 自覺肩痛，肩活動受限，其中肩側平舉疼痛明顯。

3. 檢查：肩峰指壓痛，其邊緣和外下最明顯。主動或抗阻外展 35°～90°時疼痛明顯。三角肌鬆壓痛試驗陽性，緊壓試驗陰性。

【治療方法】

1. 放鬆斜方肌、三角肌，多採用揉法、壓法、揉捏法、叩擊法、抖法等，可單獨使用或交替使用 200～400 次，將肌肉中的硬結、條索、僵硬、痙攣等鬆開，以減少肌肉止點的張力（牽拉力），恢復血運，增加營養和氧氣，促進新陳代謝。每日 1～2 次，15 日為一療程。

2. 刮法：找準痛點重刮 3～5 次或反覆輕刮 30～50 次，以有痛感為度。1～2 日 1 次，15 次為一療程。

3. 拇指輕掐法：找準痛點，用拇指端或指甲反覆輕掐痛點 200～400 次，以有痛感為度。每日 1～3 次，15 日為一療程。

4. 針刺療法：術者在肩峰上，找準最痛點，用 7 號以上消毒注射針頭直刺痛點，提插十餘次，局部有酸脹感為佳。每 2 日 1 次，3 次為一療程。

5. 封閉療法：取曲安奈德 25～5 毫克加 2%利多卡因 2 毫升，每週 1 次，或 0.5%布吡卡因 2 毫升加倍他米松 2.5～5毫克，做最痛點注射。注射後疼痛必須消失，否則重新注射。1～2 週 1 次，3 次為一療程。

【訓練安排與康復】

1. 靜力練習：取站立位，雙足分開與肩等寬，雙肘屈曲，上肢外展呈水平位，停止不動 3～5 分鐘，逐漸在肘關節上面放一重物（可分為 0.5、1、1.5、2、2.5、3 公斤幾個檔次），靜力外展抗阻練習 3～5 分鐘。以上練習時間越長效果越好。

2. 負重練習：姿勢同前，肘或上臂負沙袋（1～5 公斤），上臂反覆做內收外展練習。亦可上臂外展 90°，做內收、外展、內旋、外旋練習。每個動作練習 100～200 次，可分組進行。

3. 轉肩練習：以肩關節的鬆弛度為範圍，順、逆時針旋轉肩，各 100～200 次，可分組進行。

4. 反功能拉伸練習：被動做內收、外展、外旋、內旋、降肩胛、懸吊上肢和頭頸前屈練習。凡前述動作痛或活動受限者，每個動作練習 100～200 次，可分組進行。

三角肌粗隆末端病
Deltoid Eminence Enthesiopathy

肱骨三角肌結節是三角肌的止點，亦是上臂前屈、後伸、外展的力點。三角肌前束收縮，使上臂前屈；中束收縮，使上臂外展；後束收縮，使上臂後伸（圖 5-3）。因職業需要，上臂經常反覆前屈、後伸、外展，活動量集中或超過局部三角肌所能承受的負荷量，易造成局部微細損傷，這些微細損傷不斷積累便可造成肱骨三角肌結節末端病。

【診斷要點】

1. 有慢性病史。

2. 自覺肩關節活動受限並伴有疼痛，上臂前屈、後伸、外展痛。

3. 檢查：觸診三角肌粗隆指壓痛，並摸到腫脹、條

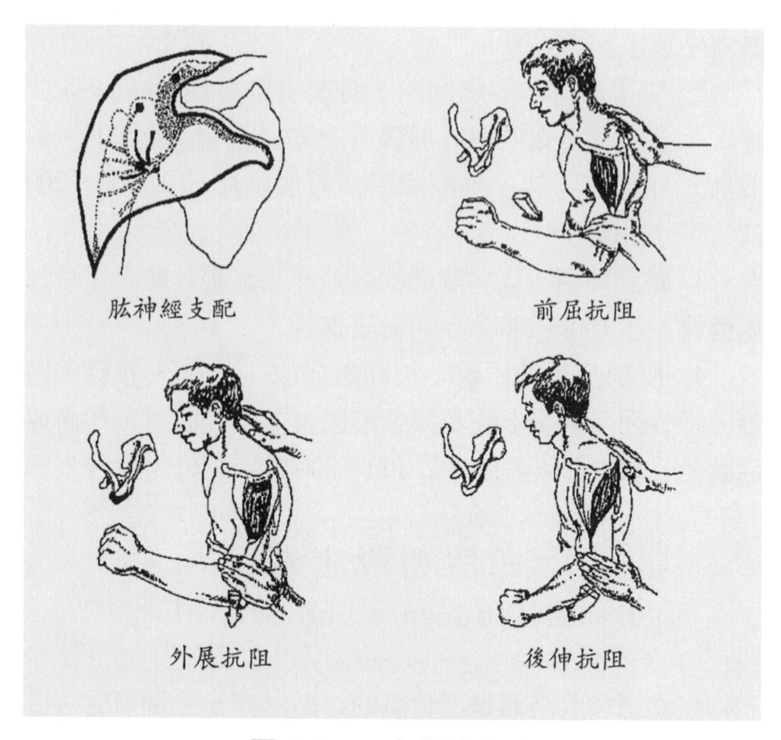

圖 5-3　三角肌檢查法

索、結節。三角肌鬆壓痛試驗：令患者肩關節外展（上臂外展，即三角肌收縮）時，肱骨三角肌結節無痛或輕壓痛，當三角肌鬆弛時壓痛明顯，為三角肌鬆壓痛陽性。

【治療方法】

1. 手法治療

（1）患者取坐位，肩關節外展 90°，平放在床上。多採用壓法、揉捏法、彈撥法、叩擊法、抖法等，沿三角肌壓痛處或條索所在或腫脹處反覆操作 200～400 次，使其鬆弛或消腫、止痛。每日 1～2 次，15 日為一療程。

（2）五、十指掐法：患者取平坐位，肘關節屈曲，肩外展 90°平放在床上。用五、十指輕掐肱骨三角肌結節 200～400 次。每日 1～3 次，15 日為一療程。

（3）刮法：患者姿勢同前。術者在三角肌結節處找準痛點，重刮 3～5 次或輕刮 30～50 次。每日 1 次，15 日為一療程。

2. 針刺療法：患者姿勢同前，術者在三角肌結節處找準痛點，用注射針頭直刺痛點，反覆提插十餘次，以有酸脹感為佳。每 2 日 1 次，3 次為一療程。

3. 封閉療法：取曲安奈德 5 毫克加 2%利多卡因 2 毫升，每週 1 次，或 0.5%布吡卡因 2 毫升加倍他米松 2.5～5 毫克，做最痛點注射。注射後疼痛必須消失，否則重新注射。1～2 週 1 次，3 次為一療程。

【訓練安排與康復】

參見肩峰末端病（404 頁）。

三角肌攣縮症
Deltoid Contracture

三角肌中間部即肩外側，是三角肌注射的習慣部位，而該部肌肉內有許多纖維隔，長期注射後可引起肌肉內壓增高，造成循環障礙而引起局部缺血、壞死、纖維化。在嬰兒時期，三角肌上反覆多次注射大量刺激性強的藥物是引起該病的病因。常見於 10～15 歲兒童。

【診斷要點】

1. 有嬰兒期反覆多次三角肌注射史。

2. 自覺肩部外展畸形，肌肉萎縮，活動受限，喪失勞動能力。上肢不能在胸前交叉、上舉，穿衣困難，挑、扛、背均受影響。

3. 檢查：患肩呈外展畸形，外展角度≤60°；三角肌明顯萎縮，表面皮膚凹陷，三角肌中束可摸及索條狀物，常伴有肩脫位或翼狀肩胛，上肢內收時尤為明顯。肩呈不同程度外展位 10°～60°。杜格氏徵陽性。

4. X 光顯示：肱骨頭呈喙突或鎖骨下脫位或半脫位。鎖骨遠端向下彎曲，肩峰延長並向下彎曲，肱骨三角肌粗隆突起。

【治療方法】

1. 手術鬆解術：在局麻下，沿肩外側自肩峰下至肱骨三角肌粗隆間縱行切開 5～7 公分，分離粘連；自肩峰附麗區切斷索狀物；若肩峰過長可做部分切除。

2. 小針刀：位於肩峰三角肌的附麗區切斷條索狀物即可。每週 1 次，3 次為一療程。

3. 手法治療：肩外展 90。角平放在桌或床上，採用揉、壓、彈撥、刮法鬆解粘連，軟化條索，活血化瘀，促進康復。每日 1～3 次，15 日為一療程。

【訓練安排與康復】

1. 甩手練習：站立位，沿著前後胸背甩上肢，同時做前屈、後伸練習 200～400 次，可分組進行。

2. 內外甩肘練習：站立，肩關節快速做內收、外展練習 200～400 次，可分組練習。

3. 拍打療法：拍打三角肌，每次 5～10 分鐘，每日 1～3 次。

肱骨大結節末端病
Enthesiopathy Greater Tuberosity of Humerus

岡上肌止於肱骨大結節最上之小面，胸小肌常與岡上肌止腱部分或全部重合；岡下肌止於肱骨大結節中部之小面；小圓肌止於肱骨大結節下部之小面。岡上肌和胸小肌收縮使肱骨外展，岡下肌和小圓肌收縮使肱骨外旋。因上臂外展、外旋動作過於集中，可造成局部負荷過度，易產生前述諸肌的疲勞，並引起止點部位的急性撕裂或微細損傷，這種微細損傷不斷積累，便可造成肱骨大結節末端病。

【診斷要點】

1. 有慢性病史。

2. 自覺肩關節外展、外旋受限，伴有疼痛、伸懶腰痛。

3. 檢查：肱骨大結節局部指壓痛（肩峰下肱骨處）。觸診局部可摸到腫脹、條索。胸小肌和岡上肌鬆壓痛試驗：患者取仰臥位，肩部放鬆，術者用拇指腹壓肱骨大結節上、中部，疼痛明顯；令患者上臂外展抗阻，如肱骨大結節壓痛減輕或消失，稱胸小肌、岡上肌鬆壓試驗陽性。

岡下肌、小圓肌鬆壓試驗：患者體位同前，肩部放鬆，術者用拇指腹壓肱骨大結節中、下部，壓痛明顯；令患者上臂外旋抗阻，如壓痛減輕或消失，稱岡下肌、小圓肌鬆壓試驗陽性。

【治療方法】

參見三角肌粗隆末端病（405 頁）。

【訓練安排與康復】

1. 外展外旋練習：患者取坐或立位，患側上肢外展、外旋至最大角度，以有痛感為度，每日連續做 200～400 次。

2. 內收、外旋練習：患者取平坐位，患肢肘關節盡力屈曲，肘尖放在床或桌上，健側手反覆推患側前臂尺側向外旋前臂，以有痛感為度。每日連續做 200～400 次。

3. 內收、內旋練習：患者取平坐位，患側手放在對側肩上，健側手掌著實在患側肘關節（鷹嘴處）突然用力向健側肩方向推肘，以有痛感為度。每日連續做 200～400 次，可分組進行。

4. 康復療法亦是預防方法，每週自己測試一次，如無不適為正常，如有疼痛則繼續按前述方法康復治療。

肱骨小結節末端病

Enthesiopathy Lesser Tuberosity of Humerus

小結節是肩胛下肌的止點。此肌收縮肱骨內旋。如乒乓球正手扣殺過多過猛，引起內收、內旋肌群產生損傷或疲勞，常可引起急性撕裂傷或一些微細損傷。這些損傷不斷積累，易造成肱骨小結節末端病。

【診斷要點】

1. 有慢性病史。

2. 自覺肩痛。

3. 檢查：上肢內旋抗阻痛或過度外旋疼痛，扣球或封殺球痛。

（1）肱骨小結節處指壓痛，局部有腫脹、條索，邊緣不整齊等。

（2）肩胛下肌鬆壓試驗：患者肩部放鬆，肱骨小結節指壓痛明顯；令患者內旋抗阻，如肱骨小結節指壓痛減輕或消失，為肩胛下肌鬆壓試驗陽性。

（3）肱骨被動外旋試驗：肘關節屈曲，被動使前臂外旋，小結節處疼痛者為陽性。

（4）肱骨先外旋再內旋抗阻試驗：姿勢同前。盡力外旋後，檢查者阻止前臂內旋，小結節處疼痛者為陽性。

【治療方法】

參見喙突末端病（404 頁）。

【訓練安排與康復】

肘關節屈曲，放在床或桌上，用健側手反覆向外旋患側前臂，以有痛感為度。每日連續做 200～400 次，可分組練習。

肱二頭肌長頭肌腱腱鞘炎

Caput Longum Musculi Bicipitis Brachii Peritendinitis Rotator Cuff

肱二頭肌長頭止於肩胛骨的盂上結節和關節盂的後緣，經肱骨結節間溝時，其周圍包有腱鞘，在結節間韌帶的下面穿出肩關節囊，止於橈骨粗隆的後部（圖 5-4）。其功能使肩外展、內收、內旋，受肌皮神經 C5～C7 支配。肩關節突然被牽拉或肩關節活動超出正常範圍可造成過度疲勞，肱二頭肌長頭腱與腱鞘、結節間溝之間反覆摩損可成腱炎或腱鞘炎。患病率為 1.1%，居肩部損傷第二位。常見於棒球（5.31%）、水球（4.05%）、帆船（4%）、壘球

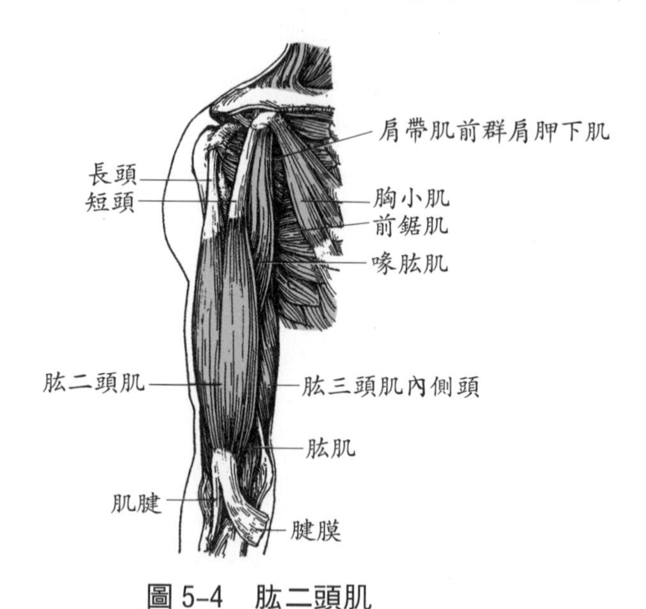

圖 5-4　肱二頭肌

（3.64%）、花樣滑冰（3.51%）、排球（3.32%）、體操（2.95%）、手球（2.7%）等項目的運動員。

【診斷要點】

1. 肩和上臂外展、內收、內旋過度疲勞或有外傷史。

2. 自覺肩痛，特別在伸懶腰時加重，發力用勁時更痛。

3. 檢查：肱骨結節間溝壓痛，屈肘抗阻壓痛明顯，為肱二頭肌長頭緊壓試驗陽性。

4. 封閉後致痛動作消失，可作確診依據。

【治療方法】

1. 封閉療法：取 2%利多卡因 1～2 毫升加曲安奈德 2.5～5 毫克，每週 1 次，或倍他米松 5 毫克加 45%布吡卡因 2 毫升，做鞘內封閉，1～2 週 1 次，3 次為一療程。

2. 手法治療：患者取仰臥位，患肢手心向上，術者採用掌壓法反覆壓肱二頭肌腹、結節間溝和肩胛骨的盂上結節和關節盂的後緣各 200～400 次。患者坐位，上肢外展 90°平放床上，壓肩峰 200～400 次。每日 1～2 次，15 日為一療程。

3. 拍打療法：患者自我拍打肱二頭肌、結節間溝和起點（以有痛感為度）各做 200～400 次。每日 1～3 次。

4. 損傷速效止痛劑：每日塗肱二頭肌腱鞘周圍 4～6 次，15 日為一療程。

5. 針刺療法：結節間溝的皮膚常規消毒，用 7 號注射針頭直刺，以有酸感為度，多方向提插十餘次。每 2 日 1

次，3 次為一療程。

【訓練安排與康復】

1. 調整致痛動作，減量或暫停，保持在訓練後和次日晨不加重。

2. 自我拍打肱二頭肌、結節間溝和起點，每日 1～3 次。

3. 熱敷、薰蒸肱二頭肌，每次 20～30 分鐘，每日 1～2 次。

4. 訓練後練習上肢伸直下垂，腕背伸，前臂旋外動作做 200～400 次，可分組進行。每日 1～2 次。

肩袖損傷

Rotator Cuff Injury

岡上肌（外展上臂）、岡下肌和小圓肌（外旋上臂，圖 5–5）、肩胛下肌（內旋上臂，圖 5–6）4 塊肌肉之肌腱圍繞肱骨組成袖口狀，故稱肩袖。

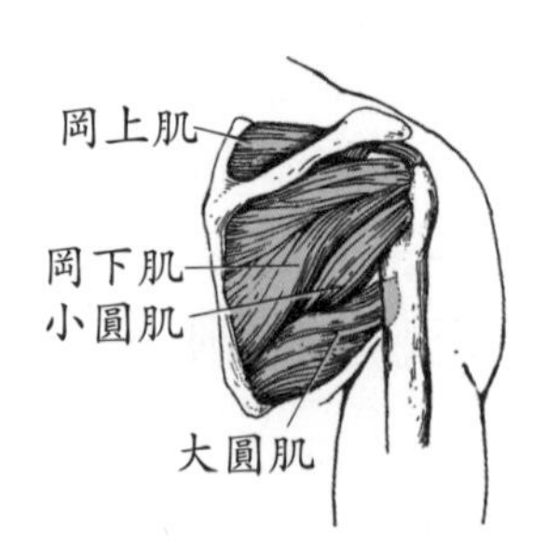

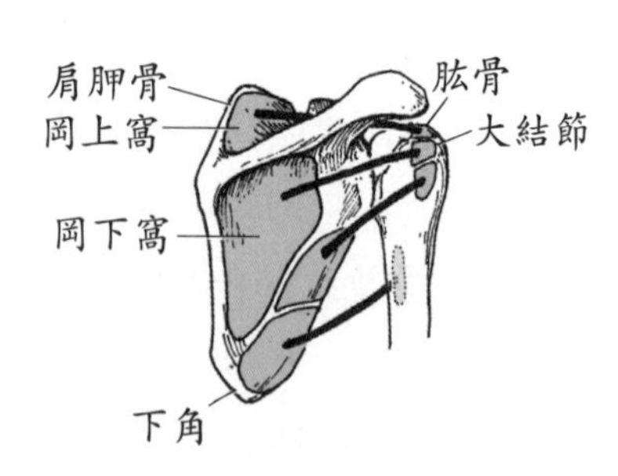

圖 5–5　岡上肌　岡下肌　小圓肌

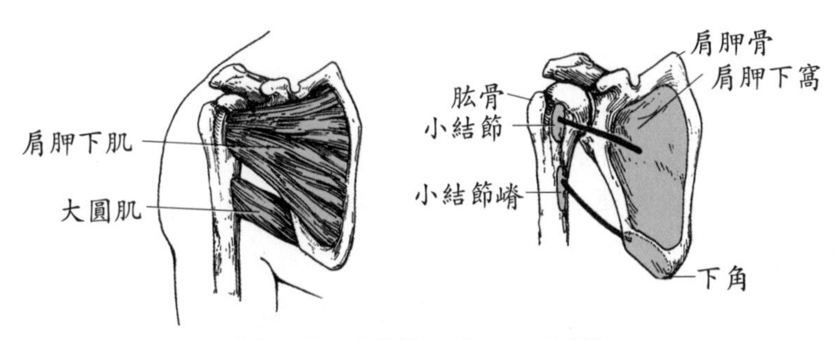

圖 5-6　肩胛下肌　大圓肌

其功能除使肱骨向上述幾個方向活動外，並將肱骨頭與肩胛盂緊密結合，使較淺的肱骨頭能與較淺的肩胛盂相匹配。適應肩關節較大範圍的活動，肩袖和韌帶起到加固肩關節的作用，並保障肩關節的活動範圍。

如果在轉肩運動或摔倒時，上肢撐地暴力較大，傳達到肩部，可造成肩袖損傷；當肱骨頭急劇反覆多次轉動時，組成肩袖的 4 塊肌肉、肌腱急劇收縮，可造成某局部微細損傷，長期積累亦可造成肩袖損傷。患病率為4.07%，居運動創傷第四位，肩部損傷首位。

肩袖損傷的病理屬末端病和肌腱腱病改變，肌腱失去正常的光澤變白或黃，覆於其表的滑液囊多與之粘連，充血及血管增生。鏡檢有腱纖維玻璃樣變（腱止點的纖維軟骨化）、纖維樣變和斷裂。常見於射箭（19.64%）、棒球（16.81%）、壘球（12.72%）、水球（12.16%）、舉重（9.43%）、自由式摔跤（8.51%）、古典式摔跤（6.82%）、柔道（6.67%）、排球（6.64%）、羽毛球（6.21%）等項目的運動員。

【診斷要點】

1. 有肩部外傷或慢性病史。

2. 自覺肩痛，活動受限，肩關節活動和發力時痛。

3. 檢查：壓痛在肱骨大結節、肱骨小結節或肩峰處。觸診在組成肩袖 4 塊肌肉走行方向可找到僵硬、條索、硬結，止點處有高低不平、增厚（腫脹）、凹陷、溝狀等改變，並伴有指壓痛。單純推肘試驗陽性為岡上肌腱損傷；被動內旋痛為岡下肌和小圓肌腱損傷；被動外旋痛為肩胛下肌腱損傷。如以上 3 種檢查均為陽性才可稱為肩袖損傷。令患者主動反弓痛，外展痛，內、外旋痛和抗阻痛。可確診為肩袖損傷。

【治療方法】

1. 手法治療：找準前述的陽性反應物或壓痛點，採用揉、壓、掐、彈、刮等手法治療——如是肌腱止點痛，採用掐法 200～400 次或刮法 30～50 次；如是肌腱壓痛，採用壓法或掐法 200～400 次，彈法 5～10 次。如肌肉痛，採用揉法、壓法反覆操作 200～400 次。每日 1～2 次，15 日為一療程。

2. 針刺療法：在肌腱的止點處找準壓痛點，皮膚常規消毒，用 7 號注射針頭直刺、提插十餘次，強刺激，針感以酸脹為度。每 2 日 1 次，3 次為一療程。

3. 痛點封閉療法：取曲安奈德 2.5～5 毫克加 2%利多卡因，每週 1 次，或倍他米松 5 毫克加 0.5%布吡卡因 2 毫升，痛點注射，1～2 週 1 次，3 次為一療程。

4. 小針刀療法：在肌腱止點壓痛處做記號，皮膚常規消毒，取小針刀直刺到止點，縱向或橫向分離 3～5 次，以針感有酸為度。每週 1 次，3 次為一療程。

【訓練安排與康復】

1. 岡上肌伸展練習：取坐位，左手摸後背最高的棘突，同時頭向左旋轉，右手指反覆壓岡上肌腹 200～400 次，可分組進行。

2. 岡下肌和小圓肌伸展練習：取俯臥位、坐位或立位均可。上肢後伸，肘屈曲，盡力摸胸椎棘突最高點。重複 200～400 次，可分組進行。兩側等高為正常。

3. 肩胛下肌伸展練習：取坐位，肘屈曲，肘尖放置在桌上，前臂旋前，另一手向外推前一手前臂尺側。重複練習200～400 次，可分組進行。

肩袖間隙分裂症
Rotator Cuff Gap Abruptly Sign

1985 年由日本醫師信原克哉首先報告。岡上肌與肩胛下肌之間為彈性膜狀纖維組織，其前面為喙肱韌帶，起增強作用。由於損傷或關節退變等原因，此處分離形成明顯的縫隙，而引起臨床症狀。常見於青少年和老年人。

【診斷要點】

1. 有明顯外傷或過度疲勞病史。

2. 自覺肩痛和肩不穩定感，包括有滑動或前後不穩定，活動受限。

3. 檢查：喙突外側和肩袖前方壓痛，肩外旋時疼痛，伴活動受限。當用力向下牽引上肢時，肩關節前面呈現出一橫行凹陷，稱 Dimple 氏徵陽性。

4. 肩關節造影顯示：將泛影葡胺 20～25 毫升注入肩關節腔後，患肢上舉觀察肩關節內側是否存有造影劑向前隆起呈山峰狀，再交替內、外旋患肢，則造影充盈和消失交替出現，可作確診依據。

5. 信原克哉將該症分 4 種類型

A1 型　肩袖間隙分裂，合併攣縮症狀。

A2 型　肩袖間隙分裂，合併肩關節不穩定。

B1 型　肩袖間隙分裂，合併其他肌腱病。

B2 型　肩袖間隙分裂，合併其他肌腱病和肩關節不穩定。

A 型多見於青年人，B 型多見於老年人。

【治療方法】

1. 手法治療：術者在壓痛部位可單獨或交替使用掐、壓、彈、撥法施治，每組 200～400 次。每日 1～3 組，15 日為一療程。

2. 針刺療法：壓痛處皮膚常規消毒，用 7 號注射針頭直刺，提插十餘次，以酸脹為度，每 2 日 1 次，3 次為一療程。

3. 固定療法：選用膠布將肩部前後位固定。

岡上肌腱炎
Supraspinatus Tendinitis

由岡上肌腱反覆多次與肩峰、肩喙韌帶、肱骨大結節摩擦所致之微細損傷長期積累而成，分為岡上肌腱炎和鈣化性岡上肌腱炎兩種，患病率為 0.44%。常見於射箭（4.46%）、跳傘（1.9%）、壘球（1.82%）、花樣滑冰（1.75%）、散打（1.16%）、射擊（1%）、跳水（0.8%）、柔道（0.44%）等項目的運動員。

【診斷要點】

1. 有肩反覆過度負荷或肩外展過度史。

2. 自覺外展發力痛，如外展提重物時疼痛。

3. 檢查：壓痛在肩峰與大結節之間。肩外展抗阻試驗：患肢外展 60°～120°抗阻，肩疼痛者為陽性。肩外展緊壓試驗：患肢外展 60°～120°時抗阻，壓迫前述位置比鬆弛時壓痛明顯者為肩外展抗阻陽性（圖 5–7）。

4. X 光顯示：岡上肌腱炎時未見異常；鈣化性岡上肌腱炎時可見鈣化灶。

【治療方法】

1. 損傷速效止痛劑：塗肩峰至大結節處，每日 4～6 次，15 日為一療程。

2. 針刺療法：找準壓痛點，皮膚常規消毒，用 7 號注射針頭直刺痛點，以酸脹為度，提插 5～10 次。每 2 日 1

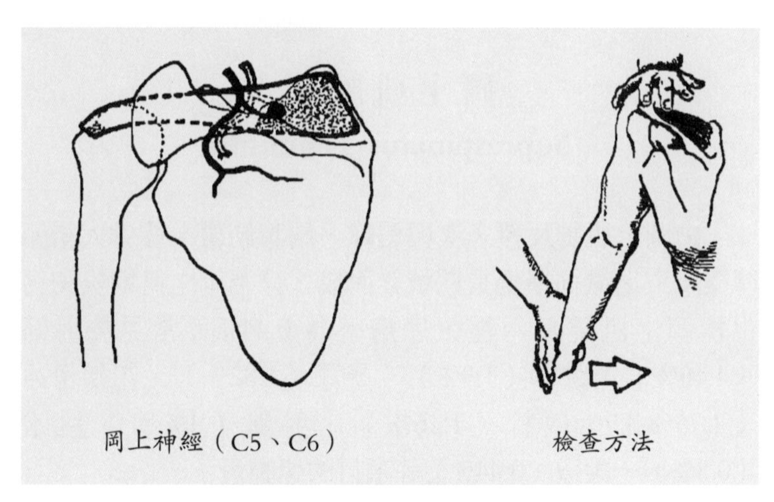

圖 5-7　岡上肌與檢查法

次，3次為一療程。

3. 封閉療法：找準壓痛點，皮膚常規消毒，注入 2% 利多卡因 2 毫升加曲安奈德 2.5 毫克，每週 1 次或 0.5%布吡卡因 1～2 毫升加倍他米松 2.5～5 毫克，1～2 週 1 次，3 次為一療程。

4. 手法治療：患者取坐位，術者肘關節屈曲 90°，用前臂近端反覆壓岡上肌 200～400 次，以有酸痛感為度，每日 1～2 次。在肩峰與大結節間壓痛明顯處，用指端壓法做 200～400 次，以有酸痛感為度，每日 1～2 次。15 日為一療程。

【訓練安排與康復】

1. 取坐位，左手摸後背最高的棘突，同時頭向左旋轉和肘外翻，右手指反覆壓岡上肌腹 200～400 次，可分組進行。每日 1～2 次。

2. 取坐位，保健拍拍打岡上肌腹 200～400 次，每日 3 次。

3. 熱水浴，熱敷岡上肌。

岡上肌斷裂
Supraspinatus Myorrhexis

又稱肩袖斷裂，多在長時間患肩袖損傷的前提下，岡上肌腱變性，突然受肩部外傷（可輕可重）而引起。亦有因肩關節骨折、脫位或上臂外展時突然受阻等急性創傷造成者。

【診斷要點】

1. 有急性外傷史，伴有響聲。

2. 自覺肩銳痛，後減輕，此後逐漸加重，肩不能做主動活動。

3. 檢查：肩部廣泛壓痛，斷裂處壓之銳痛，常可觸及斷裂或異常摩擦音。傷後 7～10 日疼痛逐漸減輕，上臂可外展至 90°，但無力。如斷裂間隙較大，伴有肩胛下肌和岡下肌腱部分斷裂時，則肩不能主動外展至 90°。採用肩關節碘油造影，則顯示關節腔和三角肌下滑囊相通，可作確診依據。部分斷裂症狀同肩袖損傷，但痛點封閉後仍無力。

4. 按斷裂的程度可分為部分斷裂和完全斷裂。按斷裂的組織部位可分為腱纖維斷裂、腱的滑囊層斷裂、關節層斷裂 3 種。

【治療方法】

1. 患者取仰臥位，上臂上舉 180°，將岡上肌腱斷端理順，使損傷部位舒展盡力復原，固定 2～4 週。

2. 損傷速效止痛劑塗患處，每日 4～6 次，15 日為一療程。

3. 五、十指掐法：凡有腫脹瘀血處，每日連續掐或壓 200～400 次，15 日為一療程。

4. 岡上肌腱完全斷裂或部分斷裂晚期，有功能障礙者，應採用手術修補治療。修補方法將斷端直接縫合或將傷處瘢痕切除後，將斷端植入骨內。若斷端已短縮時，先將岡上肌肌腹自肩胛骨的岡上窩鬆解後，再予縫合。

5. 關節鏡下縫合。

肩關節滑囊

Shoulder Joint Bursa

1. 三角肌下滑液囊：位於三角肌筋膜深層與肱骨大結節之間。

2. 肩峰下滑液囊：位於三角肌及肩峰與肩關節囊之間。

3. 肩峰上皮下滑液囊（即肩峰上滑液囊）：位於肩峰皮下與肩峰背側之間，其底附著於肩峰。患病率為 0.03%。

4. 岡下肌滑液囊：位於岡下肌腱與肩關節囊之間。

5. 大圓肌下滑液囊：位於大圓肌腱與肱骨小結節嵴之間（大圓肌腱之後並貼近骨）。

6. 背闊肌滑液囊：位於大圓肌和背闊肌的附著腱之間。

7. 肩胛下肌滑液囊：位於肩胛下肌與盂唇處肩關節囊之間，常與肩關節腔相通。

8. 喙肱肌滑液囊：位於喙肱肌及喙突與肩胛下肌之間，患病率為 0.01%。

9. 喙突下滑液囊：位於喙突下肩胛下肌與肩關節囊之間。當胸小肌在喙突上有一不正常之起點時具有。

10. 喙鎖韌帶滑液囊：位於鎖骨下位於斜方韌帶（前外方）與錐狀韌帶（後內方。與前者總稱為喙鎖韌帶）之間。

11. 胸大肌滑液囊：位於胸大肌的附著腱與肱骨大結節嵴之間。

12. 前鋸肌內滑液囊：位於前鋸肌深處，肩胛下角的內側緣。

13. 前鋸肌下滑液囊：位於肩胛下角與胸壁之間，在前鋸肌和胸廓上外側部中間的蜂窩組織中。前鋸肌內滑液囊與前鋸肌下滑液囊可形成巨大的滑液囊腫，在肩胛運動時可出現所謂「肩胛破裂聲」。圖 5-8 可以幫助我們進一步明確以上這些滑囊的具體位置。

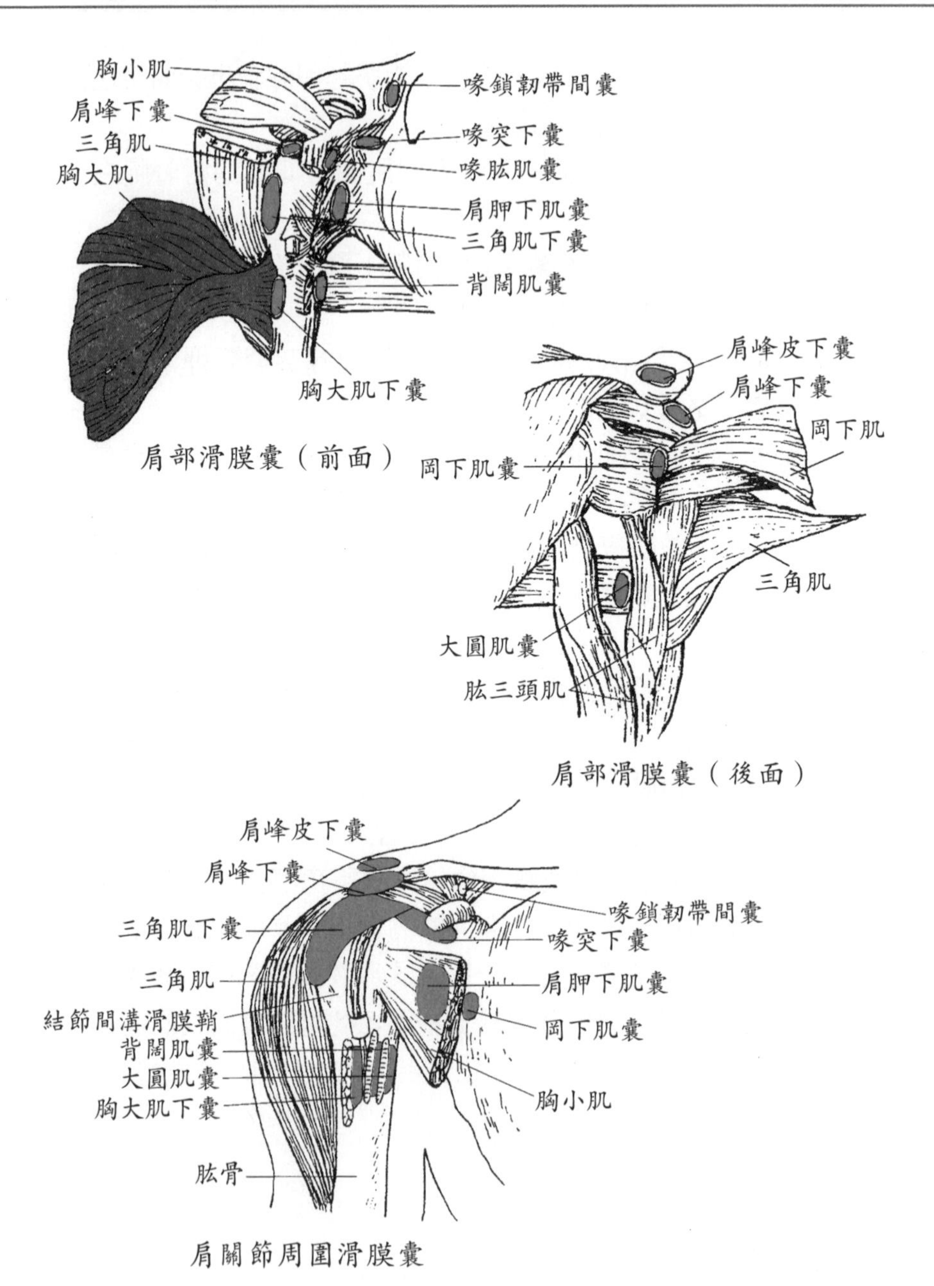

肩部滑膜囊（前面）

肩部滑膜囊（後面）

肩關節周圍滑膜囊

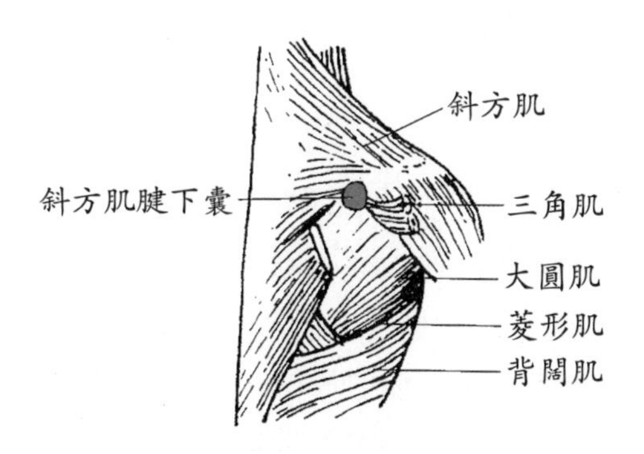

背部淺層肌滑膜囊

圖 5-8　肩部滑囊

三角肌下滑液囊炎
Subdeltoid Bursitis

位於三角肌筋膜深層與肱骨大結節之間。上臂前屈、後伸、外展用力過多，反覆收縮三角肌而有時形成肌短縮、僵硬，增加肌筋膜深層與肱骨大結節之間的摩擦，易引起三角肌下滑液囊產生機械性炎症。

【診斷要點】

1. 有慢性病史。

2. 自覺上臂外側痛，上臂活動受限。

3. 檢查：觸診，肱骨三角肌結節上有增厚、腫脹或囊狀物，伴有不適或壓痛。三角肌緊壓痛試驗：三角肌放鬆，壓之無明顯壓痛為鬆壓痛陰性；上臂外展並抗阻則壓痛明顯為緊壓痛試驗陽性。

【治療方法】

1. 針刺療法：取 1 寸 28 號針或注射用 7～8 號注射針頭，皮膚常規消毒，刺入囊腫處，提插十餘次，以感覺酸脹為度。每日 1～2 次，3 次為一療程。

2. 封閉療法：囊內注射療法，取曲安奈德 2.5～5 毫克加 2%利多卡因 2 毫升，每週 1 次，或倍他米松 2.5～5 毫克加0.5%布吡卡因 2 毫升，囊內注射，1～2 週 1 次，3 次為一療程。

3. 手法治療：患者低坐位，肘屈曲和肩外展各 90°，平放在床上。術者單獨或交替使用揉法、壓法、彈撥法、叩擊法等，將短縮、僵硬及有條索處放鬆，同時找準最痛點，輕掐 200～400 次，以有痛感為度。每日 1～2 次，15 日為一療程。

4. 鉤刀療法：體位同手法治療。滑囊皮膚常規消毒，局麻，令患者上肢外展抗阻，術者由原針孔刺入鉤刀，順三角肌纖維走向，鉤1～3 刀，每週 1 次，3 次為一療程。

【訓練安排與康復】

被動牽拉三角肌，前束、中束、後束幾十次，可分組進行。

肩峰下滑液囊炎
Subacromial Bursitis

岡上肌止於肩關節囊和肱骨大結節最上之小面，其腱緊密粘著於肩關節囊上部。肩峰下滑液囊位於腱表面與肩峰深層之間，偶爾與三角肌下滑液囊相交通。若肩外展、內外旋，肩胛骨上提、下拉（肩胛骨旋轉）、內收和頭後仰等動作過於集中並超過其負荷的能力，岡上肌、三角肌反覆收縮並有時形成肌短縮、僵硬和痙攣，增加肩峰肌筋膜與肩關節囊之間的摩擦或肱骨與肩峰之間的撞擊，便可引發肩峰下滑液囊的機械性炎症。患病率為 0.03%，常見於羽毛球（0.69%）、籃球（0.31%）等項目的運動員。

【診斷要點】

1. 有慢性病史。

2. 自覺肩痛，活動受限。

3. 檢查：抬臂時由於肱骨大結節與肩峰之間的摩擦或撞擊，特別是做外展及外旋動作時最痛；外展剛開始不痛，外展超過直角時，因大結節不再與肩峰接觸，疼痛會頓時消失。鬆壓痛試驗：坐位或站位，上肢下垂，術者一拇指壓迫肩峰下，則疼痛不明顯，為鬆壓痛試驗陰性；令患者外展抗阻壓肩峰下則痛，為緊壓痛試驗陽性。

【治療方法】

參見三角肌下滑囊炎（425 頁）。

喙突下滑囊炎
Subcoracoid Bursitis

喙突下滑囊位於喙突下肩胛下肌與肩關節囊之間。當胸小肌在喙突上有一不正常起點時，該滑囊才存在。如肩背伸、內收、肘屈曲、內旋用力過多，及反覆收縮肱二頭肌短頭、喙肱肌和胸小肌，肌肉便會因疲勞而短縮，從而增加前述肌腱止點與骨的摩擦，久而久之便可引起機械性炎症，即喙突下滑囊炎。患病率為（0.01%）。

【診斷要點】

1. 有慢性病史。

2. 自覺肩部不適、肩痛、活動受限。

3. 檢查：觸診喙突時可摸到腫脹、增厚或有囊性物，肱二頭肌鬆壓痛試驗陰性，肘伸直放鬆，喙突壓痛不明顯。肱二頭肌緊壓痛試驗陽性。

【治療方法】

1. 針刺療法：用 1 寸 28 號針或注射用 7～8 號針頭刺入囊腫處，提插十餘次，感覺酸脹者最佳。1～2 日 1 次，3 次為一療程。

2. 封閉療法：囊內注射療法，取曲安奈德 2.5～5 毫克加 2%利多卡因 2 毫升，每週 1 次或倍他米松 2.5～5 毫克加 0.5%布吡卡因 2 毫升，囊內注射，1～2 週 1 次，3 次為一療程。

3. 手法治療：先採用揉法、壓法、抖動、叩擊法、彈撥法等手法放鬆二頭肌、喙肱肌、胸小肌等，然後局部壓痛點或輕掐 200～400 次。每日 1～2 次，15 日為一療程。

4. 針刀療法：在壓痛處做記號，皮膚常規消毒，取小針刀直刺到骨膜，縱向或橫向分離 3～5 次，針感發酸者為佳。每週 1 次，3 次為一療程。

【訓練安排與康復】

1. 可參加正常訓練。
2. 同肱骨小結節末端病的訓練安排與康復。

胸鎖關節扭傷
Articulatio Sternoclavicularis Injury

胸鎖關節扭傷，可因間接暴力作用於肩部而發生——通過第一肋骨為支點的槓桿作用，肩部急劇向後向下的作用力，引起鎖骨近端向上向前的剪力；亦可因暴力直接衝擊鎖骨內端，造成胸鎖韌帶（圖 5-9）部分損傷而發生。患病率為 0.07%。常見於古典式摔跤（1.14%）、體操（0.37%）等項目的運動員。

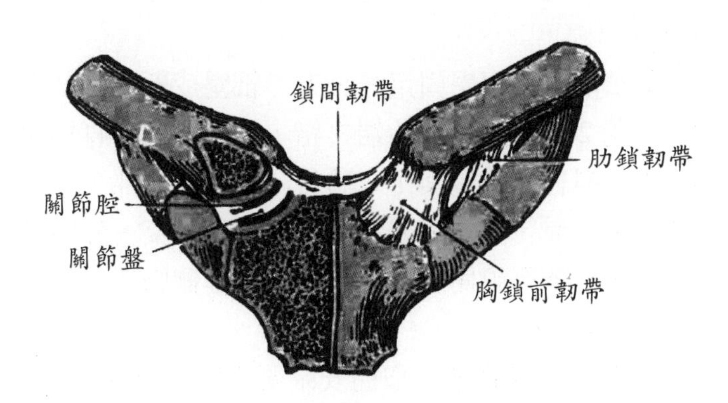

圖 5-9　胸鎖關節韌帶

【診斷要點】

1. 有急性外傷史。

2. 自覺胸痛，上肢活動時痛。

3. 檢查：胸鎖關節局部腫脹、隆起、壓痛，局部觸診有浮動感。

4. X 光攝片，有錯位可作診斷依據；亦有正常者。

【治療方法】

1. 冰療：用冰塊擦患處，每日 4～6 次。

2. 損傷速效止痛劑：每日塗患處 4～6 次。

3. 急性時仰臥位，背部墊一長方形墊，雙肩盡力向背伸仰臥床 2 週以上。

4. 傷後單上臂後伸固定 2～3 週。

5. 三角巾橫 8 字包紮固定 2～3 週。包紮時沿下法的路線固定。

胸鎖關節壓痛處固定一長方形紙墊或氈墊，其上墊一硬板。用 2 卷繃帶，起始端打結，連成一條，打結處置於硬板上。斜行開始包紮，一頭斜向對側側胸部，另一頭經患側上胸、肩、背與對頭在健側側胸部相交，分別沿前、後胸水平包紮至患側胸。沿原線返回健側胸部，開始第二次交叉返回原線。

6. 痛點封閉療法：取曲安奈德 2.5～5 毫克加 2%利多卡因 2 毫升，每週 1 次，或倍他米松 2.5～5 毫克加 0.5%布吡卡因 2 毫升，做最痛點封閉。封閉後致痛動作必須消失，否則重封閉。1～2 週 1 次，3 次為一療程。

胸鎖關節脫位

Articulatio Sternoclavicularis Dislocation

多因間接暴力作用於肩部，由第一肋骨為支點的槓桿作用，使肩部突然向後向下用力引起鎖骨內端向上向前突出，造成前或上脫位。亦可因暴力直接撞擊鎖骨內端，使其向後下造成後脫位而發生，但較為罕見。患病率為0.04%，常見於射擊（0.5%）、柔道（0.44%）、籃球（0.31%）等項目的運動員。

【診斷要點】

1. 有急性外傷史。
2. 自覺局部腫痛，肩活動局部受限。
3. 檢查：前脫位可見鎖骨內端向前突出及移位，觸診有鎖骨近端異常活動感。兩側胸鎖關節不對稱。後脫位觸診胸鎖關節部有空虛感，鎖骨近端移位於胸骨後側，可壓迫氣管、食道或縱隔血管，可出現呼吸或吞嚥困難及血循環受阻。

【治療方法】

1. 前脫位採用手法復位：患者仰臥位，助手先將患側上肢外展上伸位牽引，術者用拇指腹向下壓鎖骨近端，復位後胸前「8」字繃帶固定，交叉點放在胸鎖關節處。如不能維持復位，可用背部橫「8」字繃帶或石膏固定。
2. 後脫位採用患側上肢外展過伸位牽引，復位後用橫

「8」字繃帶固定；如手法復位不成功，可用巾鉗夾住鎖骨近端向前牽引復位，並以橫「8」字繃帶固定。胸鎖關節脫位，整復容易，維持困難，解除固定常留有部分脫位，對功能無妨。

3. 冰療：冰塊擦患處，每日 4～6 次。

4. 損傷速效止痛劑：每日塗患處 4～6 次。

5. 急性期取仰臥位，背部墊一長方形墊，雙肩盡力向背伸臥床 2 週。

6. 雙上臂盡力後伸固定 2～3 週。

7. 傷後單上臂後伸固定 2～3 週。

8. 三角巾包紮雙肩盡力背伸固定 2～3 週。

肩鎖關節損傷及扭傷
Acromioclavicular Articulation Injury and Sprain

肩鎖關節由肩峰內緣與鎖骨的外端構成。其周圍有關節囊和肩鎖韌帶（圖 5–10），並借助三角肌、斜方肌肌腱和堅強的喙鎖韌帶增加關節的穩定。本病多由直接暴力致肩峰部撞地引起，如跌倒、高處跌落等；間接暴力亦可引起該關節扭傷，如過度牽拉使肩胛骨向下、鎖骨遠端向上的吊環壓十字的動作等。患病率為 0.37%。常見於柔道（2.67%）、冰球（2.59%）、舉重（1.51%）、乒乓球（1.3%）、自行車（0.75%）、體操（0.74%）等項目的運動員。

【診斷要點】

1. 有急性外傷史。

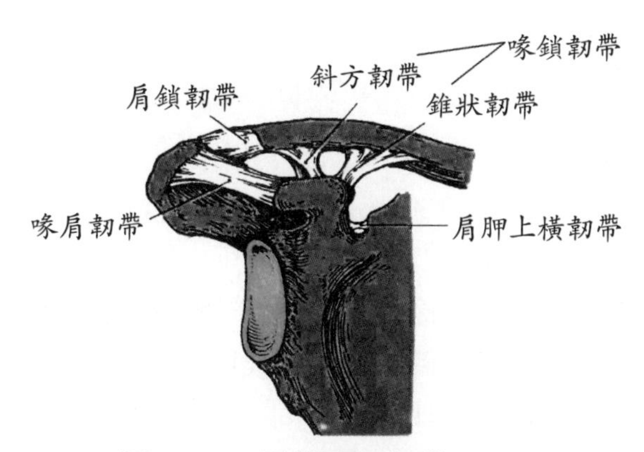

圖 5-10　肩鎖關節韌帶

2. 自覺肩痛，活動受限。

3. 檢查：肩峰局部有輕度腫脹、隆起、壓痛，肩鎖關節上下方有移動感。肩胛骨上提、下降和內收、外展時痛。

4. X 光顯示：肩鎖關節間隙比健側增寬。

【治療方法】

1. 冰療：用冰塊擦或敷患處，每日 4～6 次。

2. 損傷速效止痛劑：每日塗患處 4～6 次。

3. 患側手著實在健側肩部，肘關節緊靠在胸前固定 2～3 週。

4. 患者仰臥位，患側上肢前上舉，肘關節屈曲，平放在頭上面的床上，固定 2～3 週。

5. 痛點封閉療法：取曲安奈德 2.5～5 毫克，加 2%利多卡因 2 毫升，每週 1 次，或倍他米松 2.5～5 毫克加 0.5%布吡卡因 2 毫升，做肩鎖關節腔注射，1～2 週 1 次，3 次為一療程。

鎖骨骨折
Fracture of Clavicle

間接暴力或直接暴力均可造成鎖骨骨折（圖 5-11）。間接暴力多因跌倒時掌心觸地或肩部外側著地而造成鎖骨骨折。直接暴力作用於鎖骨上，可產生橫斷或粉碎性骨折。患病率為 0.06%，常見於自行車（1.14%）項目的運動員。

【診斷要點】

1. 有明顯外傷史。
2. 自覺肩部疼痛，活動肩時加重。
3. 檢查：局部腫脹畸形明顯，患者頭多向患側偏斜，下頜轉向健側，壓迫鎖骨疼痛明顯，伴有骨擦音。
4. X 光顯示：鎖骨骨折。

【治療方法】

1. 青枝骨折僅用三角懸吊；有移位的骨折用兩條三角巾橫 8 字捆綁或雙圈固定 1～2 週即可。
2. 骨折重疊移位或成角畸形者，患者仰臥位，背後墊高，術者一手壓住骨折近端向下、向前，另一手握住肘關節，先外展肱骨，再向上後伸，將遠端轉至近端後上，將患側手放在頭上位置 2 週。
3. 患者取坐位，用 0.5%布吡卡因或 2%利多卡因 4～6

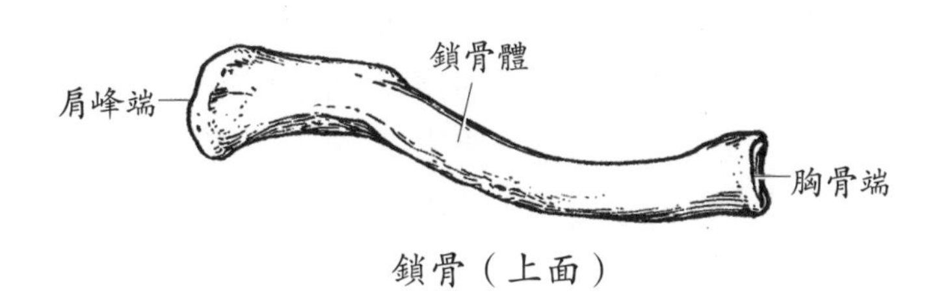

鎖骨（上面）

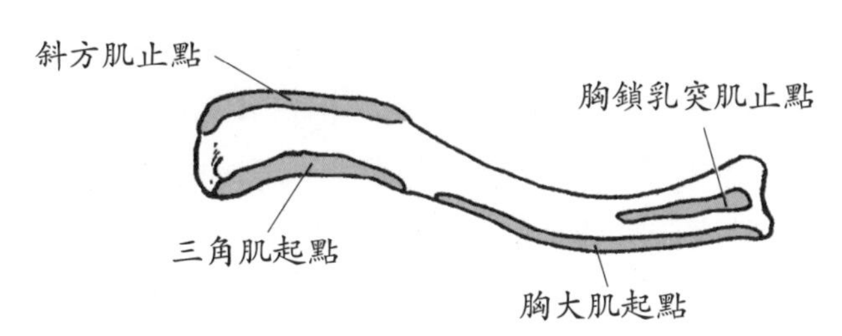

鎖骨（上面）肌肉附著點

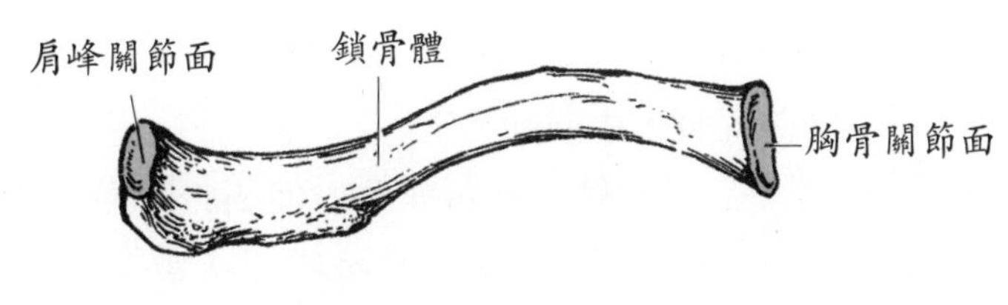

鎖骨（下面）

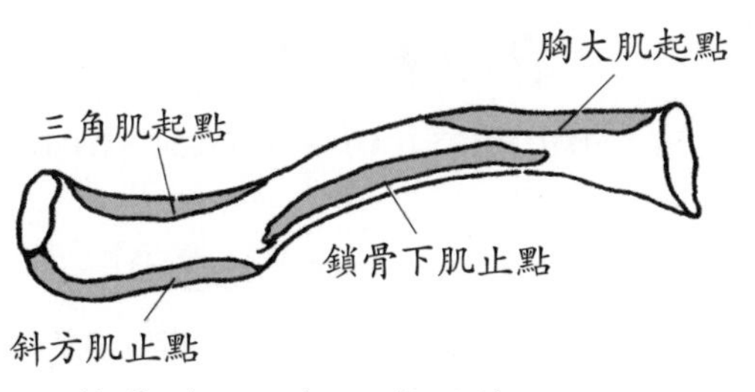

鎖骨（下面）肌肉附著點

圖 5-11　鎖骨和與之附著的肌腱的起止點

毫升注入骨折處。令患者雙手叉腰，患臂外展、外旋、後伸、挺胸。術者膝前頂於患者兩肩胛間，雙手把住兩肩的前外側，向背側徐徐搬拉。囑患者挺胸，後伸肩部，外旋上肢，亦可在骨折端提拉、按壓，直至骨折部畸形消失，雙側鎖骨等長為止。

4. 整復固定後平臥板床，肩胛間部墊高，迫使肩部後伸 1～2 週。

5. 損傷速效止痛劑塗患處，每日 4～6 次。

6. 手術整復內固定：鎖骨骨折合併神經血管壓迫症狀，畸形癒合影響功能和骨折不癒合者，運用髓內針固定術或鋼板固定術。大斜面骨折可用不銹鋼絲內固定術等。

【訓練安排與康復】

1. 採用治療方法 2 的患者，仰臥，背後墊起兩週以上，可活動肘、腕、手關節。

2. 自固定之日開始，練習握拳、伸屈肘關節，雙肩後伸、外展、上後伸上肢，每日逐漸增加次數至 400～600 次，可分組進行。

肩鎖關節脫位

Acromioclavicular Dislocation

肩鎖關節脫位為間接暴力或直接暴力所致。患病率為 0.09%，常見於柔道（0.88%）、自行車（0.75%）、射擊（0.5%）、足球（0.3%）等項目的運動員。

【診斷要點】

1. 有明顯外傷史。

2. 自覺肩痛、活動受限。

3. 檢查：肩鎖關節隆起、腫脹、壓痛，壓鎖骨肩峰端有浮動感。

4. 臨床分型

（1）半脫位：僅肩鎖關節囊和韌帶撕裂，鎖骨遠端向上移位，可以摸到高低不平的肩鎖關節，肩活動受限。X光檢查可作為確診依據。

（2）全脫位：肩鎖關節囊和韌帶及喙鎖韌帶均撕裂，鎖骨與肩峰完全分離，鎖骨肩峰端明顯向上翹起。

5. X光顯示：肩鎖關節間隙明顯增寬可作確診依據。

【治療方法】

1. 冰療：用冰塊擦或敷患處，每日4～6次。

2. 損傷速效止痛劑：每日塗患處4～6次。

3. 手法復位：患者端坐，助手站在患者健側，用布巾兜住傷側腋下向健側水平牽引。術者站在傷側，一手拇指按住鎖骨肩峰端，另一手握住傷側上肢的腕部向側上方向拔伸，同時將上肢先旋前，再旋後多次（有時可聽到關節彈響），至肩鎖復位止。在鎖骨肩峰端固定長方形紙墊及腋窩放置厚棉墊；用兩卷三開繃帶的起始端打一結，連成一條，其結置於紙墊上，從肩峰向前後側同時包紮繃帶至肘關節，反覆包紮固定2～4週。亦可用膠布按上述方法固定2～4週。

4. 石膏圍腰及壓迫帶固定法。用石膏先做好圍腰，前後各裝 3～5 公分寬鐵把手，石膏乾後用厚氈墊一塊，置於鎖骨遠端隆起處；另用寬 3～5 公分厚帶通過厚氈的上面，將帶的兩端繫於鐵把手上。適當用力拉緊厚帶，使之壓迫脫位復位。固定 2～4 週。

5. 患者仰臥位，患側上肢前上舉，肘關節屈曲，平放在頭頂上面的床上，放置 2～3 週。

6. 膠帶固定：患者取坐位，患側上肢側平放置桌或床上，肩峰端放置一棉花柱，用膠帶由頸根部至肘上固定，再由胸前至背後疊形固定 2～3 週。

肩過度外展綜合徵
Hyperabduction Syndrome of Shoulder

肩關節反覆用力過度外展可導致肩胛骨隨之旋轉、內收或外展（臂叢自喙突下面經過），受此暴力牽扯，臂叢下幹易造成微細損傷，而損傷長期累積可致本病。

【診斷要點】

1. 患者具有上臂過度外展發力史。

2. 自覺上肢酸軟、無力，手肌萎縮、第 4、5 指有麻感。

3. 檢查：上臂外展頭向患側屈時橈動脈搏動減弱或消失，症狀更明顯者麻木感加重。廷奈爾（Tinel）氏徵：神經損傷後，壓迫或輕叩損傷部位神經軸索部，在其分布區引起刺痛或蟻走感覺，表示損傷的神經再生，為陽性。重者出現手大、小魚際肌和骨間肌癱瘓（稱 Klumpke 氏型癱瘓），感覺障礙主要在正中、尺神經分布區，即前臂尺側和第 4、5 指皮膚上。

【治療方法】

1. 手法治療：患者取仰臥位，採用壓法、抖法、彈法、刮法、捏法治療喙突肌止裝置的損傷（末端病）。每日 1～2次，15 日為一療程。

2. 針刺療法：患者取仰臥位，喙突皮膚常規消毒，選注射針頭直刺喙突壓痛點，提插十餘次。每週 1～2 次，15 次為一療程。

3. 用保健拍拍打麻痹的正中和尺神經分布區 10～20 分鐘。每日 1～3 次，15 日為一療程。

【訓練安排與康復】

訓練後自我做治療方法 1 與 3。

肩關節脫位
Shoulder Dislocation

肩關節屬於球窩關節，活動範圍大而穩定性差，故較易脫位。前脫位多見，後脫位甚少。脫位治療不當可導致習慣性脫位。脫位後三週未能復位者，稱為陳舊性脫位。在運動創傷中，肩關節脫位僅次於肘關節脫位。

肩關節前脫位因間接暴力者多見，常見於跌倒、手撐地，肱骨幹極度外展、外旋位；用手掌支撐傳達暴力造成喙突下脫位；如外力繼續作用，成鎖骨下脫位；如強大暴力成胸腔內脫位，但極罕見。

另一種是以肩峰為支點，上肢過度外旋，過伸、外展，在槓桿作用下，先為盂下脫位，後滑至肩前部或喙突下脫位。直接暴力作用於肱骨頭後部，成肱骨頭向前脫位，較少見。

根據脫位後肱骨頭所在位置分為盂下脫位、喙突下脫位、鎖骨下脫位、胸腔內脫位幾種。患病率為 0.19%，常見於跳傘（1.90%）、皮划艇（1.02%）、曲棍球（0.83%）、武術（0.69%）、手球（0.68%）、足球（0.59%）、跳躍滑雪（0.5%）、擊劍（0.48%）、柔道（0.44%）、排球（0.41%）、體操（0.37%）等項目的運動員。

肩關節前脫位可合併肱骨大結節撕脫骨折，腋神經或臂叢神經的內束有時被牽拉或被肱骨頭壓迫。血管損傷者較少見，可合併岡上肌斷裂及肱骨外科頸骨折。

【診斷要點】

1. 有外傷史。
2. 自覺肩關節不敢動，伴有疼痛。
3. 檢查：外觀呈方肩，杜格斯徵陽性。
4. X 光片檢查可確定診斷及判斷有無合併骨折。

【治療方法】

新鮮肩關節脫位，多採用手法復位（復位後均需用三角巾懸吊胸前 2～3 週）。可於關節腔內注射 20 毫升 1%利多卡因或嗎啡和安定，臂叢麻醉、乙醚麻醉或不用麻醉。

1. 牽引手法整復：患者仰臥。一助手用寬布帶從腋下繞過胸背向健側牽引，另一助手用布帶經腋下向上向外牽引，術者用雙手握住患肢腕部向外旋轉並向下牽引、內收，3 人協同用力，即可復位。

2. Kocher 法：患者仰臥，助手用寬布帶繞過腋下向上牽引，術者握住肘部持續向下牽引 1～2 分鐘後將肩外旋，再逐漸內收內旋。如有彈跳感，大多已復位。

3. Hippicrates 法：患者仰臥，術者將與患側同側足跟向上蹬並外旋，用足跟推動肱骨頭，同時旋轉和內收上臂，肱骨頭即可復位。

4. Stimson 法（懸垂牽引法）：適用於老年體弱者，患者俯臥位，患臂垂直地面，腕部懸吊重錘。

5. 肩扛法：術者站立於患肩側，雙手握住上肢，肩抵住患者腋窩，突然將患者背起（術者腰向前屈體），肱骨頭即可復位。

6. 手術治療：肩關節前脫位合併血管、神經損傷、肱二頭肌長腱向後滑脫、肱骨外科頸骨折經手法整復失敗者，肩胛盂大塊撕脫骨折、大結節撕脫骨折、骨折塊卡在肱骨頭與關節盂之間，用螺絲釘固定骨折塊，同時修補縫合肌腱和撕裂的關節囊。

7. 損傷速效止痛劑：每日塗患處 4～6 次，擦冰或敷冰袋每日 4～6 次。

【訓練安排與康復】

1. 復位後開始練習腕和指關節的活動，24 小時後開始主動練習肩胛和旋轉肱骨頭幾次至數十次。每日 1～3 次。

一週後活動肘，兩週後活動肩。

2. 熱水浴，每次 20～30 分鐘，每日 1～3 次。

3. 平日應加強肩周圍和肩帶肌的力量訓練，保護肩關節穩定。

肩關節後脫位或上脫位
Posterior and Superior Dislocation of Shoulder Joint

極為少見。直接暴力打擊可使肱骨頭向後脫位，間接暴力作用亦可使肱骨頭強力過度內旋而向後脫位。肱骨頭從關節盂後緣撕裂脫位後，位於肩胛盂後、肩峰下或肩胛岡下，有時伴有後緣骨折及肱骨頭前內部壓縮性骨折。

【診斷要點】

臨床表現喙突異常突出，肩前顯示塌陷扁平，肩胛岡下部可摸到突出的肱骨頭。X 光片可明確診斷。

【治療方法】

治療比較簡單但復位後維持固定困難。一般採用前脫位的牽引手法整復，不同者是應保持外旋位固定，用肩人字石膏或支具固定上臂於外展、後伸和外旋位。1～2 週後可練習主動活動。

肩關節上脫位罕見，肱骨頭移位於肩峰前面復位比較容易，只用一手向下牽拉，另一手拇指把肱骨頭向下向後推即可。用三角巾懸吊胸前 2～3 週。

【訓練安排與康復】

參見肩關節脫位（441 頁）。

肱骨外科頸骨折
Fracture of Surgical Neck of Humerus

常見的骨折之一，占肩部損傷的 22%。其中 20 歲以下青少年占 54%，男多於女；50 歲以上者占 27%，女多於男。肱骨外科頸位於解剖頸下 2～3 公分處，為骨幹堅質骨向骨端鬆質骨移行部位，骨折機會多，故有肱骨外科頸之稱。

本病由間接暴力所致。如跌倒時上臂伸直位或屈肘 90° 位，掌心或肘部著地時，暴力經肘關節傳導至肱骨幹，再傳導到肱骨外科頸部而發生外科頸或解剖頸骨折，造成肱骨頭骨骺分離。因上肢所處體位及暴力來自的角度不同，骨折可產生不同類型的移位。直接暴力損傷者較少見。

【診斷要點】

1. 有明顯的外傷史。

2. 自覺肩痛、腫脹、活動失靈。

3. 檢查：從正面看，肱骨上端頭、幹之間有一自然內傾角，一般為 130°～140°，頭幹角過大，可致肱骨外翻，頭幹角過小，可致肱骨內翻。從側面看，肱骨上端亦有一後傾角，一般為 15°～20°。肩腫脹、明顯血腫，於大結節下部有明顯壓痛。

4. X 光顯示：肱骨頸有透明帶、畸形，可作確診依據。肱骨頭頸軸位（腋窩或穿胸位）可作肱骨頭有無旋轉、嵌插、前後移位重疊畸形。

5. 臨床分型

裂紋骨折：因間接暴力所致。多見於兒童青枝骨折，症狀不明顯，易漏診。X 光骨膜橫行裂紋。間接暴力損傷多見於成年人，是一種骨膜下無移位的大結節骨折合併肱骨頸骨折。其骨折多嵌插無移位。

外展骨折：因間接暴力所致。骨折近端的肱骨頭內收，遠端肱骨幹外展，骨折遠段斷端外側的骨皮質嵌插於骨折近段斷端的內側或遠近兩斷端重疊移位，遠段斷端位於近段斷端的內側，向內成角畸形。

內收骨折：較為少見，多由間接暴力所致。骨折近段的肱骨頭外展，遠段肱骨幹內收，內收的骨幹上端與骨折近段嵌插或重疊移位於骨折近端的外側，向外成角畸形。

【治療方法】

1. 對無移位的裂紋骨折或嵌插骨折不需要特殊處理，用三角巾懸吊傷肢一週後即可開始活動。

2. 手法整復：用 0.5%布吡卡因 15～20 毫升，注入骨折局部血腫內。一助手用布帶繞過腋下向上拉肩部，患肘屈至 90°，前臂置於中立位。另一助手雙手握住肘部，沿肱骨縱軸向下牽引（外展型，先外展牽引；內收型先內收牽引，先糾正重疊及嵌插移位，然後再進行整復。否則易引起肱骨頭旋轉）。

外展骨折：術者雙手握骨折部位，兩拇指按於骨折近段的外側，其餘四指環抱遠端的內側，兩助手做對抗牽引，將嵌插的骨折斷端分離或重疊移位完全拉開後，再將骨折遠端向外牽拉，第二助手同時在牽引下內收肘部即可復位。

內收骨折：術者雙手拇指按住骨折部位，將骨折遠段近端向內推，其他四指拉骨折遠段向外，助手在牽引下外展肘部，一般骨折即可復位。用夾板臨時固定。

整復後仍有兩斷端的一側皮質嵌插和肱骨頭旋轉或向前成角畸形，應進一步矯正。術者立於患肢外側，雙手拇指置於骨折部前面，其餘四指環抱於上臂背側，在牽引下握持前臂的助手徐徐前屈肩關節，術者用兩拇指用力向後擠按骨折部，矯正骨折向前成角畸形。

如成角畸形過大，上述手法仍不能將畸形矯正時，可用以下手法：

術者立於患者的前外側，兩拇指置於骨折遠段後側，其餘四指環抱肩前側，相當骨折成角部，在牽引下待握前臂的助手將前臂屈曲上舉過頂。此時，兩拇指壓住骨折遠段向前推擠，其餘四指由前側擠壓成角部，如感到骨擦音，骨折斷端相互抵觸，則表示成角畸形矯正，骨折正確復位。

固定：在助手維持牽引下，術者一手捏住骨折部保持復位，一手將棉墊 3～4 塊放置於骨折附近及上臂的周圍，然後以繃帶纏繞 4～5 週，用膠布固定。將帶有蘑菇頭的短板置於內側：內收型將蘑菇頭放在肱骨內上髁的上部，外展型將蘑菇頭頂住腋窩部。3 塊長板分別放置於上臂前、後、外側三面，有向前成角者，在前夾板下相當成角處放一平墊。對內收型在外側夾板下相當骨折處放一平墊。先用三條布帶將骨幹部夾板捆緊，然後用長布帶穿過 3 塊超關節板頂部的布帶環，每穿一環做一結，做環狀結紮。將餘帶套上棉墊捲，繞過對側腋下打結，以免壓迫腋窩下皮膚。術者一手捏住夾板上端，一手掌沿肱骨縱軸由肘向上輕輕扣擊，使骨折端緊密嵌插。

【訓練安排與康復】

1. 術後即鼓勵患者握拳，使上肢肌肉緊張，每日 1000 次以上，可分組進行。

2. 第一週內小範圍活動肩關節，先前、後、左、右，每小時活動一次，每次活動 10～20 個動作。亦可練習屈伸指、腕、肘關節。

3. 第 2～3 週慢慢托肘向前上屈，以無明顯疼痛為準，每 1～2 小時活動一次，每次活動 10～30 個動作。

4. 第 3～4 週解除固定，在力所能及的情況下，練習肩部各方位，每 2～4 小時活動一次，逐漸達到每個方位活動 100 餘次，可分組進行。

肩關節周圍炎

Periarthritis of shoulder

肩關節周圍炎簡稱肩周炎，又名五十肩、四十肩等。此症是由於肩關節周圍軟組織病變而引起肩關節疼痛和活動受限，故稱凍結肩、冰凍肩、肩凝症等。多發於 40 歲以上中老年人。

病因雖不明，但有如下幾種說法：

1. 多由反覆多次微細損傷積累而成；

2. 為一次急性肩關節損傷的後遺症；

3. 因老年體衰、氣血虛損、營養失調、風寒濕邪侵襲積久筋凝氣聚於肩部而成；

4. 由肩關節運動不足，關節囊粘連所致（肩關節碘油造影證實）；

5. Codman（1934 年）認為岡上、下肌腱炎為其主要致病原因；

6. Lippman 等人（1943 年）認為係由肱二頭肌長頭腱鞘炎引起；

7. 凍結肩，特徵為緩慢發作，自覺三角肌附著點周圍疼痛，不能向患側臥，抬臂和外旋時疼痛，而 X 光顯示正常。Lundberg（1969 年）將凍結肩分為原發性和繼發性兩種。前者是纖維化和纖維組織形成，為隱匿性發作。其組織形態學與 Dupuytren's（杜普依特倫氏）痙攣者相似或纖維瘤病一樣，主要異常是旋肌間隔和前關節囊及喙肱韌帶的增厚和痙攣（纖維母細胞和肌纖維母細胞）。因後者為肩周圍軟組織損傷、骨折、脫位、關節炎、偏癱或任何其他已知原因而引起。

8. Depalma（1973年）發現該病以肱二頭肌長頭腱病為主，男女比例為 1：5：1。雙側同時發病者為 20%，左、右單側發病者各為 40%。慢性發病者為 86.5%，外傷引起者為 13.5%。

【診斷要點】

1. 有慢性病史。

2. 自覺肩痛可放射到手，夜間疼痛加重占 22.6%，影響睡眠。穿袖、梳頭、提褲、穿鞋、手摸背均痛。

3. 檢查：喙突，肩峰下，三角肌止點，三角肌前、中、後束，肱二頭肌長頭腱部等處有壓痛。肩部活動，前上舉受限占 74.2%，後伸內旋受限占 72.3%。早期可有少許肩內、外旋受限（小於 45°），疼痛加重時，活動更加受限，肩活動範圍逐漸縮小。重症者肩胛活動亦受限。

4. 肩關節造影：關節腔容積縮小，關節囊下部皺褶消失，肩峰下滑囊充盈。

【治療方法】

1. 手法治療不僅能減輕疼痛，而且有利於增加肩關節活動範圍。

（1）患者取低坐位，患肩盡力外展平放在桌或床上。術者採用全手壓法，以有痛感為度，重複 200～400 次。每日 1～3 次，15 天為一療程。

（2）患者取仰臥位，術者用掌根壓喙突，以有痛感為度，重複操作 200～400 次。每日 1～3 次，15 天為一療程。

（3）患者取仰臥位，術者採用揉捏、壓法、彈撥法、抖法將二頭肌和前臂屈肌總腱放鬆，提高手摸背的功能。

（4）患者取側臥位，健側肩在下，術者採用上述手法，將大、小圓肌放鬆，可提高手摸背的功能。

（5）患者取側臥位，健側肩在上，術者採用上述手法，將大、小菱形肌放鬆，可提高肩胛骨的活動範圍。

2. 在臂叢高位或關節內麻醉下，患者俯臥位，肘屈曲 90°，上臂前上舉，盡力內收。先壓肩 10 餘分鐘後，術者一手托肘，另一手壓肩突然用力，當聽到撕裂音響時立即停止。患者亦可坐位，上臂前平舉，術者用肩向上扛患者肱骨，同時雙手抱住患肩上部，用力向下壓，當聽到撕裂音響時立即停止。

3. 封閉療法：肩周圍壓痛部位，採用曲安奈德 5～10 毫克加 0.5%利多卡因 10 毫升，每週 1 次，或倍他米松 5 毫克加 0.5%布吡卡因 10 毫升局部封閉，1～2 週 1 次，3 次為一療程。

4. 凍結肩關節腔注射：肩關節前面注射，令患者上臂外展外旋，屈肘，於肱骨小結節與喙突連線之中點，三角肌前緣，向後內側刺入；側面注射，令患者健側臥或坐位，從肩峰與肱骨頭最突出部位之間，經三角肌向下斜行刺入；後面注射，健側臥位，上臂輕度外展、內旋，於肩峰下緣垂直刺入。用藥為曲安奈德 10～20 毫克或倍他米松 5 毫克加入 0.5%利多卡因或 0.5%布吡卡因 20～25 毫升。

5. 喙肱韌帶切除鬆解術：自鎖骨下緣至喙突的正下方，切開 5 公分的斜行皮膚皺褶切口，沿纖維走行方向分離三角肌，暴露並清理喙肩韌帶。該韌帶雖正常，但切斷它可暴露喙肱韌帶——用電燒術切除喙肱韌帶和旋肌間隔區，關閉傷口，只做皮下縫合。

6. 肩關節鏡下鬆解術。

【訓練安排與康復】

1. 前壓肩練習：患者雙上肢盡力前上舉，雙手附在牆上，頭盡力前屈，恢復到中立位，重複做 200～400 次，可分組進行。每日 1～3 次。

2. 側壓肩練習：患側手心向外，上肢盡力側上舉，手扶在牆上，下蹲，同時身體向牆靠，然後恢復原位置，重複做200～400 次，可分組進行。每日 1～3 次。

3. 推肘練習：患肢手放在對側肩上，另一手握住患側肘關節，用力向上後方推，然後恢復原位置，重複做200～400 次，可分組進行。每日 1～3 次。

4. 後伸內旋練習：患肢後伸，盡力內旋，健手握患肢的腕上部，用力向上托前臂。重複練習 200～400 次。每日1～3 次。

5. 屈肘外旋練習：患肢肘關節屈曲近 90°。以肘為支點，立在桌上或床上，用健手握住患側的腕部，用力向外後推，以有痛感為度。200～400 次，可分組進行。每日1～3 次。

6. 俯臥擺肩：患肩放在床邊外面，用力前後左右擺動上肢，或肩關節回旋運動 200～400 次，可分組練習。每日1～3 次。

7. 患肩外展 135°外旋，手心向上，停止不動 1～3 分鐘。重複 2～3 次。每日 1～3 次。

8. 凡因頸肩部曾受外傷或 40 歲以上者，每日或每週進行一次轉肩練習。如肩關節機能稍有下降，早日求治，並進行前述肩部的體育療法。

轉肩練習方法：雙腳分開與肩等寬，雙手握住一繩索，雙上肢前上舉，繩索經頭上至背後，肩部旋轉近一週，恢復原位置。重複練習 30 次。測量法：以公分計算轉肩時兩手間繩索繃緊時的長度。

9. 凡頸肩部曾受外傷或 40 歲以上者，時常自我進行雙上肢後伸，前臂屈曲，肘內旋試驗（即手摸背），如肩關節機能兩側不等，低側為患病早期，早日求治，並進行前述肩部的體育療法。

大圓肌損傷

Musculus Teres Major Injury

大圓肌起於肩胛骨下角腋緣的後面，止於肱骨小結節嵴（圖 5–12）。其功能為內收、內旋上臂。因長期反覆內收、內旋上臂所造成的疲勞及微細損傷的不斷積累可導致大圓肌損傷。患病率為 0.47%。常見於棒球（4.42%）、擊劍（2.41%）、手球（2.03%）、拳擊（1.41%）、散打（1.16%）、古典式摔跤（1.14%）等項目的運動員。

【診斷要點】

1. 有長期反覆內收、內旋上臂活動史。

2. 自覺背部不適或疼痛。揮拍扣殺發力時無力或疼痛。

3. 檢查：肩胛骨下角腋緣後面或腋下三邊孔和四邊孔處壓痛；觸診可感到僵硬，或摸到條索、硬塊和痙攣等。令患肢手背盡量放置於背後高點，術者壓迫肘關

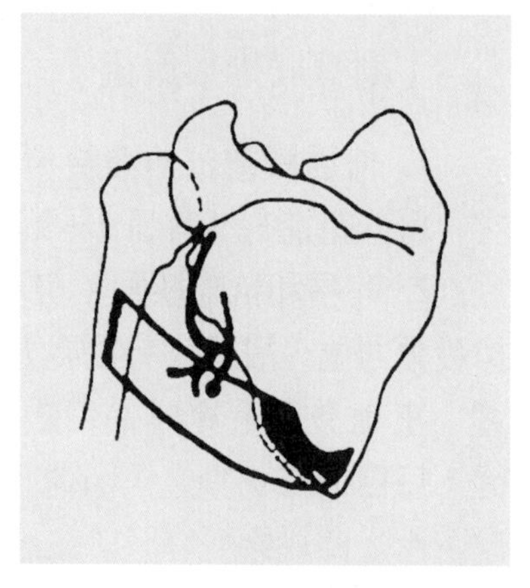

圖 5–12　大圓肌肩胛下神經

節內旋有疼痛者為伸展痛陽性；同時令患肢抗阻，有疼痛者稱外旋抗阻痛陽性；同時壓迫大圓肌有壓痛者為緊壓痛陽性；患肢放鬆無壓痛或壓痛減輕者稱鬆壓痛陰性（圖 5-13）。

【治療方法】

1. 手法治療：可單獨或交替使用揉法、壓法、彈法、撥法、搓法等將大圓肌放鬆；若肩胛下角有壓痛，應以掐法、壓法、揉法等施治 200～400 次，以有酸痛感為度。每日 1～2 次，15 日為一療程。

2. 薰蒸療法：每次 20 分鐘，每日 1～2 次，15 日為一療程。

3. 踩療法：患者俯臥位，術者用腳掌踩大圓肌 200～400 次，以有酸痛感為度。每日 1～2 次，15 日為一療程。

4. 中、低頻干擾、直流電離子透入、超聲、微波、神燈：任選 1～2 種，每日 1～2 次，15 日為一療程。

【訓練安排與康復】

1. 伸展練習：伸懶腰，上肢反覆做後振練習 50～200 次，可分組進行。每日 1～2 次。

2. 等長和抗阻練習：患肢手握抗阻力繩，放置在揮拍扣殺發力位，盡最大努力發力，靜止 1～3 分鐘，可反覆練習。主動發力重複揮拍扣殺動作 100～200 次，可分組進行，每日 1～3 次。

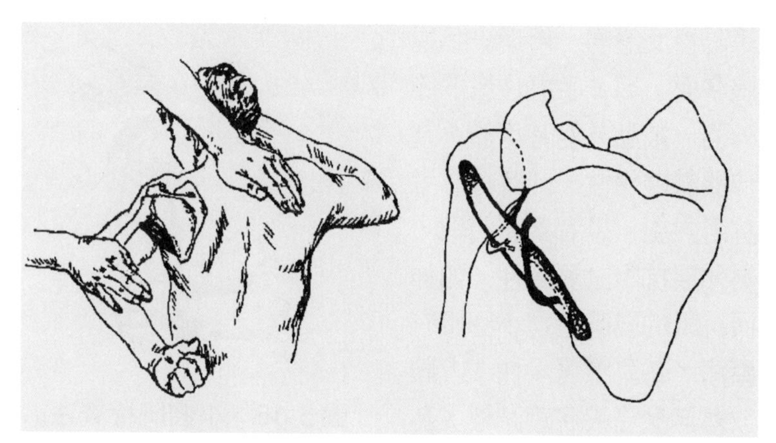

圖 5-13 大圓肌檢查法　　圖 5-14 小圓肌腋神經後支

小圓肌損傷
Musculus Teres Minor Injury

小圓肌起於肩胛腋緣中 1 / 3 處，止於肱骨大結節最下小面上（圖 5-14）。其功能為外旋及內收上臂。長期反覆外旋和內收上臂所造成的疲勞及微細損傷的不斷積累可導致小圓肌損傷。患病率為 0.38%。常見於棒球（4.42%）、擊劍（1.94%）、壘球（1.82%）、拳擊（1.41%）、羽毛球（1.38%）、冰球（0.86%）等項目的運動員。

【診斷要點】

1. 有長期反覆外旋及內收上臂活動史。
2. 自覺背部不適或疼痛。揮臂扣殺揚起疼痛或無力。
3. 檢查：觸診可感到僵硬，或摸到條索、硬塊、痙攣等陽性反應物。術者一手握腕掌面，另一手握住肘關節外側，被動外旋時疼痛，為伸展試驗陽性。同時令患者抗阻內旋，患者疼痛明顯，為伸展抗阻試驗陽性。如伸展抗阻的同時壓迫小圓肌有壓痛，為緊壓痛陽性；上肢放鬆無壓痛或痛感減輕，為鬆壓痛陰性（圖 5-15）。

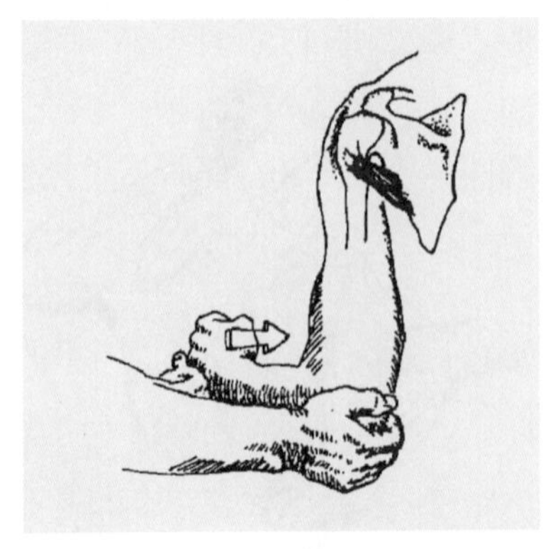

圖 5-15 小圓肌檢查法

【治療方法】

參見大圓肌損傷（452 頁）。

【訓練安排與康復】

1. 伸展練習：患側上臂外展 90°，前臂下垂極度內翻，主動或被動內翻 20～40 次。每日 1～3 次。

2. 等長和抗阻練習：患肢手放置在背後至高點，主動用力外翻 1～3 分鐘，反覆做 50～200 次。可分組進行，每日 1～3 組。

肱三頭肌骨化性肌炎

Triceps Brachii Ossifying Myositis

病因不清，可能與常染色體顯性遺傳有關。常見於兒童或青年。可累及腱膜、肌腱、肌肉周圍結締組織及肌肉本身。因運動而直接或間接損傷肘關節、肌肉，引起關節、肌肉斷裂、出血、血腫，可導致骨化性肌炎。常見於體操、擊劍、投擲等項目的運動員。

【診斷要點】

1. 具有明顯外傷史。

2. 自覺關節活動受限，腫脹處常伴有觸痛。

3. 檢查：肱骨下段腫脹、壓痛、肘關節強直，屈、伸受限。

4. X 光檢查：在腫脹肌肉處顯示羽毛狀鈣化或不規則鈣化影，外傷處結締組織內顯現厚層斑點鈣化。

【治療方法】

1. 熱水浴：每 8 小時水浴 30 分鐘，水溫保持在 39～42℃。浴後被動伸、屈肘關節每組 400～600 次，每日 3 組，15 日為一療程。

2. 傷後一週早期活動關節：伸受限經常練習提重物或懸吊肢體；屈受限時用健側手幫助被動屈曲至最大限度，然後靜止 1～3 分鐘。每日 4～6 次，15 日為一療程。

3. 手術治療：切除骨化病灶，鬆解粘連，術後早期活動。

【訓練安排與康復】

1. 同治療方法 2。

2. 關節損傷後固定一週後開始活動，練習屈、伸，每 8 小時活動 1 次，每次屈伸 30～100 次，活動後再固定。

肱骨外髁炎（網球肘）
External Humeral Epicondylitis

腕背伸活動過度，可引起腕伸肌總腱及附麗區損傷，損傷不斷積累可導致本病。患病率為 0.16%。常見於網球（1.87%）、古典式摔跤（1.14%）、乒乓球（0.97%）、射箭（0.9%）、技巧（0.81%）、航模（0.67%）、賽艇（0.65%）等項目的運動員。

【診斷要點】

1. 有腕背伸活動過度負荷史，無明顯外傷史，呈慢性發病過程。

2. 自覺提東西、釣魚收竿、反手擊球（乒乓球、羽毛球、網球）時疼痛。早期發力時痛，如擰毛巾痛。逐漸發展成持續性疼痛，甚至夜間疼痛影響睡眠，嚴重者可出現突然失力，持物墜落現象。

3. 檢查

（1）肱骨外髁壓痛（末端病）：沿腕伸肌總腱近端 1 / 3 段可摸到腫脹（增厚）、凹陷、僵硬、條索、表面高低不平，壓之酸痛。腕伸肌鬆壓痛試驗陽性，為肱骨外髁末端病。相反為腕伸肌緊壓痛試驗陽性，為腕伸肌腱腱病。

（2）Mill 氏試驗：患側手半握拳，肘關節稍屈曲後，前臂突然旋前，再伸直時如肘外側出現疼痛為陽性。

（3）伸腕抗阻試驗：患側腕關節盡力掌屈，術者阻止背伸，如肱骨外上髁出現疼痛為陽性。手握重物，突然端起來，如肱骨外上髁出現疼痛為端物試驗陽性。

4. 痛點封閉後，活動痛消失，可做確診依據。

【治療方法】

1. 患者取坐位或仰臥位，患肘屈曲或伸直位，掌心向下平放在桌子、床或大腿上，用健側手掌根壓法、拳壓法，在肱骨外髁和前臂近端 1 / 3 處壓 200～400 次。每日 1～2 次，15 日為一療程。

2. 患者取仰臥位，患肢稍屈，手掌向下平放在床上，術者用足心反覆踩前臂近端 1 / 3 處 200～400 次，以有痛感為度。每日 1～2 次，15 日為一療程。

3. 拍打療法：患肘姿勢同上，用健側手握拳或持保健拍，反覆扣擊前臂近 1 / 3 橈側 200～400 次，以有疼痛感為度。每日 1～2 次，15 日為一療程。

4. 針刺療法：肱骨外髁皮膚常規消毒，用一次性的 7 或 8 號針頭直刺痛點，提插十餘次，以感覺發酸為度。1～2 日1 次，3 次為一療程。

5. 封閉療法：找準最痛點處皮膚常規消毒，用曲安奈德 25～5 毫克，加 2%利多卡因 2 毫升，針口向下刺入骨組織，推藥較困難為佳。封閉後重複致痛動作，疼痛應消失，否則重做。每週 1 次，3 次為一療程。

6. 小針刀鬆解術：肱骨外髁皮膚常規消毒，先進行痛點封閉。由封閉的原針孔進刀，順肌纖維方向鬆解 2～3 刀，緊貼腱止點橫行刮末端 2～3 刀，取針貼上創可貼。每週 1 次，3 次為一療程。

7. 久治不癒者，可行 MRI 檢查，顯示肌腱水腫、肥厚或關節囊破裂。近期日本報導可於關節鏡下清理切除變性組織肌腱，伸肌腱表面清理和外上髁鑽孔，激活修復機制。

【訓練安排與康復】

訓練時可參照表 5-1 進行，同時介紹兩種具體方法。

1. 伸肌拉長練習：肘關節屈曲 90°，腕關節盡力掌屈前旋練習 200～400 次，可分組進行。

2. 拍打伸肌群近 1 / 3 段，以有酸痛感為度，每組做 200～400 次，每日 3 組。

表 5-1　病情分類與訓練安排

分度	壓痛	被動伸展	伸展抗阻	靜止	訓練安排	
					運動量	致痛動作
Ⅰ	+	–	–	–	正常	
Ⅱ	+	+	–	–	正常	減少 50%以下
Ⅲ	+	+	+	–	邊練邊治	減少 50%以上
Ⅳ	+	+	+	+	以治為主	停訓

肱骨內上髁炎（標槍肘、礦工肘）
Medialis Humeral Epicondylitis

腕屈曲活動過度，可引起腕屈肌總腱及附麗區損傷，這些微細損傷經長時間積累可致本病。患病率為 0.19%。常見於體操（1.48%）、水球（1.35%）、古典式摔跤

（1.14%）、舉重（1.13%）、網球（0.93%）、棒球（0.88%）、技巧（0.81%）、田徑（0.12%）等項目的運動員。

【診斷要點】

1. 有腕屈曲活動過度負荷史。

2. 自覺擲標槍、高發球和扣殺球時疼痛。

3. 檢查：肱骨內髁指壓痛（末端病），觸診沿腕屈肌總腱近端 1 / 3 段可感到僵硬，摸到條索，壓之酸痛。腕屈肌緊張壓痛輕，鬆弛壓痛明顯，為腕屈肌鬆壓痛試驗陽性，稱肱骨內髁末端病。腕屈肌緊壓痛試驗陽性，為屈肌總腱腱病。

4. 痛點封閉後，活動疼痛減輕或消失，可作確診依據。

【治療方法】

1. 手法治療：取坐位，手心向上平放在桌或床上。另一手用掌根壓法、拳壓法反覆壓前臂近 1 / 3 段內側每組 200～400 次，每日 1～2 組，15 次為一療程。

2. 踩療：患者取俯臥位，患側上肢肘關節稍屈曲，平放在身體旁邊，術者用足心反覆踩前臂的近端 1 / 3 處 200～400 次，以有酸痛感為度。每日 1～2 次，15 日為一療程。

3. 針刺療法：肱骨外髁皮膚常規消毒，用一次性的 7 或 8 號針頭直刺痛點，提插十餘次。每週 1～2 次，3 次為一療程。

4. 痛點封閉療法：找準最痛點皮膚常規消毒，用曲安奈德 2.5～5 毫克加 2%利多卡因 2 毫升，針口向下刺入骨組織，推藥較困難為佳。封閉後重複致痛動作，以痛感消失為準，否則重做。每週 1 次，3 次為一療程。

5. 針刀鬆解術：肱骨外髁皮膚常規消毒，先進行痛點封閉。由封閉的原針孔進刀，順肌纖維方向鬆解 2～3 刀，緊貼腱止點橫行刮末端 2～3 刀，取針貼上創可貼。每週 1 次，3 次為一療程。

【訓練安排與康復】

詳見表 5-2。

表 5-2　病情分類與訓練安排

分度	壓痛	被動伸展	伸展抗阻	靜止	訓練安排	
					運動量	致痛動作
Ⅰ	+	–	–	–	正常	
Ⅱ	+	+	–	–	正常	減少 50%以下
Ⅲ	+	+	+	–	邊練邊治	減少 50%以上
Ⅳ	+	+	+	+	以治為主	停訓

肘關節內側韌帶損傷與斷裂
Medial Iigament of Elbow Joint Injury

肘關節內側有尺側副韌帶，起自肱骨內上髁下，至尺骨半月切跡下方分為前後兩束；橈側副韌帶起自肱骨外上

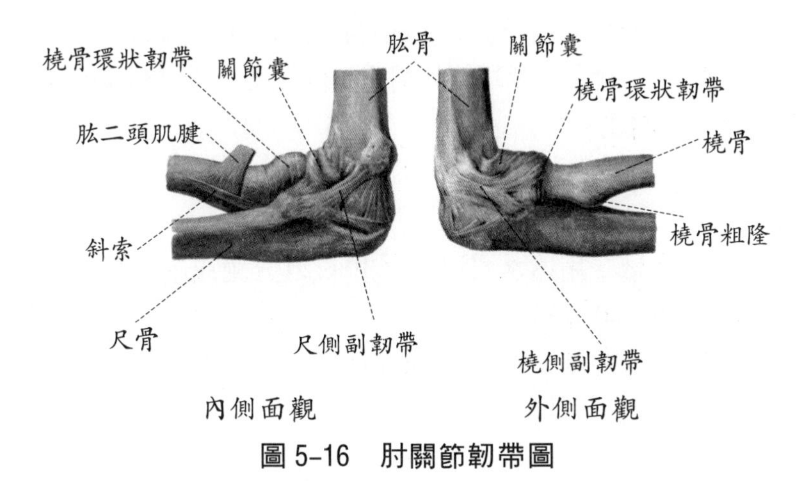

圖 5–16　肘關節韌帶圖

髁下，分為前後兩束，放散狀圍繞橈骨小頭，附著於環狀韌帶上（圖 5–16）。這些韌帶可防止肘關節過度內收或外展。

本病因肘關節被動外翻、過伸致傷，多因傳達暴力所致。患病率為 0.09%，常見於飛躍跳雪（2.22%）、水球（1.35%）、自由摔跤（1.06%）、柔道（0.44%）、舉重（0.38%）、體操（0.37%）等項目的運動員。

【診斷要點】

1. 有明顯外傷史。

2. 自覺肘關節內側疼痛、腫脹。

3. 檢查：肘關節內側腫脹，瘀血，壓痛。內側關節失穩，側搬時有開口感，外翻角度比健側加大。肘關節伸直位時，被動外翻肘關節，疼痛者為陽性，為肘關節內側副韌帶前束損傷或斷裂；肘關節屈曲 90°時，被動外翻前臂時痛者為陽性，為肘關節內側副韌帶後束損傷或斷裂。

4. X 光檢查：肘關節外翻前後位片顯示，尺側關節間隙比健側增寬。

【治療方法】

1. 冰敷：用冰水浸泡患肘 10～20 分鐘或用冰塊擦患處周圍 10～20 分鐘。

2. 手法整復：患者肘關節伸直位，一助手握住上臂，另一助手握住前臂做對抗牽引 3～5 次。術者在牽引下捋順損傷部，由近、遠端向中心捋順，最後令患者屈伸肘關節數次，加壓包紮固定。

3. 損傷速效止痛劑每日塗患處 4～6 次。藥乾後用膠布做環形固定，夜間可去掉固定。

4. 熱水浴：傷後 24 小時開始熱水浴 20～30 分鐘，每日 1～3 次。浴後主動屈伸肘關節數次。

5. 沖洗與封閉療法：如肘關節囊有破裂，關節腔有積血，應採用 0.5%普魯卡因或利多卡因沖洗關節至無血為止。後注入強的松龍 12.5 毫克或曲安奈德 10 毫克。每週 1 次，3 次為一療程。當痛局限時可用 1%利多卡因 1～2 毫升加強的松龍12.5 毫克或曲安奈德 2.5～5 毫克做加 0.5%布吡卡因 1～2 毫升痛點封閉，每週 1 次，3 次為一療程。

【訓練安排與康復】

1. 主動屈伸肘關節練習：患者傷後主動屈伸肘關節 20～30 次，每日 1～3 次。如練習時達不到正常功能角度時，先熱水浴後自己被動屈曲或伸直。靜力練習，以有痛感為度，然後靜止 1～15 分鐘，每日 3～6 次。

2. 站立位至俯臥撐位靜力支撐：患者面向肋木或牆取站立位，雙上肢伸直支撐於牆上或地面上，靜止不動 1～3 分鐘。俯臥撐位同此，只是體位不同。

3. 腕肘關節抗阻屈伸練習：患者體位同 2，做肘關節屈伸練習，即站立位身體前傾，俯臥位練習肘關節屈伸練習。每組 60～90 次，每日 3～6 組。

肘關節周圍滑囊
Elbow Joint Bursa

1. 肱二頭肌橈骨囊：位於肱二頭肌腱止點與橈骨粗隆之間。

2. 尺骨頭腱內囊（鷹嘴腱內囊）：位於肱三頭肌腱止點內。

3. 尺骨頭腱下囊（鷹嘴腱下囊）：位於肱三頭肌腱止點與尺骨頭之間。

4. 尺骨頭皮下囊（鷹嘴皮下囊）：位於尺骨頭的前臂筋膜與皮膚之間。

5. 外上髁皮下囊：位於外上髁的前臂筋膜與皮膚之間。

6. 內上髁皮下囊：位於內上髁的前臂筋膜與皮膚之間。

7. 骨間肘囊：位於尺橈骨近端之間。

以上滑囊的具體位置，可見圖 5–17。

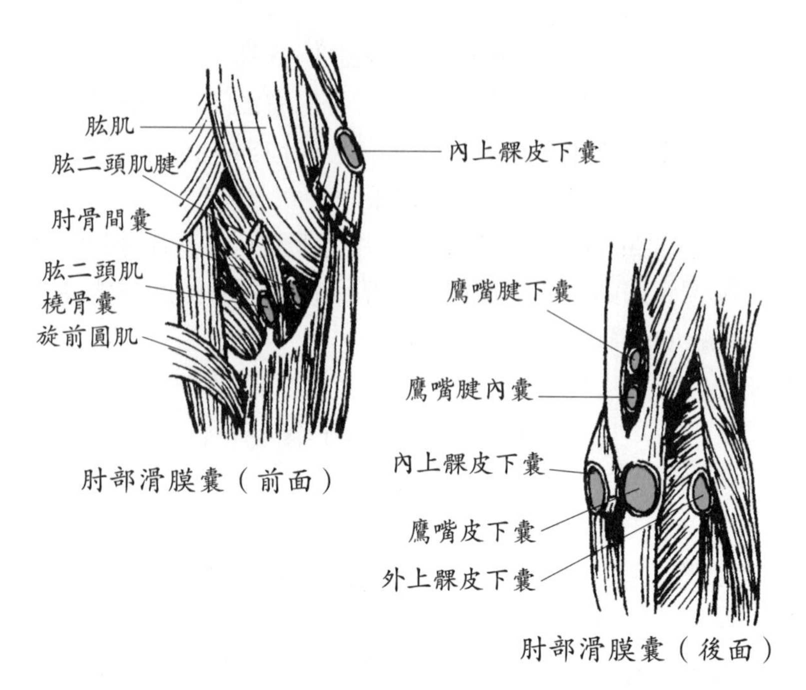

肘部滑膜囊（前面）

肘部滑膜囊（後面）

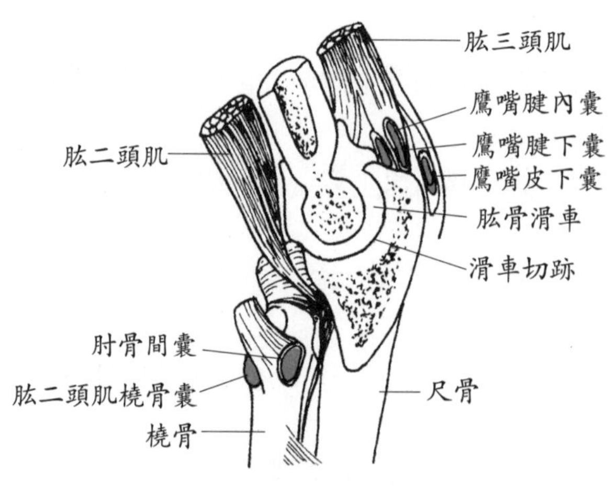

肘關節矢狀切面的滑膜囊

圖 5-17　肘部滑囊

肘關節脫位
Dislocation of Elbow Joint

人在跌倒時，肘關節伸直，前臂旋後位置掌心撐地所發生的傳達暴力，使肘關節過度後伸或鷹嘴突尖端突然衝擊肱骨下端的鷹嘴窩而發生槓桿作用，使肱肌和肘關節囊的前壁被撕裂，造成肘關節後脫位。患病率為0.10%，常見於現代五項（1.75%）、網球（0.93%）、技巧（0.81%）、手球（0.68%）、柔道（0.44%）、籃球（0.31%）、田徑（0.12%）等項目的運動員。

【診斷要點】

1. 有明顯的外傷史。

2. 自覺肘關節疼痛、畸形、伸屈活動受限。

3. 檢查：肘關節呈135°左右半屈位。若有側移，則呈現肘內翻或肘外翻畸形。前後徑增寬，左右徑正常。從前面看前臂顯短，肘窩飽滿，鷹嘴後突，肘後部空虛、凹陷。肘三角的等腰三角形受破壞成不等腰三角形。

4. X光顯示：肘關節脫位，注意合併冠突撕脫骨折、肱骨內上髁骨折，有的還夾入關節內，影響復位。

【治療方法】

1. 單純肘關節後脫位：在針麻、局麻、臂叢麻醉下，兩助手分別握住前臂和上臂進行對抗牽引，有側移位者應先矯正。而後術者一手握上臂的下端，另一手握前臂，在牽引下，雙手同時用力，屈曲肘關節 60°～70°即可復位。復位後用夾板或長臂石膏托固定肘關節在 90°位置。每日去固定屈伸肘關節數次。7～10 天後更換三角巾懸吊，開始自主活動。

2. 肘關節前脫位：少見。患者肘關節成高度屈曲位，一助手牽引上臂。術者握前臂，另用一布帶套在前臂上端掌側，兩頭拴在術者腰部；然後弓腰牽引尺橈骨上端向下，同步推前臂後即可復位。復位後的處置同前。

3. 損傷速效止痛劑：每日塗患處 4～6 次。擦冰塊或冰敷，每日 4～6 次。

4. 薰洗療法：傷後 24 小時，可開始中藥薰洗 20～30 分鐘，每日 1～2 次，洗後屈、伸肘關節。

【訓練安排與康復】

1. 復位固定後開始練習手腕，握拳，伸屈指關節、肩關節，練習各種功能位，防止肌肉萎縮和粘連。

2. 熱水浴，每次 20～30 分鐘，每日 1～3 次，浴後活動。

3. 復位 24 小時後開始屈伸肘關節，每日 1～3 次，每次活動由幾次至數十次。

肘關節剝脫性骨軟骨炎（棒球肘）
Osteochondritis Dissecams of Elbow Joint

本病因慢性退行性軟骨軟化後骨軟骨脫落（剝脫），或間接暴力引起肘關節軟骨、骨軟骨骨折錯位，或滑膜、關節囊、韌帶炎症，損傷後造成關節活動受限並最終導致絞鎖所致。患病率為 0.21%。常見於體操（4.06%）、技巧（2.42%）等項目的運動員。

【診斷要點】

1. 有肘關節退行性變或損傷史。

2. 自覺肘關節活動受限（伸直或屈曲不全）、無力，發力時引起明顯疼痛。

3. 檢查：肘關節伸直或屈曲受限，肘關節絞鎖。

4. X 光檢查顯示：肘關節骨關節病（炎）、軟骨、骨軟骨骨折、關節鼠（游離體）等。

5. CT 掃描顯示：橈骨小頭或肱骨外髁軟骨下骨的軟化和剝脫；若施三維 CT 掃描，可更清晰顯示上述病變和關節鼠的位置與形態。

6. MRI 檢查顯示：橈骨小頭或肱骨外髁的軟骨下骨區域 T1 加權像出現低信號影或等信號的游離體和關節水腫的表現。

【治療方法】

1. 手法治療：單獨或交替使用揉法、壓法、揉捏法、抖法、扣擊法等鬆解肘關節周圍腕伸，屈肌，肱二、三頭肌，盡力將有壓痛結節、條索的部位鬆解開。每日 1～3 次，15 日為一療程。

2. 牽引療法：患者取坐位，術者雙手握住前臂，被動屈曲肘關節，突然用力向下牽引上肢，反覆數次，緩解即可。

表 5-3 棒球肘療效評估量化標準

記分	3	2	1	0
疼痛	無痛	發力痛	活動痛	休息痛
受限範圍	>10°	<10°	=	加重
彈響絞鎖	無	無	有其一	有其二
影像	> 改善 50%	< 改善 50%	無	加重
療效	12～10	9～7	6～4	3～0

3. 手法整復：肘關節背側關節縫常規消毒，用 2%利多卡因或 0.5%布吡卡因 5～10 毫升注入關節腔內，主動或被動或牽引下強制性屈、伸、順、逆時針旋轉肘關節數次或數十次，達到正常範圍即可停止。

4. 手術治療：首選關節鏡取關節鼠，肘關節滑膜切除術，病灶清理和變形關節軟骨修整術等。

5. 棒球肘療效評估量化標準見表 5-3。

【訓練安排與康復】

平常有意識地多磨合肘關節關節面，以增加關節周圍肌群力量，待還納絞鎖後循序漸進參加訓練。

橈骨莖突狹窄性腱鞘炎
De Quervain Disease Stenosing

拇長展肌和拇短伸肌的肌腱走行於橈骨莖突部位的骨性淺溝內，其上面有腕背韌帶覆蓋，形成纖維骨性鞘管，肌腱出鞘後折成一定角度分別止於拇指及第一掌骨。當拇指用力對掌動作或腕尺側屈用力過多、過久，可增加肌腱與纖維骨性鞘管之間的摩擦，並可導致腱鞘無菌性（機械性）炎症。患病率為 0.12%，常見於現代五項（1.75%）、皮划艇（1.02%）、體操（0.74%）、舉重（0.38%）、籃球（0.31%）、田徑（0.24%）等項目的運動員。

【診斷要點】

1. 有急性或慢性病史。

2. 自覺腕關節活動痛，拇指伸直活動受限，部分拇指活動無力。

3. 檢查：橈骨莖突部腫脹、隆起，伴有指壓痛，有的可摸到大小不等的結節，屈曲拇指後被動將腕關節盡力尺側屈，出現伸展劇痛，同時橈側屈抗阻亦痛。

【治療方法】

1. 封閉療法：橈骨莖突皮膚常規消毒。取 2%利多卡因 1 毫升加入曲安奈德 2.5～5 毫克，由橈骨莖突側面中心，針頭開口向下由遠向近端刺入，注藥有點阻力。每週 1 次，3 次為一療程。

2. 針刺療法：橈骨莖突皮膚常規消毒，用 7 號注射針頭直刺壓痛點，提插十餘次。每週 1～2 次，3 次為一療程。

3. 固定方法：腕橈骨莖突部位，用 2.5 公分膠布環行固定兩周，固定後疼痛應比未固定時減輕或消失，否則應調整鬆緊度。亦可用手帕做兩周環行固定。夜間去固定。

4. 拍打疼痛和酸痛部位，每組 200～400 次，每日 1～3 組。

5. 手法治療：選用各種手法放鬆拇長展肌和拇短伸肌，用掐法輕掐橈骨莖突 200～400 次，每日 1～2 次，15 日為一療程。

【訓練安排與康復】

1. 固定後活動無症狀可正規訓練，若有致痛動作時調整或減量活動。

2. 自我治療：方法同治療方法 4、5。

腕關節周圍滑囊
Wrist Joint Bursa

1. 橈側伸腕短肌囊：位於橈側伸腕短肌腱與第三掌骨底之間。

2. 掌指背側皮下囊：位於掌指關節的背側皮下。

3. 指背皮下囊：位於近側指關節背側皮下。

4. 尺側屈腕肌囊：位於尺側屈腕肌附著腱與豆骨之間。

5. 橈側屈腕肌囊：位於橈側屈腕肌附著腱與舟狀骨之間。

6. 掌指間囊：位於兩個相鄰掌指關節之間，在掌骨小頭間韌帶的背側。

腕關節不穩

Instability of wrist Joint

間接暴力或腕關節使用過度，可引起關節間隙狹窄、錯位、組織嵌頓等，並可導致關節活動受限，發力疼痛。

【診斷要點】

1. 有腕關節損傷或使用過度史。

2. 自覺腕關節活動受限（伸、屈不全或卡住），腕關節發力時明顯疼痛。

3. 檢查：壓痛在手背橈側、橈骨莖突、手掌尺側，腕支撐受限。腕關節分離試驗：醫生雙手握住患者的手近端兩側，令患者或助手與醫生對抗牽引，同時向橈尺側或屈伸側搖晃各 3～5 次，如有改善，則為陽性。

4. X 光檢查：未見異常。

【治療方法】

1. 牽引治療：同腕關節分離試驗。反覆操作每組 3～5 次，每日 1～2 組。晝固定（同橈骨莖突固定方法），夜去固定。

2. 手法治療：醫者雙手環抱在腕關節伸屈面，雙手同時用力反覆擠壓腕疼痛部位每組 3～5 次，每日 1～2 組，並採用環形手帕或膠布固定 2～3 週。

【訓練安排與康復】

增加腕關節屈伸肌力，小力量多次數訓練。

腕伸肌筋膜炎
Wrist Extensor Myofascitis

腕伸肌使用過度，可引起無菌性創傷性伸肌筋膜炎。

【診斷要點】

1. 有腕伸肌使用過度史，急性發病。

2. 自覺前臂遠端背側下 1 / 3 處，在伸屈腕時可有音響，局部有腫脹、脹痛感或不適感。

3. 檢查：觸診時前臂遠端背側下 1 / 3 處，在伸屈腕時可聽到摩擦音響，局部腫脹，伴有壓痛。

【治療方法】

1. 冰療：用冰塊摩擦局部或冷敷，每日 4～6 次。

2. 損傷速效止痛劑：每日塗患處 4～6 次。

3. 局部封閉療法：找準具有摩擦音響處，取曲安奈德 2.5～5 毫克，加 1%利多卡因或 0.5%布吡卡因 2～4 毫升封閉，每週 1 次，3 次為一療程。

【訓練安排與康復】

參見肱骨外上髁炎（458 頁）。

橈骨遠端骨骺炎

Distal Radius Epiphysitis

本病為外力反覆撞擊引起的局部血液循環紊亂，骺組織缺血，細胞缺氧以及撞擊力本身的擠壓應力作用的結果。患病率為 0.13%，常見於體操（1.48%）、皮划艇（1.02%）、技巧（0.81%）、排球（0.41%）、舉重（0.38%）、乒乓球（0.32%）等項目的運動員。

【診斷要點】

1. 有慢性反覆多次微細損傷積累史。

2. 自覺腕痛、腕支撐痛、關節活動受限。

3. 檢查：橈骨遠端部壓痛、支撐痛、擠壓痛，活動受限。

4. X 光顯示：骺板增寬，骺線密度增高呈波紋狀或鋸齒狀。骨骺部出現局限性游離骨片與四周骨小梁不連接，骺呈壓縮性改變，可作為診斷依據。

【治療方法】

1. 針刺療法：對有壓痛或擠壓痛的部位皮膚進行常規消毒，用 7 號注射針頭直刺痛點，提插十於次。每週 2 次，15 次為一療程。

2. 熱水浴：每次熱水浴 20～30 分鐘，每日 1～3 次。

3. PEMF 療法：復合型脈沖電磁多信號生物治療（脈沖磁療），每日睡眠時做 6～8 小時，15 次為一療程。

4. MBST 多信號生物治療法（核磁共振療法）：每次 1 小時，每日 1 次，5～10 日為一療程。

【訓練安排與康復】

1. 適當減少支撐動作，保證訓練完和次日晨不加重。
2. 加強前臂屈伸肌等長和抗阻力練習。

腕舟骨骨折
Fracture of Scapoid Bone

因前臂旋前，腕關節背伸，手掌著地跌倒致傷。患病率為 2.50%，居運動創傷中骨折第八位。常見於划艇（2.04%）、舉重（1.8%）、冰球（0.86%）、技巧（0.81%）、自行車（0.75%）、體操（0.74%）等項目的運動員。

【診斷要點】

1. 有明顯外傷史。
2. 自覺腕關節痛，手不敢支撐。
3. 檢查：患側鼻烟窩飽滿腫脹，壓痛，腕背伸痛和沿拇指縱軸的間接擠壓痛為主要體徵。
4. X 光檢查：常用 Stecher 體位，令患者手握拳（盡力尺偏後），手腕和前臂平放於底片盒上。X 光片多數顯示一線狀陰影。
5. CT 檢查：取斜矢狀位，斷層平面與舟骨長軸平行，掃描厚度 1～1.5 毫米。CT 顯示骨折線和骨折塊的移位程度。

6. MRI 檢查：可顯示骨折線和近端骨折塊血供情況及韌帶損傷。

7. 核醫學檢查：骨折後 7～24 小時核醫學檢查可呈陽性結果，陰性結果可排除舟骨骨折。

8. 關節鏡檢查：可觀察舟骨骨折伴舟月骨間韌帶損傷，其發生率占本病的 35%，移位的舟骨骨折伴韌帶損傷的發病率更高。

9. 臨床分型：根據骨折部位、骨折線的方向和穩定性分型。常用分型有 Hevbert 分型、Russe 分型和 AO 分型等。

Russe 分型將舟骨骨折分為水平型（最穩定），橫行（次之）和垂直型（最不穩定）3 種類型。

AO 分型將本病分為 A（圖 5–18）、B（圖 5–19）、C（圖 5–20）三種類型。其中 A 型為結節部撕裂骨折，B 型為腰部骨折，C 型為粉碎性骨折。

【治療方法】

1. 手法整復：患者取坐位，一助手固定前臂近端，術者雙手環抱患腕，雙拇指置於月骨和舟骨背側面，施縱軸牽引，同時由兩側向中心擠壓，同時沿順或逆時針方向旋轉、搖晃數次至腕中心無響聲為止。

2. 低溫塑料板或紙板固定：按手部形狀裁剪好舟骨板，用硬紙板剪成橢圓形壓墊，比鼻菸窩略小、相同大 3 塊，疊起呈塔形，將塔形墊倒置於鼻菸窩中固定，其外用紙板或高分子塑料板固定，骨折線呈水平線者，應中立位

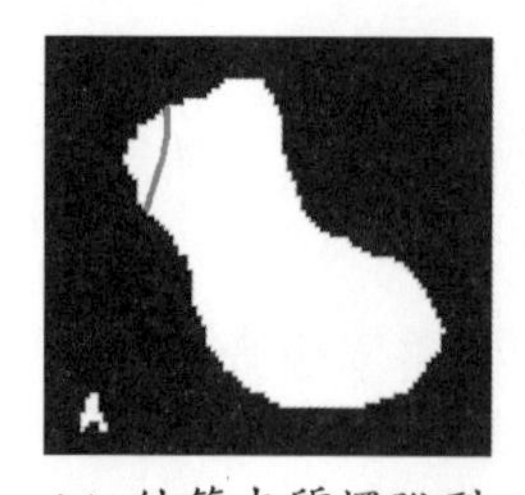

A1. 結節皮質擺脫型骨折

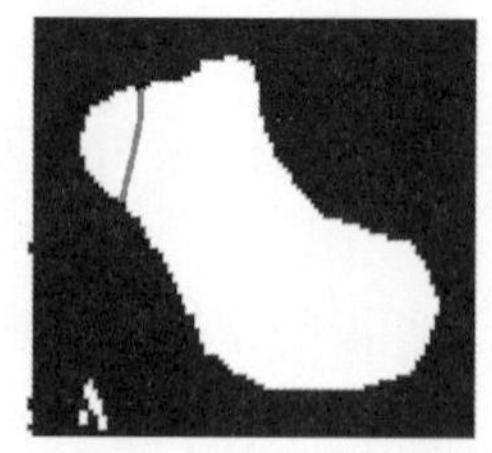

A2. 結節較大塊骨折

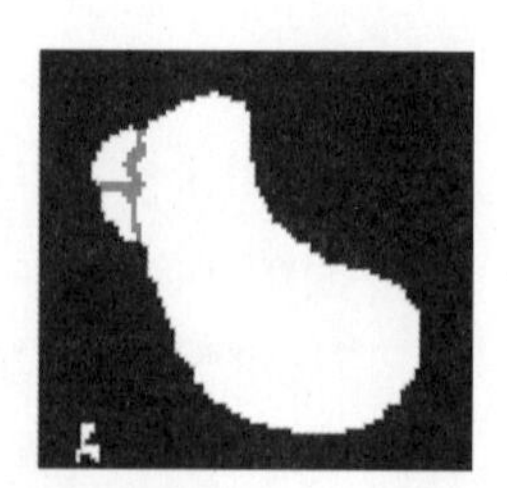

A3. 結節粉碎性骨折

圖 5-18　腕舟骨骨折（A 型）

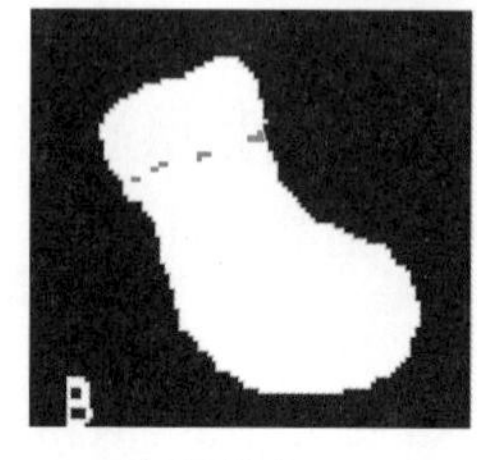

B1. 橫行骨折

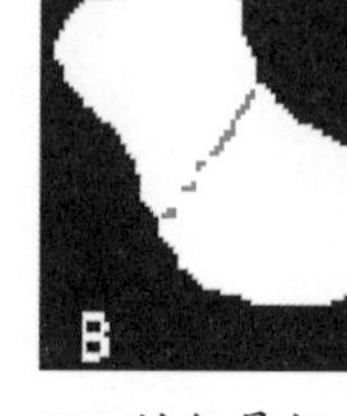

B2. 斜行骨折

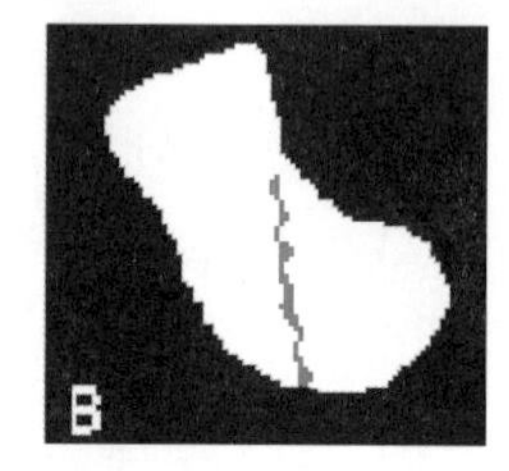

B3. 斜行骨折

圖 5-19　腕舟骨骨折（B 型）

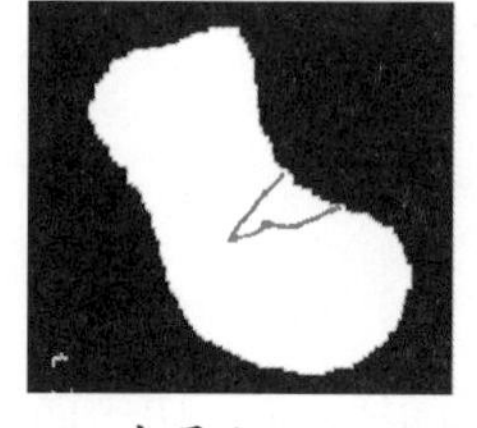

C1. 舟骨內側粉碎性骨折

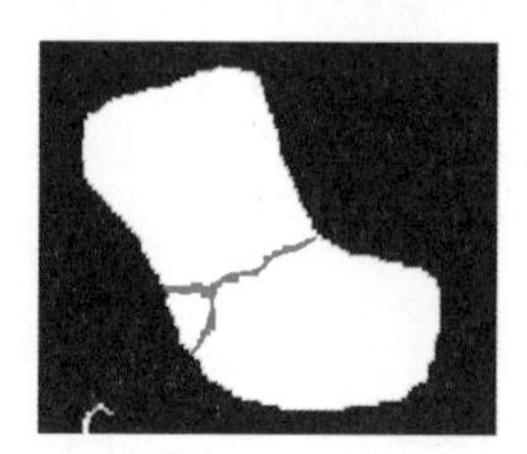

C2. 舟骨外側粉碎性骨折

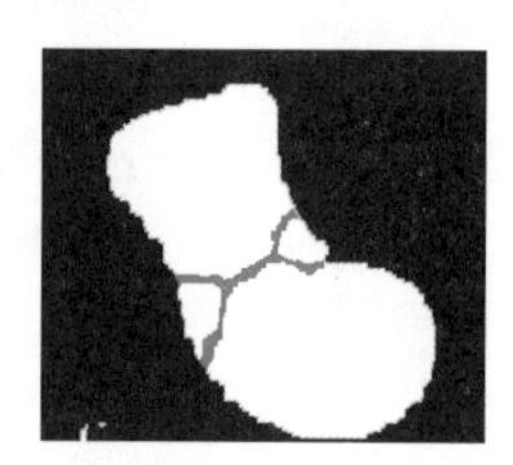

C3. 舟骨內外側粉碎骨折

圖 5-20　腕舟骨骨折（C 型）

固定，骨折線向橈側成角者，應尺偏位固定，骨折線向尺側成角者，應橈偏位固定。

3. 復診：每月復查一次，至癒合為止。

4. 手術療法：關節鏡手術。可直觀了解骨折和韌帶損傷，同時用螺釘內固定舟骨，否則作切開用合適的螺釘作內固定術。

5. 可口服鈣及接骨中成藥，促進癒合。如回生第一丹（散），每次1克，每日2～3次，30日為一療程。

指間關節挫傷與脫位
Contusion and Dislocation of Articulationes Interphalangeae

指間關節挫傷與脫位，多因球或其他物體擊傷、挫傷所致。患病率為0.31%，常見於中國式摔跤（5.26%）、水球（2.7%）、跳傘（1.95%）、壘球（1.82%）、拳擊（1.41%）、自由式摔跤（1.06%）、皮划艇（1.02%）、羽毛球（0.69%）等項目的運動員。指間關節脫位患病率為1.46%，居關節脫位第四位，常見於技巧（0.81%）、體操（0.37%）、足球（0.3%）等項目的運動員。

【診斷要點】

1. 有明顯外傷史。
2. 自覺指間關節疼痛，活動受限，無力。
3. 檢查：受挫指間關節明顯腫脹，側副韌帶斷裂，側扳試驗陽性，脫位時局部皮膚裂開呈開放性脫位或合併撕脫性骨折。
4. X光檢查：可顯示撕脫骨折，關節脫位。

【治療方法】

1. 冰敷：用冰水浸泡患指 10～20 分鐘，或用冰塊擦患處周圍 10～20 分鐘。

2. 手法整復：術者先牽引患指 3～5 次，同時捋順傷處後，令患指主動屈伸至無明顯疼痛止。

3. 損傷速效止痛劑：每日塗患處 4～6 次。

4. 加壓固定：將傷側副韌帶側健指用 8～10 毫米膠布作環形固定 2～4 週，防止重複損傷。

5. 開放性脫位先清創縫合或貼合，加壓包緊固定指甲部和損傷關節。

6. 熱敷：閉合損傷在傷後 24～48 小時開始熱敷 20～30 分鐘，每日 1～3 次。

【訓練安排與康復】

傷後處置完畢後，便開始屈伸指關節，活動角度逐漸增加，否則關節活動度會受限。

錘狀指

Mallet Finger

指端受衝擊力作用，可造成伸指腱止端斷裂或撕脫骨折。患病率為 0.07%，常見於散打（1.16%）、花樣游泳（0.75%）、籃球（0.62%）、足球（0.3%）等項目的運動員。

【診斷要點】

1. 有明顯外傷史。

2. 自覺手指末節伸不直，不會主動活動。

3. 檢查：指末節呈錘狀，末節背面壓痛、腫脹。傷指末節呈屈曲狀，無伸指功能，被動伸直放開後，又恢復原狀。

4. X 光顯示：末節指骨基底背面可有小骨片，呈撕脫骨折。

【治療方法】

1. 手法整復：傷指被動背伸，由指的背面掌指關節理順伸指肌腱，用腕指背伸托指端，墊一塔形墊固定 2～3 週。

2. 手法治療：每日自己按壓痛點 200～400 次，每日 1～3 次，30 日為一療程。

3. 損傷速效止痛劑：每日塗患處 4～6 次，15 日為一療程。

4. 手術治療：可施肌腱修補術或末節指關節融合術。

國家圖書館出版品預行編目資料

運動創傷康復診療（運動創傷診療康復手冊）／任玉衡　主編
——初版，——臺北市，品冠，2009〔民 98 . 01〕
面；21 公分 ——（休閒保健叢書；10）
ISBN　978－957－468－656－8（平裝）
1.運動傷害　2.診斷學　3.治療學　4.康復學　5.中西醫整合
416.69　97021286

運動創傷康復診療（運動創傷診療康復手冊）

主　　編／任 玉 衡
責任編輯／孫 靜 敏
發 行 人／蔡 孟 甫
出 版 者／品冠文化出版社
社　　址／台北市北投區（石牌）致遠一路 2 段 12 巷 1 號
電　　話／（02）28233123・28236031・28236033
傳　　眞／（02）28272069
郵政劃撥／19346241
網　　址／www.dah-jaan.com.tw
E－mail ／service@dah-jaan.com.tw
承 印 者／傳興印刷有限公司
裝　　訂／建鑫裝訂有限公司
排 版 者／弘益電腦排版有限公司
授 權 者／北京人民體育出版社
初版 1 刷／2009 年（民 98 年）1 月

定　價／550 元

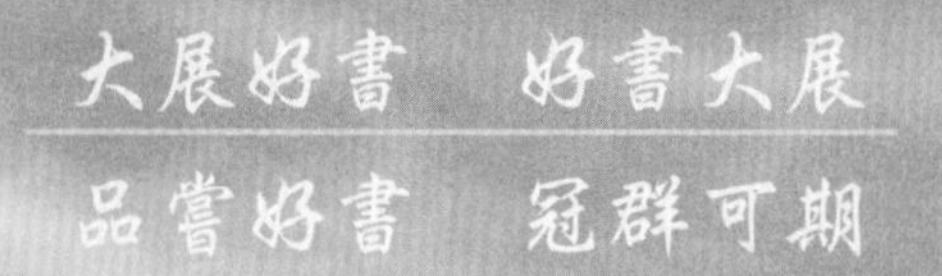
大展好書　好書大展
品嘗好書　冠群可期

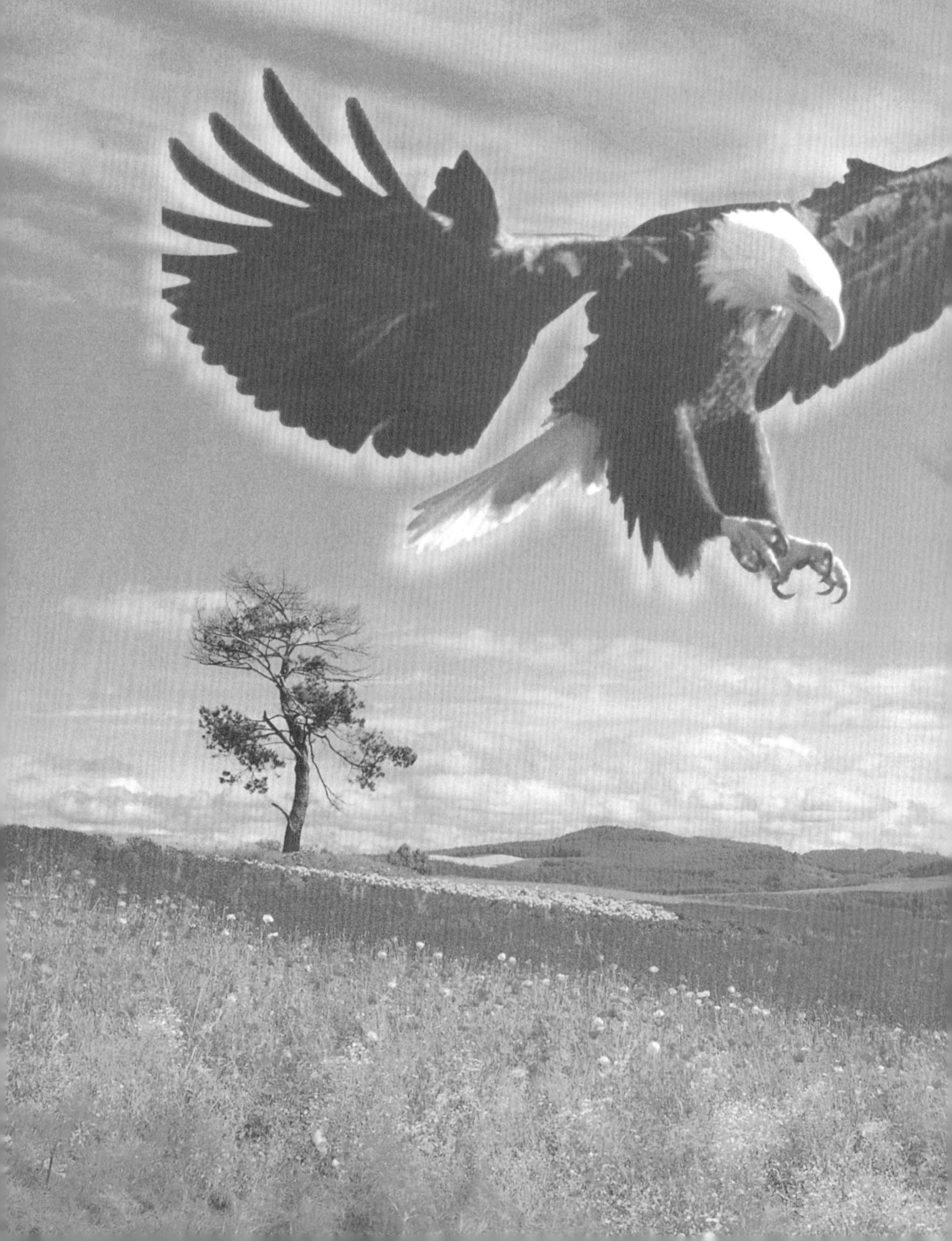

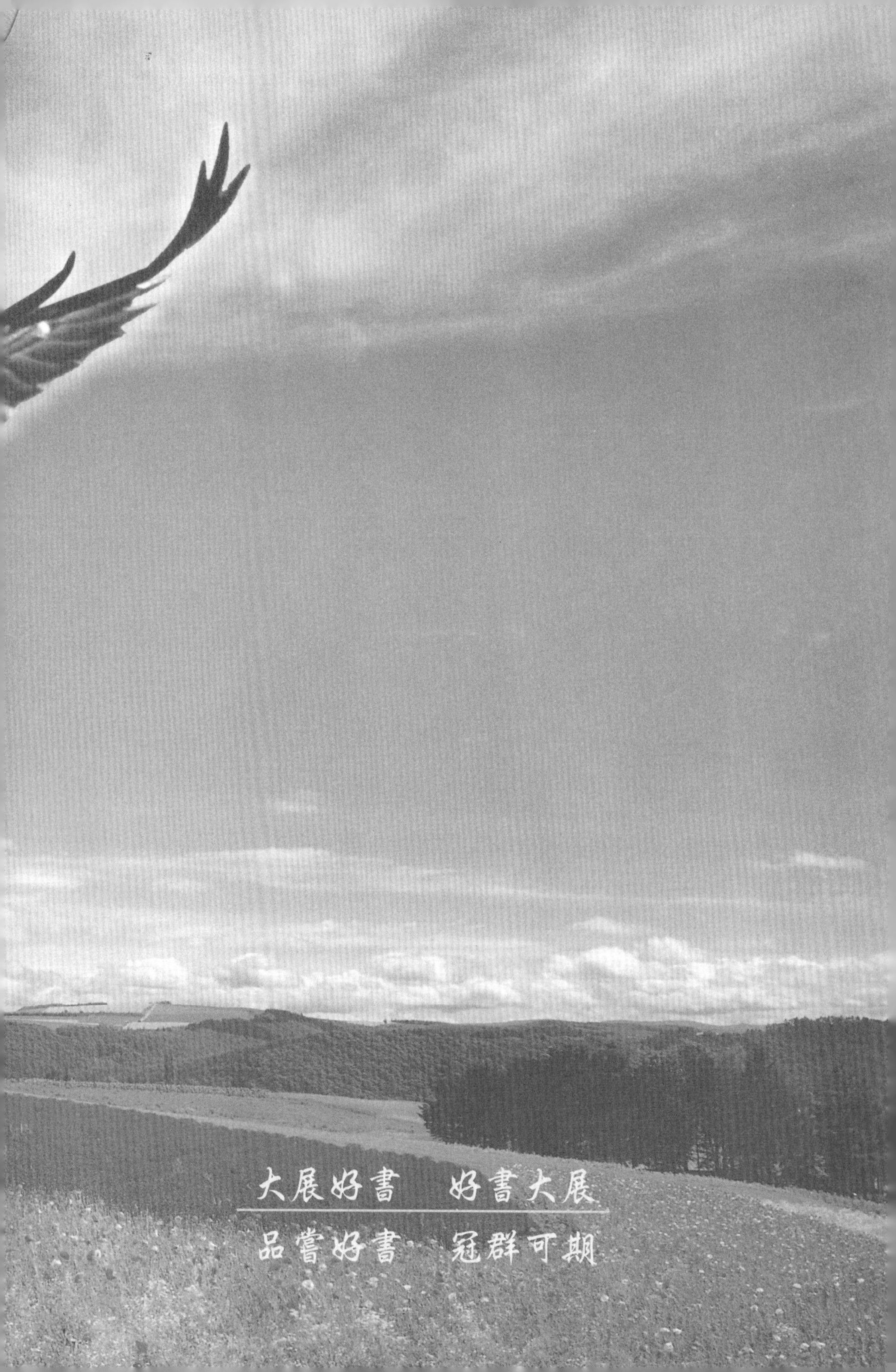